刘燕池

临证思维证治举隅

主编　刘燕池

中国医药科技出版社

内 容 提 要

本书主要介绍刘燕池教授 55 年来在临床实践中临证思维方法的运用、体会及效验证治案例之分析，其目的在于规范中医辨证论治的程序和提高中医的临床疗效，以使读者能加深体会中医学原创辨证思维方法的精神实质，并希望能有助于纠正临证思路之僵化和偏颇，提高青年同道的临床辨证论治水平，以提高疗效，更好地为广大病者服务。

图书在版编目（CIP）数据

刘燕池临证思维证治举隅 / 刘燕池主编 . — 北京：中国医药科技出版社，2017.6
ISBN 978-7-5067-9130-4

Ⅰ . ①刘… Ⅱ . ①刘… Ⅲ . ①中医临床 – 经验 – 中国 – 现代 Ⅳ . ① R249.7

中国版本图书馆 CIP 数据核字（2017）第 044222 号

美术编辑 陈君杞
版式设计 也 在

出版 中国医药科技出版社
地址 北京市海淀区文慧园北路甲 22 号
邮编 100082
电话 发行：010 – 62227427 邮购：010 – 62236938
网址 www.cmstp.com
规格 710 × 1000mm $^1/_{16}$
印张 14 $^3/_4$
字数 208 千字
版次 2017 年 6 月第 1 版
印次 2017 年 6 月第 1 次印刷
印刷 三河市双峰印刷装订有限公司
经销 全国各地新华书店
书号 ISBN 978-7-5067-9130-4
定价 35.00 元

编　委　会

序　言

辨证论治思维方法是中医临床认识疾病、诊断疾病和治疗疾病的根本原则和辨析规律。辨证论治的原则及其针对不同类别疾病用之有效的多种辨证方法和治疗手段，在中医的临床治疗学中，占有重要的地位和科学价值。辨证论治以中医学的基础理论为指导，以四诊方法及其他特殊诊法为手段，以深入认识疾病的发生、发展规律为目标，并以提高临床疗效为最终目的。当代著名医学家吴咸中教授指出："辨证论治既是由浅入深、由表及里、从正邪两个方面认识疾病的诊断学，也是根据病人的不同情况、病邪的不同性质，指导立法、处方、用药的治疗学。把诊断与治疗如此完美地结合起来，不但在各个民族的传统医学中是少有的，其原则的严谨周密、其方法的灵活多样，现代医学也是难以比拟的。"（《中医证候诊断治疗学·序》）诚如斯言。当前，多种疾病的辨证论治规律，以及很多名老中医的临床宝贵经验，之所以能用电子计算机模拟出来，并编成程序应用于临床治疗，即雄辩地证明，中医辨证论治的科学性和实用性是毋庸置疑的。

应当指出，辨证论治是一个完整的认识疾病本质和解决疾病矛盾的全过程，是医学理论、科学思维和具体方法的综合运用过程。因此，深刻理解和把握中医原创辨证论治思维的规律和方法诚属不易，而融会贯通、灵活运用于临证实践获取疗效，则更难。故非名师指点、并经自己反复揣摩实践体验于临床，则难以领会和把握原创辨证论治临证思维方法之精髓。本书主要介绍余55年来在临床实践中临证思维方法的运用和体会，以及效验证治案例之分析，其目的在于试图规范中医辨证论治的程序和提高中医的临床疗效，以使读者能从中深刻体会原创辨证论治思维方法的精神实质，并希望有助于纠正临证思路之僵化和偏颇，提高青年同道的临床辨证论治水平，以获取疗效，更好地为广大病者服务。愿本书能有益于中医辨证论治学术的继承与发扬，使之以崭新面目立足于医学世界之林。

刘燕池

2017 年 1 月

于北京中医药大学

目　录

上　篇

中医原创辨证思维概述

当前，中医临床常用的辨证论治思维和方法一般有3种，一类是原创传统的辨证论治思维和方法，即自古至今临床适用有效的诸如八纲辨证、气血津液辨证、经络辨证（包括十二经脉是动所生病及奇经八脉病证）、六经辨证、卫气营血辨证、三焦辨证，以及脏腑辨证等临证思维方法和论治规律，该系列的思维方法和规律，科学地概括了古今医学名家数千年的医学临床实践经验和智慧，具有极强的实践性和可重复性。虽然在某些方面到目前尚无法被现代科学技术和指标所证实，但其实用有效性和科学规律性是毋庸置疑的，这一套科学的思维方法经历代名医师传心授，重点撰述发挥，并经系统总结，成熟于五版《中医诊断学》教材（上海科学技术出版社），成为中医当代临床诊病方法学的时代性成就，对中医临床医学的现代发展具有重大推动和规范作用，并成为中国传统医学的核心宝贵内涵。

第二类是适用于中医临床（门诊或病房）的病证分型论治思维方法，该辨证思维方法亦成熟于五版中医临床内、妇、儿、外各科的教材与教学，其优势是系统分类，归纳了自《内经》《难经》而始至今的临床资料，理法方药内容丰富，品类齐全，既有《伤寒论》《金匮要略》的证候，亦有唐、宋、明、清医家的证候和方药，因之概括全面，参考价值极大，可读性、可用性极强。其不足是与当代中医临床病证所见有一定的差距。中医临床（门诊或病房）病证复杂，证型不可能全面，且兼证繁杂，故很难与分型论治完全对应，因而影响疗效的获取。

第三类是当前中医临床或中西医结合临床习用的所谓中西医结合疾病分型论治思维方法，其缺陷在于，因其有不自主地将中医方药及对疾病的效用陷入靶位对应思路之嫌，即使有某些取效，亦易于失去中医辨证论治的精髓与特色，并难以把握中医药整体调控、辨证取效的优势，且容易陷入中医临床药效差或不如西药立竿见影之误区。故此种临证思维方法或发展方向是需要斟酌的，应予以改进或纠正。

那么，今后中医临证思维的出路何在？我们认为今后中医临床思路在于深入研讨和恢复原创传统辨证论治思维方法的把握和应用，不管西医学检验诊断数据多么标准和丰富，但作为当代的中医业者只能将其作为某些症状体征或证据来采用，更不能落入西医靶位对应的窠臼而不能自拔。为要提高中医临床疗效，则应深入研讨和掌握中医原创传统辨证论治思维方法，并丰富和提高中医当前临床适用的病证分型辨证论治思维、方法和当前已被确认行之有效的方药，以应对当代迅猛发展的国内外中医临床实践之需求。

第一章
原创传统辨证论治的概念和特点

辨证论治是中医学认识疾病和治疗疾病的基本法则，是中医学对待疾病的一种特殊的思维认识和处理方法，亦是中医学的基本特点之一。所谓"原创"，是指中医学传统的"辨证论治"思维方法，是历代医学名家在漫长的医疗实践过程中，遵循中国古代哲学体系，结合自身的医学实践经验所形成的独特的认识疾病和解决疾病的认识论和方法论，并在中华大地一统传承至今，且秀木独枝，拓展应用于世界医学之林。

中医学具有数千年的悠久历史，是历代医家与疾病作斗争的宝贵经验总结。中医学不仅积累了极其丰富的临床实践经验，拥有大量的行之有效的方药，而且还从广阔的感性认识升华到理性认识，从而使中医学从对证用药的经验医学过渡到具有理论指导的辨证论治体系，无疑这是中医临床学的一大发展，是"质"的飞跃。所以，中医治病，必须遵循中医学的理、法、方、药，而辨证论治则正是理、法、方、药的具体运用。对于任何疾病，中医临床都是先辨证而后议病。证同而病不同，则可异病同治；病同而证不同，则又当同病异治。由此可见，辨证论治则是中医临床认识疾病、治疗疾病时所必须遵守的准则。

辨证，即是分析和辨别疾病的证候，是中医学认识疾病和诊断疾病的主要方法。

证，是证候的简称，其含义是证据或征象。中医学的证候不同于一般的症状或某些综合证候群，而是综合分析了各种症状和体征，对于疾病处于一定阶段的病因、病位、病变性质，以及邪正双方力量对比各方面情况的病理概括。证候是中医学术体系中特有的概念，是中医辨证论治的主要临床根据，它是机体在致病原因和条件作用下，整体体质反应特征和整体与周围环境（包括自然环境和社会环境）之间、脏腑经络与脏腑经络之间相互关系发生紊乱的综合表现。因此，证候是人体在疾病的发生发展过程中具有时相性的本质的反映，是一种以临床病理功能变化为主的"整体定型反应形式"。应当指出，正是由于证候在疾病的发生发展过程中，它是以一组相关的脉证表现出来，能够不同程度地揭示病位、病性、病因、病机等疾病的本质，其优越性即是能在概括疾病共性的基础上进而程度不等地揭示出每个患者的病机特点和不同的个体差异。因此，证候又是中医学临床特有的诊断学概念。而就其所反映的人体病理变化的本质属性和功能变化的主要特点而言，则证候的内容大致包涵了如下几方面：即人体对于致病因素的一些最基本的反应状态和类型；在病理状况下，体内形质变化的范围和功能异常的特点，某些外感性疾病发展过程的阶段性和病变的演化趋势等，同时亦体现了中医病因学和发病学的基本观点和某些特有观念。例如，当前中医临床所常用的八纲证候、脏腑证候、六经证候、六淫证候，以及卫气营血和三焦证候等，都是从各个不同的侧面反映着证候的内涵，并由于其巧妙组合与互相补充，从而构成了各式各样的具体证候。

中医临床辨证的过程，实际上是以中医学脏象、经络、病因、病机等基本理论为依据，通过对患者的全部病情进行分析和研究，作出病证诊断的过程，也即是将通过望、闻、问、切四诊方法所收集到的患者的症状、体征、病史等资料，运用中医学的理论方法，分析这些症状、体征产生的原因和它们之间的内在联系，判断其病变部位和病变性质，并从整体观念出发，综合分析患者机体正邪斗争的盛衰强弱及其发病趋势，从而归纳概括出所患病变的证候结论的过程。例如患者近日来，表现为咳嗽、吐黄稠痰、口渴、咽喉肿痛、身热恶风、头痛有汗、舌苔薄黄、脉浮数，即可运用肺主气而司呼吸，主宣发肃降，外合皮毛；风为阳邪，其性开泄，以及邪热耗伤津液等理论，综合分析其病因为外感风热，其病变部位在肺和皮毛，其病变性质为表热证，其机体邪正斗争的情况则是疾病初起，邪气盛，正气也不虚衰，病变呈正邪相搏之势，属于实证范畴。因此，此病者即可诊为风热犯肺的表实证候，其治疗方法，即应针对风热犯肺，采用辛凉宣肺、止咳化痰之法，予以治疗。

显而易见，中医学的辨证诊断不同于西医学通过物理检查和生化检查所得出的疾病诊断。中医学的辨证理论和思维方法具有自己的特点。

首先，应当明确，中医学辨证的主要目的不在于直接去寻找发病的物质实体，或探索患病机体的器质性改变，更主要的则是了解机体患病时所出现的各种功能上的异常变化及相互关系的异常改变，并根据这些变化来推断和把握疾病的本质。

实践证明，人体这个统一的有机整体，可以说是一个高度灵敏的自控系统，其本身通过许多复杂的"反馈"机制进行着自控的生理调节，从而维持着机体内在环境和内外环境的稳定和统一，而且这种稳定统一，只是相对的动态平衡。但是，由于人体的内外环境总是在不断地变化着，一旦受某种因素的影响，而致机体自动控制生理调节系统失灵，其微妙的生理动态平衡就被破坏，于是人体便表现为疾病状态。而中医学的辨证理论和思维方法，正是在于了解人体在病理状态下，在某一特定时间和阶段的功能状态，是从机体反应性的角度来认识疾病的本质和内在联系，并建立和形成一整套"证候"概念来反映这些病变的实质及其规律。事实上，人体在疾病状态下，其功能的失调或障碍，往往比形态结构的变化更为突出或明显，且易为病者和医生所觉察，而中医的辨证思维则正是及时地把握住这些病理变化所反映的征象，并进一步分析其内在联系，从而在广泛的病理联系中来研究和探索人体生命活动的动态变化，因而创立了一系列行之有效的辨证理论和方法，以应对临床之所需。

此外，中医学辨证理论方法的另一个特点，是认为其分析和研究的对象是活着的作为整体的人体，因此所把握的是疾病对人体整体所造成的影响。如中医辨证学中的寒、热、虚、实等证候，即是整体性功能病变的反映。事实上，中医临床辨析证候的目的，亦即是为了确定病者的整体调控系统中究竟是哪一方面遭到损害或障碍，并确定需要采取何种整体治疗措施方能予以恢复。这就说明，中医学辨证过程的任何一个环节，无不体现着整体调控的观点。

论治，又称施治，即是根据辨证诊断的结果，进而确定相应的治疗原则和治疗方法。论治是在识别了矛盾主要方面的基础上进一步研究如何解决矛盾的方法问题。

辨证和论治，是中医学理、法、方、药具体运用的两个环节，是诊治疾病过程中相互联系和不可分割的两个部分。事实上由于"证"是疾病不同阶段的客观反映，而辨证思维又是客观地认识疾病，故论治则正是针对病证客观反映所采取的相应的立法、处方、用药等治疗手段。因此，中医学的辨证论治是以医疗实践为基础，又为医疗实践所检验的，只有辨证准确，方能确立明确诊断及符合病情的治法，其疗效才能满意。可以看出，四诊是辨证的前提，辨证是治疗的依据，而疗效则是检验辨证和论治准确与否的标准，其三者的有机联系和相互印证，就构成了中医临床辨证诊断和治疗的基本规律，即辨证论治。

第二章
原创辨证思维方法的源流及沿革

中医学原创辨证思维的理论方法，最早可溯源于《内经》的诊法学说和病机理论，例如《素问·阴阳应象大论》指出："善诊者，察色按脉，先别阴阳。"《内经》理论从阴阳、表里、寒热、虚实等方面，把复杂的疾病变化概括起来，为后世医家对疾病的辨识，提供了一种科学的分析和归纳方法，并为辨证论治理论体系的形成奠定了基础。

1. 关于阴阳的辨识

如《素问·太阴阳明论》云："阳受风气，阴受湿气"，"阳受之则入六腑，阴受之则入五脏"。这是指病变的部位。又云："阳病者，上行极而下；阴病者，下行极而上。"这是指病变的发展趋势。又如《素问·宣明五气》云："邪入于阳则狂，邪入于阴则痹；搏阳则为癫疾，搏阴则为瘖；阳入之阴则静，阴出之阳则怒。"即是指病变在临床表现上的不同病证和反映。

2. 关于表里的辨识

表与里，在《内经》中称为"中外"，既表示病变部位，亦标示着病变的发展趋势。如《素问·玉机真脏论》说："其气来实而强，此谓太过，病在外；其气来不实而微，此谓不及，病在中。"这是说外感病多为有余，内伤病多为不足。而病之在内在外，亦有多种变化，有"从内之外"者，有"从外之内"者，有"从内之外而盛于外"者，有"从外之内而盛于内"者，有"中外不相及"者，凡此中外表里变化的描述，均可见于《素问·至真要大论》等篇章。

3. 关于寒热的辨识

寒与热，是临床最常见的两种不同的病变性质。如《灵枢·刺节真邪》

说:"阳胜者,则为热;阴胜者,则为寒。"阴阳偏盛,病变固可表现为寒为热,但因其尚有虚实内外的不同,故其寒热变化又有内外之分。故《素问·调经论》又说:"阳虚则外寒,阴虚则内热;阳盛则外热,阴盛则内寒。"而且,病变的寒热变化亦不是一成不变的,往往能在一定的条件下互为消长和转化。正如《灵枢·论疾诊尺》所说:"阴主寒,阳主热,故寒甚则热,热甚则寒。"

4. 关于虚实的辨识

虚与实,是指邪和正两方面的变化。如《素问·通评虚实论》说:"邪气盛则实,精气夺则虚。"所以,实是指邪气亢盛,虚则指正气不足。可以看出,《内经》有关阴阳、表里、寒热、虚实之分析,即是后世"八纲辨证"思维方法的理论基础。

关于脏腑辨证思维方法,首见于《灵枢》,如"邪气脏腑病形""经脉""本神"等篇章,以及《素问·至真要大论》所载之"病机十九条"和有关篇章中的脏腑病证均是。

《素问·热论》中的"三阳三阴分证",为后世"六经辨证"方法的创立奠定了基础。后汉著名医家张仲景即在继承"热论"辨证方法的基础上,结合自己丰富的临床实践经验,以三阳三阴"六经"来分辨伤寒病证,构建了外感病六经辨证方法。并以脏腑论杂病,是为脏腑辨证之先河,从而首先总结出包括理、法、方、药比较系统的辨证论治体系,使中医学的基础理论与临床实践紧密结合在一起,从而创新构建了中医学辨证论治的完整体系。

后汉医家华佗著《中藏经》,首论五脏六腑虚实寒热生死逆顺脉证之法,亦当属脏腑辨证首创范畴。隋代医家巢元方撰《诸病源候论》,分别论述了内、外、妇、儿、五官等各科疾病的病因、病机和症状,辨析精当,尤为可贵。唐代医家孙思邈著《备急千金要方》,则系统分类脏腑虚实病证,作为辨证论治的准则。王焘辑《外台秘要》,亦守仲景之辨证论治规律,并在专病、专方、专药方面随证加减开创了先河。而宋代医家钱乙著《小儿药证直诀》,则以寒热虚实分析五脏病证,从而充实发展了"脏腑辨证"思维方法。

金元之际,四大家医学流派形成,亦根据其各自丰富的实践经验,都主张辨证求因,审因论治。其论述多从"证因脉治""脉因证治"或"因证脉治"而发挥,故三因、四诊、八纲、八法等,亦渐为当时医家所习用,从而在不同的方面丰富了辨证论治思维方法的内容。如张元素在整理《内经》理论,吸收前人经验的基础上,结合自己数十年的临床经验,创建从脏腑寒热虚实以论病机辨证学说，撰成《脏腑标本寒热虚实用药式》一书，对脏腑辨证理论和思维方法的完善和发展，有所促进。

应当指出，在临床应用方面明确提出"八纲辨证"者，则应首推明代医家张景岳和清代医家程钟龄。如明·张景岳在《传忠录·阴阳篇》中指出："凡诊疾施治，必须先审阴阳，乃为医道之纲领。"《传忠录·六变辨篇》中亦说："六变者，表里寒热虚实也，是医中之关键。明此六者，万病皆指诸掌矣。"清·程钟龄在《医学心悟》中说："论病之情，应以寒热虚实表里阴阳统之。"至此，则"八纲辨证"思维方法确立，且发展成为诸多辨证思维方法之纲领。

明清时期，温病学派著名医家辈出，对辨证论治理论贡献尤多，如叶天士首创外感温热病"卫气营血辨证"思维方法，吴鞠通则创立"三焦辨证"思维方法，为流行性传染性外感热病之辨证论治开辟了新的途径，且更符合临床病情发展，切合临证实际应用，进而从不同角度拓展了辨证论治的使用范围。

此外，明清以来的临床权威性著作，多以"证治"为标题或书名，如《证治要诀》《证治准绳》《脉因证治》《证治汇补》等等，表明辨证论治理论方法的发展与推广则更为丰富。这些系统性的临床著作，一般都是以病标目，系统地论述临床辨证论治具体内容。都是于各病之下，进行辨证思维分析，然后列出方药及其加减运用，或编入大量历代名医学说，或着重发挥个人的临床经验和学术见解，但都紧密地联系临床实践，具有较强的实用价值，从而使中医的临床实践、学术成就进展到一个新的阶段。

第三章
原创辨证思维方法评述

一、八纲辨证思维方法

阴、阳、表、里、寒、热、虚、实，称为"八纲"。临床通过对四诊所取得的材料，运用"八纲"思维方法，对疾病的病位、病性等进行分析，从而确定其为某种证候，如阴证、阳证、表证、里证、寒证、热证、虚证、实证之类，即是八纲辨证思维方法。临床上无论运用六经辨证、脏腑经络辨证、气血津液辨证、卫气营血辨证和三焦辨证，以及十二经脉是动所生病证等方法去思考分析，均需纳入八纲辨证之思考范围，方能判断出病证的基本性质和趋向，才能作出具体的判断，因而八纲可称为辨证方法的总纲。故明·张景岳《传忠录·六变辨》说："六变者，表里寒热虚实也，是医中之关键，明此六者，万病皆指诸掌矣。"清·程钟龄《医学心悟》则指出："病有总要，寒热虚实表里阴阳而已，病情既不外此，则辨证之法亦不出此。"

疾病的表现虽然极其复杂，但基本上都可以用八纲来分析以辨识之，比如疾病的类别，不外阴证、阳证两大类。辨阴阳，即是辨证分析的纲领。故《传忠录·阴阳》载："凡诊病施治，必须先审阴阳，乃为医道之纲领。"又如病位的深浅，不在表即在里；疾病的性质，不是热证便是寒证；邪正的盛衰，邪气盛者谓之实，正气衰者谓之虚。因此，八纲辨证即是将千变万化的病证，归纳为表与里、寒与热、虚与实、阴与阳四个方面，用以指导临证的分析，其中阴阳两纲又可以概括其他六纲，即表、热、实证属阳；里、寒、虚证属阴。故阴阳辨析又是八纲辨证思维的总纲。

由于八纲辨证概括性很强，主要用以判明病变的大体性质和病情发展的总趋向，所以在诊断疾病过程中，在运用八纲辨证思维分析以后，还需再与病者的气血津液、脏腑经络、六经、三焦、卫气营血，以及六淫、七情等诸多因素联系起来综合分析，才能使辨证思维更加具体而明确。例如热证，则应辨明是热在气分还是血分，在何脏腑，因何病邪而引起等等。故八纲是辨证的基础而不可或失，对于疾病的诊断，确有执简驭繁、提纲挈领的作用。

八纲能反映病变过程中矛盾的几个主要方面，唯在临床运用上并不是彼此孤立的，他们之间是相互联系而不可分割的。如辨别表里，须与寒热虚实相联系；辨别虚实，又必须与表里寒热相联系等。因此，八纲之间存在着"相兼""转化""夹杂"等相互联结和变化的关系。

"相兼"，指两个纲以上的证候同时存在而相兼出现。疾病的变化往往不是单纯的，而是经常出现表里、寒热、虚实等交织在一起的错综复杂情况，如外感热病初起，出现表证，但还须进一步分析其兼寒还是兼热，即表寒或表热。若系久病虚证，亦须进一步分析其属于"虚寒"还是"虚热"。但应指出，相兼证候的出现，有主要和从属的关系，如表寒、表热，都是以表证为主，其寒与热皆从属于表证；虚寒、虚热，都是以虚证为主，其寒与热亦从属于虚证。至于表里相兼之证，究以表证为主，还是以里证为主，则又应视其具体情况而定。

"转化"，是说在一定条件下，病变的部位或性质，是可以转化的，如表证入里、里证出表；寒证化热、热证转寒；实证转虚、因虚致实之类。例如外感热病初起，可表现为恶寒、发热、头痛身痛等表证，由于病情发展，或病邪较甚，或体质虚弱，或治疗失当，则病邪可以向里传变，发展成里证，此即为由表入里的转化。应当指出，"转化"是在一定条件下才能发生的，故临床辨证分析，应随时审察其证候的改变，以推论病机的变化，及时采取相应措施，防止其病情向不利方面转化，促使其向有利方面转化。

"夹杂"，又称"错杂"。是指患者同时出现性质相对立的两纲证候，如寒热错杂、虚实夹杂、表里同病等皆属之。

此外，在疾病发展的一定阶段中，还可能出现某些与疾病性质相反的假象，如真热假寒、真寒假热、真虚假实、真实假虚等。所以在辨证过程中，必须仔细观察，全面分析，抓住病变实质，才不致被临床表现之假象所迷惑。

八纲辨证思维的内涵，主要又有表里辨证、寒热辨证、虚实辨证、阴阳辨证等方面。

二、气血津液辨证思维方法

气血津液辨证思维方法，即是运用中医藏象学说中有关气血津液的理论，结合病因病机综合分析临床所见的病证，从而辨识其属于气病、血病、津液病等何种证候的临证分析方法，故亦是一种具有较强概括性的辨证分析方法。

《素问·调经论》云："人之所有者，血与气耳。"《灵枢·痈疽》说："津液和调，变化而赤是为血。"《景岳全书·血证篇》指出："血即精之属也，但精藏于肾，所藏不多，而血富于冲，所至皆是。"这说明机体是离不开气血津液的，气血津液流行于全身，即成为一切脏腑组织器官功能活动的物质基础，同时又是脏腑功能活动的产物。所以，在生理上，气血的生成与发挥作用，和脏腑的正常生理功能是密切相关的。而在病理上，脏腑发生病变不但能引起本脏气血的失调，而且可以影响及全身的气血津液发生变化。反之，气血津液发生病变，也必然会影响到某些相应的脏腑组织，从而产生多种病变。故《素问·调经论》说："五脏之道，皆出于精隧，以行血气，血气不和，百病乃变化而生。"

中医学认为，不论外感热病或内伤杂病，均可按气分病或血分病两大类来进行辨证论治。一般说来，初病多在气分，病程较久则多由气及血，故《难经·二十二难》说："气留而不行者，为气先病也；血壅而不濡者，为血后病也。"但在临床辨证分析上，关于气病、血病之先后，亦不可过于拘泥。某些病证，病程虽久，仍可留恋于气分而不及于血。亦有的疾病，则开始即从血分发病，故气分与血分之间是密切相关互为影响的。同时，由于津液亦是人体生命活动的物质基础，并与气血共同流行于全身，故在各类疾病的发展过程中，对于津液亦均有不同的影响。因此，掌握气血津液病变的一般规律，就能为其他各种辨证分析，尤其是脏腑辨证打下良好的基础。然而，就气血津液辨证分析来说，除了掌握其全身性的气血失调情况外，尚须结合有关脏腑之特点，进而分析其属于何脏何腑，有助于对病证认识之深化，方能使辨证诊断准确而具体。所以，气血津液辨证思维方法的临床意义与八纲辨证有相似之处，故亦属于基础的辨证分析方法之一。

气血津液辨证思维方法包括如下几方面：即气病辨证分析：包括气虚证、气陷证、气滞证、气逆证等。血病辨证分析：包括血虚证、血厥证、血热证、血寒证等。气血同病辨证分析：包括气滞血瘀证、气血两虚证、气虚失血证、气随血脱证等。津液病辨证分析：包括津液不足证、痰饮停滞证等。

三、脏腑辨证思维方法

脏腑辨证思维方法，是根据脏腑的生理功能、病理变化，对通过四诊所收集的疾病症状和体征进行分析、归纳，借以推究病机，判断病变的部位、性质及正邪盛衰状况，最后确定其为某一脏腑气血津液的盛衰和寒、热、虚、实证候的一种辨证分析方法。

脏腑辨证，是中医临床辨证分析的核心组成部分，是临床各科诊断疾病（特别是内科杂病）的基本方法。脏腑辨证和八纲、气血津液等辨证方法是紧密结合的，如八纲辨证的阴虚证，具体到临床病证就有心、肺、肝、肾、胃等脏腑阴虚之不同，只有辨明其属于何脏何腑之阴虚，才能使其治疗处方用药具有较强的针对性。又如火热炽盛，或寒湿内滞，亦必须辨识其在于何脏何腑，才能明确其病位、病因及其正邪盛衰情况。其他如六经、卫气营血与三焦辨证，虽然主要是用于外感热性病的辨证分析方法，但其所分析的疾病之病机变化，亦无不与一定脏腑之阴阳、气血失调相关，甚至某些病变本身就在于有关脏腑的功能失调或紊乱。

病证，是脏腑功能失调的反映，由于各脏腑的生理功能不同，故在临床上所反映的病机变化和病证反映亦不一样，因此根据不同脏腑的生理功能及其病变特点来分析病证，则正是脏腑辨证思维的理论根据。所以，临床运用脏腑辨证，首先应结合各脏腑的生理功能和病理特点来辨析其病证属何脏腑。例如，心有主血脉和藏神的生理功能，故把心悸、脉结代、神志混乱等症，归属于心的病理表现；肺主气，司呼吸，肺气有宣发、肃降的生理功能，并能外合皮毛，故把咳嗽、气喘，以及某些表证，归属于肺的病理表现；脾主运化，胃主受纳腐熟，肠主传化糟粕，故把呕吐、腹胀满、泄泻等症，归属于脾、胃、肠的病理表现；肝主疏泄，藏血，肝阳易于升动亢逆，故把胁痛、黄疸、失血、眩晕、抽搐、震颤等症，归属于肝的病理表现；肾主水液的蒸腾气化，并能藏精、生髓、主骨，故把水肿、尿闭、遗精、遗尿、腰膝酸软、行动迟缓等症，归属于肾的病理表现。所以，熟悉各脏腑的生理功能、病机特点及其传变规律，乃是掌握脏腑辨证思维的基本方法。

例如，临床遇咳喘一证，就可根据肺失宣降，肺气上逆则发作咳喘的病机特点，初步即可确认为肺的病变，再从病因方面审知其病邪的属性，并运用"八纲"来分辨其病变之寒热虚实，最后即能作出脏腑证候的确切诊断。

脏腑之间，以及脏腑与人体其他组织器官之间是相互联系的，在病变过程中，脏腑之间亦是相互影响的，临床上既可出现一个脏腑的病证，亦可出现两个或多个脏腑合病等情况。因此，进行辨证分析时要从整体观念出发，不仅要考虑一脏一腑之病理表现，同时还必须注意脏腑间的相互影响。只有这样，才能全面地了解疾病的发展和演变，把握住病变的本质和全局，抓住疾病的主要矛盾。例如失眠一证，初步辨明其属于心血虚或心阴虚之后，尚须详辨其病变是否已影响到脾或肾，若影响及脾，则为心脾血虚；若影响及肾，则为心肾不交或心肾两虚。总之，脏腑病变是复杂的，证候表现是多种多样的，临床辨证必须用整体的观点来进行分析。

脏腑辨证思维，主要包括心病辨证、肺病辨证、脾病辨证、肝病辨证、肾病辨证、胆病辨证、胃病辨证、小肠病辨证、大肠病辨证、膀胱病辨证分析等诸方面。

四、经络辨证思维方法

经络，在《素问》和《灵枢》中又称之为"经脉"。所谓经络辨证，是指根据经络系统的循行部位、生理功能及其络属的脏腑关系，用以分析和辨别其临床表现，判断其属于何经及何脏腑病变的一种辨证思维方法。

经络系统，分布、循行于人体的肢体、脏腑等各部分，起着沟通内外、运行气血、濡养组织器官和调节功能平衡的作用。在病理状态下，经络则是病证的反映系统，当人体受到某种致病因素的侵袭，其生理功能发生异常变化时，则通过经络及其所属的不同脏腑和其在体表的循行路线，即可表现出各种不同的症状和体征，并反映出病理变化的某些规律性，从而亦可作为临床辨证分析诊断疾病的依据。

《灵枢·经脉》对于十二经脉反映于体表及内脏的病候，曾分别作了较为系统的叙述，每经都有"是动"病和"所生病"两种证候群。历代医学文献对于"是动"和"所生病"的含义，曾有过各种不同的解释，主要有下列几种：

一是以"是动"为气病，"所生病"为血病（《难经·二十二难》）。二是以"是动"为本经病，"所生病"为它经病（《难经经释》）。三是以"是动"为病在气、在阳、在卫，病在外；"所生病"为病在血、在阴、在营，病在于里（《难经·杨康候注》）。四是以"是动"为外因所致，"所生病"为内因所致（《灵枢集注》）。五是以"是动"为经络病，"所生病"为脏腑病（《十四经发挥》）。故至目前为止，"是动""所生"内涵尚未形成共识。惟其循经辨证，易于推知其病证的所属经络脏腑及其阴阳表里关系，即足以供临床之运用。经络辨证思维方法的具体内容，包括十二经脉辨证与奇经八脉辨证诸多方面。由于当前中医针灸学术的国内外发展，具有重要的影响和地位，故对十二经脉和奇经八脉辨证分析的具体内容概要介绍如下。而对其各经经别、别络、经筋及皮部的辨证分析则从略。

（一）十二经脉病证概要

根据《灵枢·经脉》《针灸大成》及其他有关文献所载，十二经脉病证概述如下。

1. 手太阴肺经病证

可见恶寒发热，无汗或汗出，鼻塞，锁骨上窝（缺盆）疼痛，胸痛或肩背痛，手足冷痛。并见咳嗽、哮喘、气急、胸部满闷、咯吐痰涎、咽喉干燥、尿色改变、心烦，或见唾血、手足心热等症。

2. 手阳明大肠经病证

可见发热，口燥而渴，咽喉疼痛，鼻衄，牙齿痛，目赤痛，颈肿……肩胛及上臂痛，或红肿灼痛，或有寒冷感，手食指活动不便。并见脐腹部疼痛，或腹痛走窜无定处、肠鸣、大便溏泄、排出黄色黏腻便等症。

3. 足阳明胃经病证

可见振寒，高热，或疟疾，面赤，汗出，神昏，谵语，狂躁，或目痛，鼻干燥及衄血，唇口生疮，喉痛，颈肿，或口唇㖞斜，以及胸膺疼痛，腿足红肿疼痛，或腿足发冷。并见腹部膨大胀满、水肿，或睡卧不安，或癫狂、消谷善饥、尿色黄等症。

4. 足太阴脾经病证

可见头重，体重，身热，肢倦乏力，或颔、颊部疼痛，舌体屈伸不利，或四肢肌肉萎削，亦可出现腿膝内侧寒冷感，或腿足浮肿。并见胃脘痛、大便溏泄、或完谷不化、肠鸣、呕恶、腹部痞块、纳食减少，或黄疸，或腹满肿胀、小便不利等症。

5. 手少阴心经病证

可见身热头痛，目痛，膺背疼痛，咽干，口渴引饮，手心热痛，或手足逆冷，或肩胛及前臂内侧痛。并见心痛、胸胁支满疼痛、胁下痛、心烦、气急、睡卧不安，或眩晕昏仆，或精神失常等症。

6. 手太阳小肠经病证

可见口舌糜烂，颌、颊部疼痛，咽痛多泪，颈项强直，肩臂外侧疼痛，少腹胀痛，痛连腰部，少腹痛引睾丸，大便泄泻，或腹痛而有燥屎，便闭不通等症。

7. 足太阳膀胱经病证

可见寒热，头痛，项强，腰脊疼痛，鼻塞，目痛多泪，或大腿、膝腘、小腿（腓肠肌）及脚痛。并见腹部胀痛、小便不利、癃闭，或遗尿，或神志失常，或见角弓反张等症。

8. 足少阴肾经病证

可见背脊疼痛，腰痛，两足厥冷，足痿无力，或口干，咽痛，或髀部及腿部后面疼痛，足底痛。并见眩晕、面部浮肿、面色灰暗、目视模糊、气短气促、嗜睡或心烦、大便溏薄、久泻，或大便艰涩等症。

9. 手厥阴心包经病证

可见手足痉挛，面赤或目痛，腋下肿，肘臂部拘挛不能屈伸，或手心热。并见谵语，昏厥，心烦，胸胁满闷，舌不能自如，语言不利，或心悸不宁，或心痛。并见喜笑不休等精神异常症状。

10. 手少阳三焦经病证

可见咽喉肿痛，腮颊部疼痛，目赤痛或耳聋，或见耳后、肩臂外侧部疼痛。并见腹部胀满、少腹硬满、小便不通、尿频尿急、皮肤浮肿等症。

11. 足少阳胆经病证

可见寒热往来，头痛，疟疾，面色灰暗，目痛，颔痛，腋下肿，瘰疬，耳聋，髀部或腿、膝及腓骨部疼痛等症。

12. 足厥阴肝经病证

可见头痛，眩晕，视物模糊，耳鸣，或发热，甚则手足痉挛。并见胁肋胀痛，或有痞块、胸脘部满闷、腹痛、呕吐，或见黄疸，或见梅核气，或见飧泄、小腹痛、疝气、遗尿、癃闭、小便色黄等症。

（二）奇经八脉病证概要

根据《内经》《难经》《脉经》《针灸大成》及《奇经八脉考》等古代医学文献记载，关于奇经八脉的病证，有如下方面。

1. 督脉病证

督脉循行于脑、脊部位，与足厥阴肝经交会于头颠。病则经气阻滞，可出现脊背强直等症；若经气虚亏，则见头重、眩晕、摇动等症。故《灵枢·经脉》说：督脉"实则脊强，虚则头重，高摇之"。这些症状又可分为阳虚而清阳不升，或阴虚而风阳上扰两种证候。此外，如风邪侵袭督脉，由经脉而入脑，则可发生脑风（即脑部疾患）；若督脉经气失常，则可发生癫病，或小儿风痫。同时，由于督脉的支别由少腹上行，故督脉经气不和，则可发生少腹气上冲心，二便不通之"冲疝"，以及癃闭、遗尿、痔疾与妇女不育等疾患。《针灸大成》所载督脉病候较为广泛，诸如手足拘挛、震颤、抽搐、中风不语、癫狂、痫疾、头部疼痛、目赤肿痛、流泪、腿膝腰背疼痛、颈项强直、伤寒、咽喉或齿龈肿痛、手足发麻、破伤风、盗汗等病证，均可作为临床辨证分析之参考。

2. 任脉病证

任脉为阴经经气汇聚之所，故任脉发生异常，主要可出现阴经，特别是肝、肾两经的病证。如《素问·骨空论》说："任脉为病，男子内结七疝，女子带下瘕聚。"任脉与肾气和胞宫有密切关系，对孕育有重要作用，如任脉经气虚损，则将导致生育的终止。故《素问·骨空论》载："七七，任脉虚，太冲脉衰少，天癸竭，地道（阴经脉道）不通，故形坏而无子也。"足三阴经脉皆循行少腹而属于任脉，故《脉经》载任脉为病，有"是动苦少腹绕脐下引横骨、阴中切痛"和"苦腹中有气如指，上抢心，不得俯仰，拘急"等症。《针灸大成》所载病候，诸如痔疾、便泄、痢疾、疟疾、咳嗽、吐血、溺血、牙痛、咽肿、小便不利、胸脘腹部疼痛、噎膈、产后中风、腰痛、死胎不下、脐腹有寒冷感、呕吐、呃逆、乳痛、崩漏下血等病证，均可作为临床辨证分析的参考。

3. 冲脉病证

冲脉和任、督同出而异流。冲脉的循行起于胞中，故冲脉为病与妇女月经疾患关系密切。古代文献《素问》《难经》《脉经》《奇经八脉考》等对冲脉病证都有所记叙，如冲脉失调，可出现"绝孕"；冲脉、任脉气虚不固，失于摄护，则易发生"漏胎"流产，以及"逆气而里急""逆气上冲，或作燥热""少腹痛，上抢心""瘕疝"，或"喘动应手"等病症，且与"痿证"亦有一定关系。《针灸大成》所载的病证为：心脘疼痛、胸脘满闷、结胸、反胃、酒食积聚、肠鸣、大便溏泄、噎膈、气急、胁胀、脐腹痛、肠风便血、疟疾、胎衣不下、产后晕厥等证，皆可供参考。

4. 带脉病证

带脉横行于腰腹部，《难经》载："带之为病，腹满，腰溶溶如坐水中。"故妇女月经不调，或赤白带下，均与带脉病变有关。《奇经八脉考》载："诸经上下往来，遗热于带脉之间，寒热郁抑，白物满溢，随溲而下，绵绵不绝。"即说明带下诸病与带脉的重要关系。此外，《素问·痿论》《脉经》等文献，则载带脉经气异常，可出现"足痿不用"，或"左右绕脐，腰脊痛冲阴股"等症。《针灸大成》综述其病证为中风、手足瘫痪、肢体痛麻拘挛、发热、头风痛、颈项颊肿、目赤痛、齿痛、咽肿、头眩、耳聋、皮肤风疹瘙痒、筋脉牵引不舒、腿痛、胁肋疼痛等证，亦可作为临床参考。

5. 阳跷脉、阴跷脉病证

阳跷脉从足外踝部开始，阴跷脉从足内踝开始，两脉均会和于目，能运输肾脏精气以滋濡眼目。故跷脉经气不和，功能异常，可发生筋脉牵引左右缓急失去平衡征象，多见于癫痫、瘈疭及瘫痪等病证。由于阳跷脉是足太阳经的支别，故阳跷为病，亦可见腰背疼痛、身体强直。阴跷脉是足少阴肾经的支别，故阴跷为病，常可见少腹痛，腰髋连阴中痛，以及"男子阴疝，女子漏下"等病证。《针灸大成》所载的阴跷脉的病证有：咽喉气塞、小便淋沥、膀胱气痛、肠鸣、肠风下血、吐泻、反胃、大便艰难、难产、昏迷、腹中积块、胸膈嗳气、梅核气、黄疸等。阳跷脉病证有：腰背强直、腿肿、恶风、自汗、头痛、雷头风、头汗出、目赤痛、眉棱骨痛、骨节疼痛、手足麻痹、拘挛、厥逆、吹乳、耳聋、鼻衄、癫痫、遍身肿满等证。

6.阳维脉、阴维脉病证

阳维脉维络诸阳经，并会于督脉；阴维脉维络诸阴经，并会于任脉。阳维脉主表，属阳，故阳维疾患，阳盛则可见头目眩晕、气喘抬肩、肌肤痹痛与腰部肿痛等证。阴维脉主里，属阴，故阴维疾患，阴气内结，可见胸中痛、胁下支满、腰痛及阴中痛等证。如阴阳维脉失其正常的协调作用，则可发作跌仆、不能言语等症。《针灸大成》所载阴维脉病证为：胸脘满闷痞胀、肠鸣泄泻、脱肛、反胃噎膈、腹中痞块坚横、胁肋攻撑疼痛、妇女胁痛、心痛、结胸、伤寒、疟疾等病证。阳维脉病证为：伤寒发热汗出、肢节肿痛、头颈疼痛、眉棱骨痛、手足热、发麻、背胯筋骨疼痛、四肢不遂、盗汗、破伤风、膝部有寒冷感、脚跟肿、目赤痛等证。

五、六经辨证思维方法

六经辨证，是《伤寒论》的辨证论治思维方法，是东汉著名医学家张仲景在《素问·热论》六经分证的基础上，综合了自己和前人丰富的临床实践经验，并结合伤寒病的证候与病变特点而总结创建的，主要应用于外感热病的辨证论治。经过近两千年的临床验证和丰富，六经辨证思维方法确是行之有效，且亦适用于内伤杂病的分析和处理，并获得丰硕之成果，进而形成伤寒经方学术流派。

六经，系指太阳、阳明、少阳、太阴、少阴、厥阴而言。六经辨证，概括了脏腑经络气血的病理变化，并根据人体抗病能力的强弱、病因的属性、病势的进退缓急等因素，将外感疾病演变过程中所表现的各种证候，进行分析、综合、归纳，进而论证其病变的部位、证候特点、损及何脏何腑，以及寒热进退、虚实真假、邪正消长等问题。因此，六经辨证思维既是辨证分析的纲领，又是论治的准则。首先，六经辨证将外感疾病发生发展过程中具有普遍性的证候，以阴阳为纲，分为两大类病证，并根据疾病发展过程中不同阶段的病变特点，在阴阳两大类病证的基础上，进而又划分为六种病证，即太阳病证、阳明病证、少阳病证，合称三阳病证；太阴病证、少阴病证、厥阴病证，合称三阴病证。六经病证，是经络、脏腑病理变化的综合反映。三阳病证以六腑病变为基础，三阴病证以五脏病变为基础，故六经病证实际上概括了脏腑十二经的病变。但是，由于六经辨证思维的重点主要在于分析外感寒邪侵袭人体所引起的一系列病理变化及其传变规律，因而六经辨证尚不能完全等同或代替内伤杂病的脏腑辨证思维方法。

六经病证从病变部位分，则太阳主表，阳明主里，少阳主半表半里，而三阴统属于里。从邪正关系及病变性质分，则凡正盛邪实，抗病力强，病势亢进，表现为热为实者，多属三阳病证，治疗当以祛邪为主；凡正气不足，抗病力衰减，病势衰退表现为寒为虚者，则多属三阴病证，治疗当以扶正为主。可以看出，六经病证无不贯穿着阴阳表里寒热虚实等内容，故后世所形成的"八纲辨证"，即是从《伤寒论》六经辨证得到启发并加以系统归纳发展而成。

六经病证，即是脏腑经络的病理反映，而脏腑经络则又是不可分割的整体，故某一经的病变，常涉及或影响到另一经，从而临床可出现相互传变，或合病、并病等情况。

所谓传变，传，就是传经，是指病情循着一定的趋向发展；变，是指病情不循一般规律而发生异常的变化。一般来说，外感疾病传变与否，决定于三方面因素；一为正气的强弱，二为感邪之轻重，三为治疗的当否。伤寒六经传变的一般规律是依太阳、阳明、少阳、太阴、少阴、厥阴之顺序而传变，但也有从太阳而传少阳者，则称之为"越经传"；从太阳传少阴、阳明传太阴、少阳传厥阴者，则称之为"表里传"。此外，尚有由于素体虚弱，外邪侵袭不经三阳，而直接出现三阴证候者，则称之为"直中"。但应指出，疾病是否传变，总以脉证为依据，而不可拘泥于六经的次序和传变日数。

六经病证既有严格的区分，而彼此之间，又有一定的联系。若两经或三经同时俱病，即为"合病"。若一经病证未罢，而另一经病证又起，两经病证交并，且有先后次第之不同者，则称之为"并病"。

六经病证的治疗原则，一般来说不外祛邪与扶正两方面，且始终贯穿着"扶助阳气""保存津液"的基本精神，从而达到邪去正安之目的。

六经辨证的具体内容，包括太阳病辨证、阳明病辨证、少阳病辨证、太阴病辨证、少阴病辨证、厥阴病辨证这六方面。

（一）太阳病辨证思维概要

太阳经包括手太阳小肠和足太阳膀胱，与手少阴心、足少阴肾为表里。足太阳膀胱经，起于目内眦，上额交颠，络脑，下项，挟脊抵腰，络肾属膀胱。手太阳小肠经，起于手小指外侧，循臂至肩，下行络心，属小肠。膀胱主藏津液，化气行水。小肠主受盛化物，泌别清浊。

太阳为六经之首，统摄营卫，主一身之表，具有固护卫外、抗御病邪侵袭的功能，故为诸经之藩篱。风寒外邪侵袭人体，太阳首当其冲，卫气奋起抗邪，正邪相争于表，以致营卫不和，卫外失职，从而出现恶寒、发热、头项强痛、脉浮等症，此即为太阳病的主要脉证。但由于人之体质有强弱，感受的邪气亦有轻重，所以太阳表证又有中风（表虚）、伤寒（表实）之分，两者统称之为太阳经证。如患者体质较强，腠理固密，感受风寒较重，外邪束表，卫阳被遏，营阴郁滞，则发为太阳伤寒的表实证。如患者体质较弱，腠理疏松，卫气不固，又感受风寒，以致营卫不调，则发为太阳中风之表虚证。但是，若太阳经病不解，病邪每可循经入腑，而发生太阳腑证。腑证又有蓄水、蓄血之分，如外邪深入，影响膀胱气化，而致水气内停，则发为蓄水之证。若患者内有瘀血，病邪深入，与血相搏结于下焦，则可发为蓄血证。此外，在太阳病的过程中，随着病情变化，亦可常见许多兼证、变证和类似证候。

所谓变证，是指在太阳病的传变过程中，由于失治、误治，或因脏腑的偏盛偏衰，从而出现新的证候，但已不具备太阳病的特征，故称其为太阳变证。变证不属太阳病，但通过变证可以说明疾病变化过程中由表及里、由此及彼的内在联系，可以说明太阳病的传变规律。

所谓类似证，是指某些疾病，如风湿、水饮、水气、痰实等证，有时可以出现某些类似太阳病的证候，为了临床鉴别，故称其为太阳类似证。

（二）阳明病辨证思维概要

阳明经包括手阳明大肠、足阳明胃，与手太阴肺、足太阴脾互为表里。手阳明经脉，起于食指外侧，循臂，上颈至面部。足阳明经脉，起于鼻梁陷处两侧，络于目，从缺盆下行循胸腹至足。两者经脉相连，腑气相通，因此生理功能密切相关。

胃主受纳、腐熟水谷，脾主运化水谷精微。胃主燥，以降为顺；脾主湿，以升为健。两者相互制约，彼此促进，共同完成水谷的消化、吸收和营养物质的输布等生理活动，故脾胃为后天之本。大肠主传导糟粕，但须赖肺气的肃降和津液的输注，两者亦相济为用。

病邪侵袭阳明，多入里化热而从燥化。阳明病证是正邪斗争的极期阶段，其证候以胃肠之燥、热、实为特点，即《伤寒论》所谓之"胃家实"。胃家，包括胃与大肠。实，即指"邪气盛则实"。说明病邪深入阳明，胃肠燥热亢盛，是为里热实证。根据病变部位、证候特点，以及体质差异，阳明病证亦有经证和腑证之区分。若邪犯阳明，胃热亢盛，但仅是热邪弥漫于经，而肠中并无燥屎内结，故称为经证，又称阳明热证。若邪热与肠中糟粕相结而成燥屎，胃肠燥热成实，影响及腑气通降，大便秘结不通，则为阳明腑实之证。若胃中燥热虽然不盛，但伤及于脾，可引发脾约证。此外，太阳表证已罢，病邪入里，内扰胸膈，从而可见胸中烦热懊憹等症。此时邪热虽然较轻，但已涉及阳明，故此证亦属阳明病范畴。

阳明病的形成主要有三方面：一为太阳病失治或误治，耗伤津液，外邪由表入里化热，胃中热燥而成者，称为"太阳阳明"。二为少阳病误用汗、吐、下、利小便等法，以致津伤化燥而成者，称为"少阳阳明"。三为燥热之邪直犯阳明而成者，称之为"正阳阳明"。阳明病亦有因寒湿郁久化热而成者，但较少见。

阳明病，若热邪不解，与太阴脾湿相合，湿热熏蒸，影响肝胆疏泄功能，胆汁外溢，则成湿热发黄病证；若阳明热甚，深入血分，亦可见口燥，但欲漱水而不欲咽及见鼻衄等症。

阳明病证，亦可有某些兼证，如热扰胸膈，可兼见腹满、心下痞塞、兼中寒等证；湿热熏蒸，亦有兼里发黄、郁蒸发黄、兼表发黄等证候。

（三）少阳病辨证思维概要

少阳经包括手少阳三焦、足少阳胆，并与手厥阴心包、足厥阴肝互为表里。手少阳经脉，布膻中，散络心包，下膈属三焦。三焦主决渎而通调水道，为水液、元气运行之道路。足少阳经脉，起于目锐眦，上头角，下耳后，至肩，入缺盆，下胸贯膈，络肝属胆，行人身之两侧。三焦与胆，经脉相连，其气互通。胆附于肝，内藏精汁而主疏泄，胆腑清利则肝气条达，脾胃安和。胆气疏泄正常，则枢机运转，三焦通畅，气机得以正常升降，故能上焦如雾，中焦如沤，下焦如渎，各有所司。

少阳经居于太阳、阳明两经之间，主半表半里，为三阳经之枢纽。少阳病，多由太阳病不解，病邪内侵，郁于胆腑，邪正分争于表里之间，枢机不利所致。由于邪犯少阳，胆火上炎，枢机不运，经气不利，则可影响脾胃，故常出现某些胆气犯胃证候。由于本病既不在太阳之表，亦非阳明之里，故称半表半里证。

少阳病的治疗原则，应以和解为法，汗、吐、下等法均属禁忌。

少阳外邻太阳，内近阳明，故病邪入于少阳，每多传变。因此，临床上除少阳病主证外，其证情常有兼夹，或兼太阳表证，或兼阳明里证，或兼下利，或兼水饮，或兼烦惊谵语等证。

（四）太阴病辨证思维概要

太阴经包括手太阴肺、足太阴脾，并与手阳明大肠、足阳明胃相表里。在正常生理状态下，水谷的腐熟、消化和排泄，分别由胃肠负担。而水谷之精微，则赖脾的运化和肺的输布以供养全身。脾以升为常，肺以降为顺。脾主运化，能升清阳，为胃行其津液。大肠则赖肺气肃降和津液的输布而传导排泄。可见脾与胃、肺与大肠互相配合，功能协调，则清阳能升，浊阴能降，精微四布，水液运行，从而维持人体正常的生理活动。

太阴为三阴之屏障，病入三阴，太阴首当其冲。若脾胃素虚，寒湿内阻，或寒湿直犯太阴，或三阳病证失治误治，均可损伤脾阳，而致运化失职，寒湿内聚，形成脾虚寒湿内盛之太阴病证。太阴虚寒，临床以腹满而吐、食不下、腹泻、时腹自痛、口不渴、舌淡苔白腻、脉缓弱等为主要见症。多因脾阳虚弱，健运失职，升降失常所致。寒湿发黄，临床以身目发黄、其色晦暗、小便黄、畏寒身倦、脘闷腹胀、食少便溏、舌质淡、苔白滑、脉沉迟等为主要见症。本证多因寒湿内盛，脾阳不振，或阳黄迁延日久，脾胃阳气受损所致。由于中阳虚弱，寒湿内阻，肝胆疏泄功能障碍，以致胆汁不循常道，泛溢肌肤，故身目俱黄，但其色晦暗。

（五）少阴病辨证思维概要

少阴经包括手少阴心、足少阴肾，并与手太阳小肠、足太阳膀胱互为表里。心主血脉、神志，与精神意识活动有关。肾主水，藏精，内寓真阴真阳，故肾为先天之本。在正常生理活动中，心火通过经脉下交于肾，助肾阳以化生膀胱之气，以保证水道通调。肾水亦因阳气的升腾作用而上济于心，从而维持心火不致偏亢。这样则心肾相交，水火既济，阴阳交通，彼此制约，则心火不亢，肾水不寒，功能正常。

少阴病为心肾功能衰退性病变。多由正气不足，病邪直犯少阴，或因误治、失治，损伤心肾，则均可形成心肾阳气虚衰，故其主要脉症为脉微细，但欲寐。病至少阴，由于致病因素和体质的不同，心肾功能衰竭，或为阳虚阴盛，或为阴虚火旺，故少阴病又有从阴化寒、从阳化热两类证候。阳虚阴盛，心肾阳气虚衰，邪从寒化，阴寒内盛，即表现为少阴寒化证。若阴寒之邪太盛，逼迫虚阳浮越于外，还可出现真寒假热之证。若阴虚火旺，心肾阴液不足，虚热内生，邪从热化，以致肾阴虚亏于下，心火亢逆于上，即表现为少阴热化之证。但就伤寒病变而言，少阴病仍以寒化证为多见。

总之，病至少阴阶段，心肾阳气衰弱，阴血不足，全身抗病功能明显下降，故少阴病常为外感疾病过程中的危重阶段。其治疗原则为扶阳、育阴两法，发汗、攻下等法，均属禁忌。

少阴寒化，即阳衰阴盛病证。临床以恶寒蜷卧、精神萎靡、手足厥冷、下利清谷、呕吐、口不渴或渴喜热饮、小便清长、舌淡苔白滑、脉沉微等为主要见症。其他少阴寒化证，临床尚可见阴盛格阳、阴盛戴阳、阳虚身痛、阳虚水泛、脾肾虚损、下焦不固等证。

少阴热化，即阴虚火旺病证。临床以心烦不眠、口燥咽干、舌尖红赤，或舌红少苔、脉沉细数等为主要见症。其他少阴热化证，则尚有阴虚水热互结、虚火上炎咽痛等证。

关于少阴病变坏证，则有误火、误汗，以及尿血之变，则多属危重证候。

（六）厥阴病辨证概要

厥阴经包括手厥阴心包、足厥阴肝，与手少阳三焦、足少阳胆相为表里。

肝居于胁，其经脉络胆，主藏血，主疏泄，性喜条达，在体合筋，开窍于目。心包为心之外围，心包之火以三焦为其通路，可达于下焦，使肾水温暖以涵养肝脏。如此，则上焦清和，下焦温暖，从而保持脏腑功能的协调正常。

厥阴为阴之尽，阳之始。病至厥阴，为六经传变的最后阶段，可使肝失条达，心包亦受影响，故病情较为复杂。大略可分为如下几种：一是邪从寒化，肝寒挟浊气上逆，从而形成肝胃虚寒、浊阴上逆证候。二是邪热内陷，心包之火上炎，而为上热；火不下达，肝失温养，而为下寒，从而形成寒热错杂证候。三是肝失疏泄，气郁不舒证候。厥阴为病，证情变化虽然复杂，但多具有四肢厥逆之特点，其病机系阴阳之气不能贯通，即所谓"阴阳之气不相顺接"，多由寒邪内盛，或热邪深伏，以及寒热错杂等原因所导致。

邪入厥阴，病情较重，邪正斗争亦较剧烈，可出现厥热胜复情况，即厥与热交替出现。"厥"表示阴胜,"热"表示阳复,厥热胜复并非单独病证,而是厥阴病机邪正斗争、阴阳消长的表现之一。如正胜邪却,则厥少热多,其病向愈。如邪胜正虚,则厥多热少,其病为进。若厥逆虽回,但阳复太过,亦可能转化为热证。

厥阴与少阳相表里,故在一定条件下,病情可相互转化,如从少阳陷入厥阴,则为逆证。反之,厥阴转出少阳则为顺证。

厥阴病的治疗原则是寒者宜温,热者宜清,寒热错杂则寒温并用。

厥阴病的临床表现:包括寒热错杂证(即蛔厥或寒格吐利)、厥阴寒逆证(即寒逆干呕头痛或血虚寒厥)、厥阴吐利证及厥阴气郁证等。

六、卫气营血辨证思维方法

卫气营血辨证,是清代名医叶天士所倡用的临证思维,主要是用于外感温热病的一种辨证思维方法。它是在伤寒六经辨证的基础上,同时补充了对温热病辨析方法的不足,故临床实用性极强,从而极大地丰富了中医辨治外感温热病的内涵。

卫气营血的名称,最早见于《内经》,它的含义是指人体的生理功能和维持功能的营养物质。温病学派用其作为辨证纲领,则是从《内经》理论的基础上进一步创新发展。它既是温热病四类证候的概括,又代表着温热病发展过程中浅深轻重不同的四个阶段。叶天士云:"大凡看法,卫之后方言气,营之后方言血。"(《温热经纬·叶香岩外感温热篇》)即是指出病邪由卫入气,由气入营,由营入血,标志着邪气逐步深入,病情逐步加重,正气愈来愈弱。就其病变部位来说,卫分证主表,病在肺与皮毛;气分证主里,病在胸膈、肺、胃、肠、胆等脏腑;营分证是邪热入于心营,病在心和心包;血分证则热已深入肝肾,耗血动血。就其正邪消长来说,卫分证是邪气不盛,正气不衰;气分证是邪气盛而正亦不衰,邪正斗争激烈;营分证则是邪气盛而正气已衰;血分证则正气大衰,阴液、精血行将告竭。

外感热病开始多起于卫分,渐次传入气分、营分、血分。但这种传变规律,并不是一成不变的。由于病邪性质的不同,感邪轻重的差异,以及患者体质的强弱,在临床上也有起病不从卫分开始,初起即见气分证或营分证,以里热偏盛为特点,亦无卫分证候的表现;或病虽已入气分,而卫分之邪仍未消除者,称为卫气同病;或热势弥漫,不仅气分有热,而且营分、血分热势亦起，酿成气营交炽或气血两燔；或卫分证不经气分阶段而直入营血，即所谓"逆传心包"等病证。因此，在临证分析时，须要综合各方面的临床表现，具体情况，具体分析，才能准确地把握病情，作出正确判断。

温病与伤寒虽然同属于外感病范畴，但两者在病因病机、脉证治法等方面均有所不同。伤寒是感受寒邪，由皮毛而入，一般沿六经传变，在病变过程中易伤人体阳气；温病是感受温热之邪，由口鼻而入，一般沿卫气营血或三焦进行传变，病变过程中易伤人体津液阴血。在治疗上，病变初起伤寒宜辛温解表而散寒，温病宜辛凉清解以透热，后期伤寒应注意扶阳，温病则应重在养阴。

（一）卫分病辨证思维概要

卫分病证，是指温邪侵犯皮表，卫气功能失常所表现的证候，常见于温病初期。因肺主皮毛，卫气通于肺，故肺卫病证常伴有肺经病变的特征。

1. 温热在卫

临床上以发热、微恶风寒、舌边尖红、脉浮数为主要特征。常伴有头痛、口干微渴、咳嗽、咽喉红肿或痛等症。本证多因直接感受温热邪气，或素体阴亏又复感温邪，以致卫气失常，肺气不利，宣降失司所致。邪犯皮毛，卫气被郁，故发热恶寒。温为阳邪，伤人则多发热重而恶寒轻。温热在表，未传于里，故舌质红而苔仍薄白，脉来浮数。邪不得外泄则热蒸于上，气血上壅郁滞不通则头痛。肺合皮毛与卫气相通，卫气被郁则肺气不宣、肺失清肃，以致肺气上逆为咳。热邪伤津则口渴，但邪热不盛，伤津较轻，故虽口干而不大渴。喉为肺之门户，温热袭肺则咽喉红肿或痛。

2. 湿热在卫

临床以恶寒少汗、身热不扬、午后热甚、头重如裹、身重肢倦、胸闷脘痞、小便短少、大便溏薄、苔白腻、脉濡缓为主要特征。本证多因湿热邪气外袭皮毛所致，常见于夏秋二季。病变与人体的脾胃功能有密切关系。如饮食不节，损伤脾胃，湿从内生；阴雨连绵，热蒸湿动，湿热外袭，内外之邪相引，发为本病。湿遏卫阳则恶寒少汗。因湿蕴热，热处湿中，不易外散，则身热不扬。午后湿热交争最甚，故发热较午前明显。湿为重浊有形之邪，内阻气机，清阳不升，故头重如裹。湿阻肌肉，气机不畅，故身重倦怠。湿遏胸阳则胸闷，湿阻脾胃则脘痞，湿注肠间则便溏，水湿不化则尿少。苔白腻、脉濡缓，均系湿热内停之象。

3.燥热在卫

临床以发热、微恶风寒、头痛少汗、咳嗽少痰、咽干鼻燥、口渴喜饮、苔白而干、舌红、右脉数大为主要特征。其病发生多由感受秋令燥热病邪而致。由于初秋天气尚热，或久晴无雨，秋阳以曝，尤为明显，感之者多为温燥。若深秋初凉，西风肃杀，感之者多为风燥，亦称凉燥。其症见发热、微恶风寒、头痛少汗，即为燥热在表之象。咽干鼻燥、口渴痰少，系燥热侵肺、肺津受伤的表现。苔白舌红、右脉数大，均为燥热伤及肺卫之征。

总之，卫分病变，多见以上三证，虽然它们的病位相同，但是由于病因不同，治疗也有差异。一用辛凉清解，宣肺疏卫，以退热止咳；一用芳香宣化，重在祛湿，湿浊一祛，则热不独存；一用辛凉清润，除用轻宣肺卫药物之外，又必须佐以甘寒生津之品，润肺以祛燥。

（二）气分病辨证思维概要

气分病证，是温热邪气深入脏腑，正盛邪实，正邪剧争，邪热亢盛所表现的证候。由于感邪有轻重之不同，体质有强弱的差异，四时气候亦有区别，因此感邪入里，可有卫分渐传至气分者，也有不经卫分而直入气分者。直入气分多见于素体阳盛或感邪过甚者。气分的病位较广，证型复杂，常见者有热壅于肺、胃热亢盛、热扰胸膈、热郁于胆、脾胃湿热等。

1.热壅于肺

此为气分热盛之初期阶段。多由温热之邪，由表入里，卫分证已罢，气分邪热炽盛，故发热而不恶寒，反恶热。肺热壅盛，炼津为痰，痰阻气机，肺失宣降，肺气上逆则咳嗽喘憋。热灼肺络，血从上溢则咳血。热胜肉腐，肉腐则成脓，故咳吐脓血臭痰。气分热盛，迫津外泄则汗出。热甚伤津，津不上润则口渴。苔黄燥、脉滑数均为肺热壅盛之征象。

2.热郁胸膈

此是温热邪气由肺卫进入胃腑气分的中间阶段，主要表现为身热不退、心烦懊恼，坐卧不宁，舌苔微黄、舌质红，脉数。本证是由表邪虽解，但热入胸膈，郁而不宣所致。热郁胸膈，不得宣泄，故身热不退，热扰心神则心烦懊恼，坐卧不宁。热未入阳明胃腑，阳明尚未热盛，故虽身热而不甚。脉数、苔微黄，说明温热已渐入于里。

3. 热炽阳明

此是温热之邪入于阳明胃经，临床以壮热不退、不恶寒反恶热、口渴饮冷、汗大出、热不为汗解、面赤烦躁、呼吸气粗、舌红苔黄燥、脉洪大有力为主要特征。此为无形邪热弥漫于足阳明胃经之候。胃为水谷之海，十二经气血皆禀受于此，故胃热炽盛，邪热随经气运行而达于周身，内外皆热，所以症见壮热不退，不恶寒反恶热，热不为汗解。热伤胃津则口渴，迫津外泄则汗出，汗出津伤则口渴益甚，引水自救则喜冷饮。故大热、大渴、大汗是本证的特点。苔黄燥苍老、舌质红，脉洪大而数，均为里热壅盛之象。若见高热不退，汗出不止，大烦渴不解，气短身疲，背微恶寒，脉洪大而芤者，则是壮火食气，大汗伤津，气随津泄，因而造成的气阴两虚之象。若体温骤降，大汗淋漓，或汗出如油，气短息促，甚则张口抬肩，少气不足以息，精神疲惫，舌红而干，脉细欲绝或散大无根。此属气阴欲脱之候。多因气分壮热，迫津外泄，津随汗竭，气随津脱所致。

4. 热结肠道

邪热入于肠腑，热结腑实，临床以日晡潮热，时有谵语，汗出口渴，小便短赤，大便燥结，或下利稀水，气甚恶臭，腹满疼痛拒按，舌苔黄厚干燥，或灰黑起芒刺，脉沉实而数为主要特征。此为气分邪热壅盛与大肠结滞相合而成的阳明腑实证候。阳明经气旺于申酉时，故日晡潮热。邪热内扰于心，心神被扰不能内守，故昏迷谵语。热灼津液则口渴，热迫津泄则汗出，热与糟粕搏结则便秘干结，热下移膀胱则溺赤，腑实内结、气机不畅则腹满疼痛拒按。下利稀水，古称"热结旁流"是热迫肠津下泄之象；苔黄厚而燥，甚则起芒刺，脉沉实有力，均为气分热盛、肠腑结滞之候。

若潮热便秘，舌謇肢厥，神昏谵语，苔黄燥、质红绛，脉沉滑数，则是大肠燥结、热陷心包、气营同病之候。若晡热便秘，喘息胸闷，痰涎壅盛，舌苔黄厚而腻，脉沉滑数、右寸实大者，则为肺热下移大肠、表里同病之候。若潮热便秘，烦渴冷饮，小便短赤，淋漓涩痛，苔黄燥，脉滑数，左尺弦劲者，则为大肠热结、小肠热灼、大小肠同病之候。若温病日久，津液大伤，或素体阴亏，又患温病，症见身热、便秘腹满、口燥咽干、舌苔焦黄而燥、舌质红干舌体瘦、脉沉细小数者则为阴虚肠结之候。若应下失下，温热病日久，身热腹满，口燥咽干唇裂，倦怠乏力，精神萎靡，大便燥结不下，苔黄燥焦黑，脉沉细无力，应为大肠热结、气阴两伤之象。

5. 胆热炽盛

临床以寒热如疟、热多寒少、口苦而渴、咽干胁痛、脘痞呕恶、舌红苔黄微腻、脉弦数为主要特征。热郁于胆，少阳枢机不利，故寒热如疟。胆热伤津，胆汁上蒸，故咽干口苦而渴。胆经循行于两胁，右肋下为胆腑所处部位，邪热阻滞，经络不畅，故胁肋作痛。胆热犯胃，胃失和降，其气上逆，故恶心呕吐。舌红苔黄微腻、脉弦数，均为胆热之象。

6. 脾胃湿热

临床以头身困重；发热有汗，汗出热减，继而复热；胸脘痞闷，纳呆呕恶，便溏不爽，苔腻，脉濡数为主要特征。多由湿热之邪，外阻肌腠，内郁脾胃所致。邪阻肌腠，经络之气不畅，则头身困重。湿热交争，则发热汗出不解。一般汗出则热应退，但湿性黏滞，郁久难化，又可湿久蕴郁化热，故又继而发热。湿热阻胃，升降失司，气滞不运，故胸脘痞闷、纳呆呕恶。湿邪下注则大便溏薄，湿阻气机，则大便溏泄不爽。苔腻、脉濡数，均为湿热之象。若苔黄腻、脉滑数是为热重于湿。若苔白腻、脉濡缓，则为湿重于热。

总之，气分病标志邪热入里，较卫分病深重，也是邪正交争最剧烈的阶段。其主要症状以但热不寒为主要特点。由于病位不同，证候各异，因而治疗多采用清热、通下、和解、化湿诸法，以达到清除病邪、恢复正气的目的。

（三）营分病辨证思维概要

营分病是温热邪气内陷营分的深重阶段。营为血中之气，是血中的营养物质。其内通于心，故营分病以营阴受损、心神被扰病变为主要特征。叶天士说："心主血属营。"（《温热经纬·叶香岩外感温热篇》）即是此意。营分病证的来源大致有三：一是温热邪气由卫入气，由气入营，此是顺传；二是由卫直接入营，未经气分阶段，即为逆传；三是温热邪气，直接陷入营分，也称逆传。造成逆传的原因多由温热邪气太过，超越卫气防御之能，因而影响及心包，涉及心神所致。或素体心阴不足，阴虚则生内热，当温热邪气内侵之时，其阴虚内热即为温热邪气逆传心包提供了内在依据。且心肺同居上焦，为相邻之脏，故肺脏受病最容易影响及心，这也是造成逆传的重要条件。

营分证在病变发展过程中，有卫营同病阶段，也有气分之邪未罢，而营分之热已炽的气营交炽阶段。不论在哪一阶段，只要见到营分证，便说明邪气虽盛但正气已衰，病情比气分深重。营分病证常见者有热伤营阴、卫营合病、气营两燔、热陷心包等。

1. 热伤营阴

温热邪气深入营分，临床以身热夜甚、灼热不退、夜寐不安、口反不渴、心烦，甚则昏迷谵语，或见斑疹隐现、舌质红绛无苔、脉细数为主要特征。此为营分热盛，耗伤血中津液之候。邪入营分，营阴大伤，入夜以后，卫气入于营阴，与邪热剧争，故身热夜甚。邪热在气分阶段，已耗伤肺胃津液，故以口渴冷饮为主证，而邪热入于营血，则蒸化营阴，血中津液尚能上承故口反不渴。但营分证的口渴虽较轻，并不标志其病情轻，若进一步发展，则可导致津枯液涸、亡阴失水等重证。夜寐不安、心烦谵语，为心营亏损、邪热扰心、神不守舍之兆。斑疹隐现乃热伤血络，血不循经，溢于脉外之征。因营分证与血分证相较，病势尚轻，故仅见斑疹隐现，尚未成大片发斑之势。营阴耗伤、津液亏乏，故舌质红绛无苔。血中津液不足、经脉不充则脉细，营热鼓动血行则脉数。

2. 卫营合邪

风热邪气侵袭体表，卫分之邪未解，邪热内陷营分，则为卫营合邪。临床以发热、微恶风寒、咳嗽胸闷、身热夜甚、心烦不寐、皮肤发疹、疹色红润、舌红绛、脉数为主要特征。发热、微恶风寒、咳嗽胸闷，是风热外袭、肺卫失宣之象，属卫分之候。身热夜甚、心烦不寐、舌红绛，乃风热邪气内袭、深入营分之兆，是营分证候。风热外袭，肺卫失宣，肌表气机不畅，营热内迫，鼓动气血，外行达表。血热郁于肌表不得宣发，瘀热阻于皮表络脉则发红疹。由此可见，疹之外发，乃营卫合邪所致。

3. 气营两燔

此指气分之热未罢，营分之热又起，邪热炽于气营，故曰"两燔"。临床以高热口渴、心烦躁扰、舌红绛、苔黄燥、脉数为主要特征。高热口渴、舌苔黄燥，是气分热炽。心烦躁扰、舌红绛乃热伤营阴之征。脉数亦为热盛之象。

4. 热陷心包

多由卫气邪热蕴盛直接内陷心包所致。即《温热经纬·叶香岩外感温热篇》所云："温邪上受，首先犯肺，逆传心包。"临床以身热灼手、痰壅气粗、四肢厥逆、神昏谵语或昏愦不语，或手足瘛疭、舌蹇肢厥、舌质红绛鲜泽、脉细滑数为特征。热陷心包之证，非独热盛，且有痰浊，故又称"痰热蒙蔽心包"。其痰之形成，原因有二：或因温热邪气灼液成痰，而致痰热交结；或素体痰盛，又有邪热内陷，则热与痰合，两邪交结。正如《温热经纬·叶香岩外感温热篇》所说："平素心虚有痰，外热一陷，里络就闭。"热陷心包，起病急骤，来势凶险，见症危重。其身热灼手，乃邪热内陷所致。痰壅气粗，是痰热壅盛之征。痰热内闭，阻滞气机，阳气不达于四肢，故见四肢厥逆，此乃热深厥深之象。痰蒙热扰，心神失常，则昏迷谵语或昏愦不语。心包热盛，侵及于肝，肝热筋挛，则手足瘛疭，此乃心包热盛引动肝风之兆。舌为心之苗，心之别络系舌本，心包痰热阻塞络脉，乃至舌蹇短缩。舌质红绛、脉细数，主营分热盛而阴伤。脉滑苔黄燥，主痰热内壅。

营分病证是温热病的严重阶段，故其治疗应时刻注意清营保津为法，其症见里热虽盛，但舌不绛、脉不细，说明其邪热仍在气分，故不宜过早使用凉血清营之法，以免引邪深入。

（四）血分病辨证思维概要

血分病是温热病变的后期阶段，也是温热病变发展过程中最为深重的阶段。心主血，肝藏血，故邪热入于血分，则势必影响及心肝两脏。肾藏精，精血又可互化，故温热病后期，津血大伤，亦势必耗伤肾精，波及先天之本，以致耗伤真阴，导致亡阴失液。所以血分证的病变部位，以心肝肾三脏为主。

血分病的发病，不外温热病邪由气分传入血分；或由营分传入血分；亦有起病急骤，病势凶险，初起未见气营阶段，病邪直入血分而发病者。

在血分病的病变过程中，有气分证未罢，而血分证已起的气血两燔阶段。亦有单纯血分病证的热盛动血、热盛动风、血热阴伤、虚风内动等病证的不同。

1. 热盛动血

指在营分病证的基础上，更见身热夜甚，躁扰昏狂，斑疹透露，吐血衄血，便血尿血，或非其时而行经，量多鲜红，舌质紫绛而干，脉弦数。此为血分热毒炽盛阶段。热入阴血，夜间为阴，以阴济阴，故夜间正邪斗争更趋剧烈而见身热夜甚。热灼血分，内扰神明，则躁扰昏狂。热邪迫血妄行，血不循经，溢于脉外则出血。上窍血络损伤则吐衄，下窍血络损伤则尿血便血，血溢肌肤则发斑。

2.气血两燔

临床以气分病证的壮热口渴、苔黄燥，以及血分证的心烦躁扰、昏狂谵妄、吐衄发斑、舌质深绛同时并见为主要特点。由于气分热盛，正邪斗争剧烈，故壮热不退。热盛津伤则口渴。热入于心，心神不宁，则心烦躁扰，甚则昏狂谵妄。热邪入于血分，迫血妄行，灼伤血络，故见吐衄发斑。苔黄而燥为气分热盛，舌质深绛为血分热灼之征。

3.血热动风

多见高热神昏、躁扰不安、手足抽搐，甚则颈项强直、角弓反张、两目上视、牙关紧闭、舌绛而干、脉弦数有力等症。此为温热邪气深入血分，导致肝经热盛，热极生风。血分热炽则高热不退，内扰神明则昏狂躁扰。肝藏血而主筋，肝热过甚，津血大伤，血不养筋，筋脉拘急，故颈项强直，角弓反张。脉来弦数乃肝热之象，舌绛而干乃血热阴伤。

4.血热阴伤

临床以低热不退、夜热早凉、五心烦热，或手足心热、口燥咽干、神倦耳聋、舌红少津、脉虚大或结代或一呼一吸二至等为主要特点，多发于温热病重证后期。由于肝肾阴亏，水不制火，虚热内生，故低热不退、夜热早凉。少阴之脉过于手足心，或起于心胸，故心肾阴虚则五心烦热。真阴耗损，津不上承，故口燥咽干。肾水大亏，不能上济于心，则心阴大伤，心神失养，故神倦心悸。肾精亏损，不能充养于耳，故见耳聋、脉虚大或结代或一息两至者，皆为心阴心血不足，不能充脉所致。

5.虚风内动

温热病重证后期，临床症见身体消瘦，皮肤干枯，唇焦舌痿，目陷睛迷，齿如枯骨，齿上积垢，昏沉欲睡，两颧红赤，手足蠕动，时有抽搐，或心中憺憺大动，或心中痛，舌红少津，脉细促，或结代。此乃温热病久，气阴两伤，肝血肾精亏耗，周身津液枯竭而形成的亡阴动风重证。由于津液枯竭，肝血肾精大损，目失所养，故目陷睛迷。肾主骨，齿为骨之余，肾精枯竭，齿失滋润，故齿燥如枯骨。孤阳上浮则两颧红赤，神失所养则昏沉欲寐。

精血大亏，筋脉失养则手足蠕动，甚则抽搐，是谓虚风内动之象。心阴告竭，阴不敛阳，血不舍气，心气外越则心中憺憺大动，甚则心中痛。脉细促或结代乃心阴欲竭之象。脉症均属亡阴之候。

治疗血分证，常用凉血活血、育阴潜阳、养阴息风等法。潜阳息风特别要鉴别其是热极生风，或是虚风内动，前者属实，当以凉血清热息风为主；后者属虚，当以养阴潜阳息风为主。

七、三焦病辨证思维方法

三焦辨证，亦是温热病重要的辨证方法之一，并创新和充实了湿热病的辨证思维和方法。清代名医吴塘根据《内经》三焦部位的划分，在叶天士《温热论》卫气营血分证的基础上，结合温热病和湿热病的传变规律所创建的适用于时令热病（或兼湿）的三焦辨证分析方法。吴塘在《温病条辨》中，以三焦为纲，病名为目，卫气营血贯穿其中，着重总结了所属脏腑在温病过程中的病理变化，并以此概括所见的证候，特别是借鉴《伤寒论》的书写架构模式，总结出温热病及湿热病变的辨证论治纲领和规律，理法方证结合，临床效应卓著，进而形成温病学派时方体系，故与伤寒六经体系，并驾齐驱影响中医临床于至今，贡献颇大。

三焦所属脏腑的病理变化与证候表现，亦标志着温病发展过程的不同阶段。上焦包括手太阴肺与手厥阴心包的病变，多为温热病与湿温病的初期阶段；手厥阴心包的病变，常由手太阴肺逆传而来，病情较重、较深。中焦包括足阳明胃和足太阴脾。足阳明胃的病变，多为温热病极期阶段；足太阴脾的病变，多为温病中湿热病邪较突出的阶段。下焦包括足少阴肾和足厥阴肝。足少阴肾的病变，常为温热病的后期，即亡阴失液阶段。足厥阴肝的病变，则每多出现动风、动血之候。

三焦所属脏腑的证候传变，一般是始于上焦手太阴肺，不愈，则传入中焦脾胃，又不愈，则传入下焦肝肾，这仅是一般规律。由于病邪性质的不同，感受邪气的轻重，人体正气的强弱，也有不循上、中、下三焦传变者，如病初起即见手厥阴高热证，或见足阳明里热证，因此三焦辨证分析规律亦以临床病证为主要依据。

（一）上焦病辨证思维概要

上焦温病就其病邪性质来分有温热、湿热两大类。就其病变部位来论，则有肺与心包两个病所。

1. 温热初袭肺卫

临床以脉不缓不紧而动数，或两寸独大、尺肤热、头痛、微恶风寒、身热自汗、口渴，或不渴而咳，或午后热甚、苔薄白、舌边尖红为主症。此为风热之邪，初袭肺卫，肺失宣降，卫失开合所致。正邪交争则发热，卫气被郁则恶寒，风主开泄则自汗，温热上壅则头痛，肺失宣降则咳嗽，热伤肺津则口渴，病在卫分则口渴不甚。脉不现缓是有别于中风，脉不现紧则更有异于伤寒。动数，即脉来浮数。苔薄白，病在卫分。舌边尖红，即肺经有热。若但咳，身不甚热，口微渴，即为风温初犯上焦肺经之最轻者。若上焦温热兼咳血、衄血者，则为温热之邪、损伤肺络、迫血妄行所致。若上焦温热，兼有红疹外发者，应是风热之邪、内迫营血、外发肌肤所致。

2. 温热逆传心包

临床以灼热夜甚、夜寐不安，甚则昏迷谵语，或昏愦不语、舌蹇肢厥、舌质红绛、脉细数为主症。此为温热病邪，逆传心包，营热壅盛之候。营热燔灼，津液已伤，汗失生化之源，热无汗解则灼热不退。邪热在里，入夜之后，卫气行于阴经，与邪热相搏，故夜间热甚。邪热内扰心神则昏迷谵语，或昏愦不语。阴阳不接则肢厥舌蹇。舌红绛、脉细数均属上焦营热病候。

3. 湿热遏阻卫气

临床多见恶寒重、发热轻，或不发热，或午后发热、头重如裹、肢体困重、胸闷无汗、神识呆滞、口黏不渴、脘痞纳呆，或肠鸣便溏、苔白腻、脉濡缓等症。此多因外感湿邪，湿郁肌表，内困脾土所致。湿困肌表，卫阳被郁，化热不甚则恶寒重发热轻而无汗。湿为阴邪，重浊黏腻，蒙蔽于上焦则头重如裹，困于中州则脘痞纳呆，阻于经络则肢体困重，流于肠间则肠鸣便溏，清阳不升则神志呆滞，湿盛热轻则口黏不渴。病变初起，湿浊蕴热尚未明显，故苔白腻、脉濡缓。

4. 痰热蒙蔽心包

临床症见身热不扬，午后热甚，神志呆滞，时昏时醒，昏则谵语，醒则痴呆，苔黄腻，脉滑数。多因湿热郁蒸，酿成痰热，上蒙心包所致。热蕴湿中，湿遏热伏，故身热不扬。午后阳明经气旺盛，与邪抗争，故午后热甚。

湿热酿痰，蒙蔽心窍，故见神昏谵语。苔黄腻、脉滑数均为痰热之象。

上焦湿热温病在辨治时，应注意不可早用苦寒，以免引邪入里，即使是手厥阴心包证，亦要苦寒、甘寒同用。湿为有形之邪，必须注意给湿邪以出路，或从汗走，芳香宣化；或从下走，淡渗利湿。并佐以行气之品，所谓气行则湿亦能化。

（二）中焦病辨证思维概要

中焦温病就其部位而言，主要在脾胃大肠，但胃与肠多为温热，脾与胃多为湿热。温热在胃多为阳明经证，温热在肠又称阳明腑证。湿热在胃多见热重于湿，湿热在脾多见湿重于热。

1. 温热在胃

临床症见面目俱赤，语言重浊，呼吸俱粗，大便闭，小便涩，舌苔老黄，甚则黑有芒刺，但恶热，不恶寒，汗出，日晡热甚，口大渴，脉洪大躁急。此为温热病邪入胃、化燥伤津之候。阳明经脉循于面，热邪循经上蒸则面目俱赤。肺为热灼，清肃失职，故语言重浊、呼吸俱粗。温热迫津外泄则汗出。热灼胃津则口渴、溲黄而涩。肠燥津伤则大便闭结，正邪剧争则发热恶热。日晡之时，阳明气旺，正邪斗争益剧，故日晡潮热。苔黄燥、脉洪大均为足阳明胃热壅盛之象。

2. 温热在肠

临床以大便燥结、痞满拒按疼痛、脉沉数有力，甚则脉体反小而实为主症。此乃胃热下移大肠，大肠津伤，热与糟粕相搏结所致。

3. 湿热蕴于脾胃，湿重于热

临床以脘腹痞满、纳呆呕恶、大便溏薄或大便不爽、身热不扬、肌肉酸楚、口渴不饮、面色淡黄、神呆少言、苔白腻、脉濡缓为主要特点。多由上焦湿热传化，或直接感受湿热之邪，内伤脾胃所致。亦可因饮食不节，化生湿热而成。但以湿为主，病多属脾。脾主大腹，胃主中脘，脾气主升，胃气主降，脾胃受损，升降失司，湿停中焦则痞满，脾失健运则纳呆，胃气上逆则呕恶，湿注肠腑则便溏，湿阻气机则排便不爽，热伏湿中则身热不扬，湿不伤津则口不甚渴，湿阻清窍则神志呆滞。面黄为脾经蕴湿，苔腻为湿困中州，脉濡为湿伤脾气，脉缓为湿阻气机。症状各异，病机则一。

4. 湿热蕴于脾胃，热重于湿

临床症见壮热汗出，烦渴喜饮，但饮之不多。胸闷身重，舌苔黄腻偏干，脉滑数。此属温热在胃、湿蕴于脾之候。壮热汗出、烦渴喜饮，为阳明胃热炽盛之征；脘闷身重、舌苔黄腻，则属脾经蕴湿之候。苔黄为热，腻为湿，干则热重于湿。

治中焦温热病，尤应注意有无里结。若仅邪热在胃，大清气分之热即可；若邪热已结于肠，便当攻逐热结。但均不可纯用苦寒，可考虑苦寒与甘寒配合使用。中焦温热，津液大伤，尿无生化之源，故常见小便短少，虽短少亦当严忌淡渗之品，以免再伤津液。所以《温病条辨》明确指出："温病，小便不利者，淡渗不可与也，忌五苓、八正辈。"

（三）下焦病辨证思维概要

下焦温热或湿热病变，一般均由中焦温热或湿热病传变而来。多见于温病后期，病位常在肝肾及大小肠、膀胱。病在于肝，多损伤肝藏血功能，出现肝血亏耗、血不养筋之虚风内动证候。病在肾，则常损及肾藏精功能，可出现真阴大伤、亡阴失液之证。肝肾同源，精血互化，故病变常互相影响。病在大肠，损及大肠传化，可出现湿热下注或传导不爽。病在小肠、膀胱，可损及泌别与气化功能，可见清浊不分、气化不利的小便不通等症。

1. 虚风内动

温病日久，症见手足蠕动，甚则瘛疭，神倦肢厥，心中憺憺大动，舌绛苔少，脉来虚弱，此为肾阴大亏、水不涵木、虚风内动之候。精血耗损，筋脉失养则手足蠕动，甚则瘛疭抽搐。肾水不足，不能上济心阴，则心阴不足，心神失于内守，故心中憺憺大动。舌绛苔少、脉虚弱均属肝肾阴伤之象。

2. 肾阴耗损

温病久羁，临床症见低热不退，暮热早凉，手足心热，两颧红赤，口燥咽干，神倦耳聋，脉虚，苔少质红干瘦。此为温热伤及下焦，真阴耗损，阴虚内热所致。阴液亏损，无以制阳，阳浮于外，故低热不退，暮热早凉。阳浮于上则两颧红赤。肾水不足，上不济咽则口燥咽干。精不足则神倦耳聋脉虚。肾阴亏则苔少质红干瘦。手足少阴经脉循行过手足心，故肾阴亏损常见手足心热高于手背。

3. 下焦湿热

临床症见小便不利，渴不多饮，小腹胀满或小腹硬满，大便不通，头胀昏沉，苔灰白黄腻，脉濡数。此乃湿热之邪，传入下焦，阻滞膀胱与大肠所致。膀胱气化不行则小便不利，大肠传化滞涩则大便不通，津不上承则渴不多饮，湿浊上蒙则头胀昏沉。苔灰白黄腻、脉濡数，均为湿热郁蒸之象。

病入下焦，真阴大耗，故凡苦寒伤津之品，均不宜用。汗下之法，尤当禁忌。温病愈后，应避风寒，节饮食，调情志，远房帏。否则再感风寒，饮食不节，喜怒悲忧，房事过度，均可诱使温病再发。

第四章
原创辨证思维方法的临床运用程序

关于在临证时中医原创辨证思维方法的运用程序，首先要抓住病变的主证，一般来说，凡属患者最痛苦、最紧急的一个症状或一组症状或体征，往往即可能是该病变当时病机阶段最能反映病变主要矛盾的主证（但不一定是病变全过程的主要矛盾或主证）。

其次，应围绕主证先辨其或属外感，或属内伤；病变在表，或在里。若系外感疾病，则应分清伤寒或温病，即分清寒热。外感风寒（临床症状以恶寒为主者）为伤寒，应按六经程序进行辨证分析；外感温热（临床症状以发热为主者）或湿热，则属温病，应按卫气营血或三焦程序进行辨证分析。实际上三焦辨证方法更适用于湿温病的临床辨证分析。

若属内伤杂病，则应先辨其虚实。虚证有气血阴阳之不同，寒热表里之差异，但最后均应落实于脏腑经络的具体部位。如虚证，可有心气虚、心血虚；少阴经病证、太阴经病证等。实证，则应着重分析其何种病邪为患，引起何种病理变化，同样亦有寒热之分，也要最终落实于脏腑经络的具体部位。

可以看出，临床辨证分析的目的，实质上就是要依据中医理论对病变进行定位和定性。凡判定其病变之在脏腑经络表里气血津液等部位，即属定位分析。凡辨析其病变性质之属阴阳寒热虚实及风寒暑湿燥火疫毒等者，即是对病变的定性分析。但是应当按何种程序和步骤如何进行辨证分析呢？近代名医方药中教授生前在其所著《辨证论治研究七讲》中，把辨证过程概括分化为脏腑经络定位、阴阳气血表里虚实风火湿燥寒毒定性、定位与定性合参、必先五胜四步，我们认为是符合中医临床实践的，是中医诊断学临证思维的深化和发展。应当指出，此一程序基本上概括了原创辨证思维的内容与步骤。唯其对于表里和气血，由于其主要还是反映病变之在表或在里，属于气分还是血分，因此认为似应属概括性定位为宜。其辨证思维分析步骤，诚如下述。

一、表里、脏腑经络定位

此定位主要应从如下几个方面来考虑：

（1）临床表现的部位特点：主要考虑脏腑归属部位和经络循行部位。

（2）脏腑功能特点。

（3）脏腑体征特点。

（4）脏腑与季节气候的关系和影响。

（5）脏腑与疾病的关系和影响。

（6）脏腑与体型、体质、年龄、性别的关系和影响。

（7）发病时间及临床治疗经过特点。

如以肝病定位为例，其分析程序则应考虑如下方面：

肝经循少腹，络阴器，布于两胁。故胁肋胀满疼痛，少腹痛，腹股沟外阴部疾患，应定位在肝。

肝主疏泄，藏血，主筋。故情志抑郁，胁肋胀满痞闷，出血，运动障碍等，应定位在肝。

肝其华在爪，开窍于目，其色青，脉弦。故爪甲干瘪，两眼干涩，视觉障碍，面色发青，脉见弦象，应定位在肝。

肝气旺于春（春季肝气偏亢），春天多风。故凡春季发病，或发病明显与受风有关，多定位在肝。

肝主怒，郁怒则伤肝。故凡发病前有明显的忿怒或抑郁病史，则均应定位在肝。

此外，关于体型、年龄、性别及发病治疗经过等情况，亦对定位有一定的参考价值。

二、阴阳、虚实、风火、湿燥、寒毒定性

主要应从两方面去考虑，一是从临床证候特点去考虑定性；二是应从发病与病程特点、发病季节与诱发因素等方面去考虑定性。

（1）如以阴证定性为例，其辨证分析程序即应考虑如下方面：①根据证候特点，凡临床表现为功能衰退或不足，呈退行性或抑制性病变，均应定性为阴证。②凡人体正常生理活动所必需的物质缺乏或不足，或某些病理产物积聚、潴留，如痰饮、水饮、瘀血等，亦应定性为阴证。

（2）又如以湿病定性为例：其程序则应进行如下分析，即：①凡临床表现为液态病理性产物增多或潴留，其症状表现为重浊、沉困等特点者，诸如浮肿、痰多、泻痢、白带多、黄疸、排泄不畅、头重肢困、汗出黏滞不畅等，皆可定性为湿病。②若从发病季节与诱发因素来考虑，则长夏主湿，故凡发病于夏末潮湿较重季节，或其发病明显与受湿（如涉水淋雨、工作生活环境潮湿等）因素有关者，则应定性为湿病。

三、定位与定性合参

定位与定性合参的程序，即是把疾病的定位与定性认识，结合起来进行综合分析。

（1）如肝病，发作肝风内动：其定位在肝，定性为风，临床可见卒然眩仆、抽搐惊痫等症。

（2）肝寒：其定位在肝，定性为寒，临床可见瘫痪、肢厥、胁肋疼痛、喜热恶寒，或睾丸冷痛、阴囊发凉、心烦不寐、痰多呕恶、喜热饮等症。

（3）肝湿：其定位在肝（胆），定性为湿，临床可见水肿，或阴囊潮湿，或外阴肿胀，或见黄疸等症。

（4）肝（胆）火（热）：其定位在肝胆，定性为火为热，临床可见眩晕惊痫、高热，或目赤肿痛，或喜怒易惊不能控制等症。

四、必先五胜

五胜，指风暑湿燥寒五气所胜和五脏受病。"必先五胜"出自《素问·至真要大论》，是说在分析各种发病机转时，要在错综复杂的临床表现中，根据其病变发生、发展过程，确定其究竟属于哪一脏腑，或哪一种病机改变在其中起主导作用。

仍以肝病风证为例来示范分析其"必先五胜"程序：首先从定位来分析，肝病可能有两种情况，一为肝（胆）本经自病，即病变原发于肝，如郁怒伤肝（胆），可见胁肋疼痛、失眠、惊痫抽搐等；二是继发于其他脏腑病变之后，如脾（胃）病及于肝，如脾虚，肝木乘脾，可见患者先因吐泻病后，继发拘急痉挛，或饱食后夜寐不安等症。

又如肾病及肝，即先有肾病，肝病继发于肾病之后。例如肾虚肝旺，即母病及子。患者先有腰膝酸软、遗精、耳鸣等症，后又继发眩晕、头胀而痛、急躁易怒、多梦失眠等症。

其次，再从定性上去分析：如风证，则有原发性风病，指疾病开始即表现为风证，如大怒后卒然眩仆、半身不遂等；或发继发性风证，如热极生风，即先有热证，其风证继发于热证基础之上，临床可见先发高热，然后继发惊痫抽搐。

应当指出，上述辨证分析方法的应用程序和步骤，仅是提出了辨证思维分析的一般程序和较为详细的思考推理方法，至于临床具体运用，或繁或简，则应视具体情况而定。如系门诊患者，则应迅速对疾病进行定位定性，辨证分析，并及时处方诊治，以求较快取得疗效。而病房患者，由于病情一般多较危重难治，亦有较多时间进行反复诊查和分析，故应严格按上述程序步骤进行辨证分析为宜，并排除其他病证之可能或兼杂，以免漏诊、误诊，延误病情。

第五章
辨证思维病案分析示范

一、辨证思维方法的运用要点

众所周知，在掌握中医学各种辨证思维方法及其相互关系、运用程序的基础上，对临床具体病例进行准确的辨证分析和确立准确的治则治法，是取得疗效的重要环节。一般来讲，应从下述几方面去考虑。

一是注重分析病案的主证。首先要求病案证候资料详细、准确而全面，根据中医学"四诊合参"的原则，病案分析不能单凭一个症状或一个脉象而作出诊断，而应把望、闻、问、切等四方面的临床资料综合起来作为分析的依据。四诊资料不全，则易出偏差，甚至误诊。其次是要抓住病例的主证进行分析。所谓主证，可能是一个症状，或是几个症状，但却密切相关。主证是疾病的中心环节，或是疾病的主要矛盾。既已抓住主证，随之便应以主证为中心再结合其他舌苔、脉象或症状进行分析，以便准确地鉴别病因，作出正确的诊断结论。其三是应注意分析病程，特别是注意病变发展过程中的证候变化。其四是在病例分析过程中，尤其是在病变复杂的情况下，对于个别症状有时亦应予以注意，因为有时个别症状也是辨证分析的关键。

一般说来，症状是病证的组成单位，由四诊所获得的症状和体征，包括检测指标，合在一起即成为证候整体，在此整体中各种指征应比较统一，彼此是整体统一的关系。故此，易于通过分析辨别而得出正确的诊断，这是辨证分析的一般规律。但是在反常的复杂证候中，我们则必须抓住能够反映疾病本质的舌苔、脉象来辨证分析，方能诊断准确而无误。

二是规范病案分析步骤。一般来讲，第一步应是主要运用八纲辨证方法，首先分析其病变部位、证候性质、邪止消长，以及病变的深浅等，从而得出总的概念。同时，根据病情，应辨明其属于内伤、外感何种范畴。第二步，则是针对外感或内伤疾病，再用不同的辨证方法进一步深入分析。如系外感疾病，则应用热性病辨证分析方法，进一步判断其病情处于哪一阶段，及其病变发展的来龙去脉；如系内伤杂病，则应进一步运用气血津液辨证及脏腑辨证等分析方法，以辨析其病变是属气还是属血，病在何脏何腑，并兼有哪脏哪腑病变及其相互关系如何。总之，病例分析最后都要落实于脏腑气血的寒热虚实。第三步，即是对病因、病机进行综合分析与判断，从而得出辨证诊断结论。若在分析过程中遇到某些症状与诊断结论不相符合时，则应进一步重复审查，以确定辨证之是否准确，以及不相符合之原因。

三是有意识地在分析病案时运用症状鉴别排除方法，对临床脉证进行多方面的辨析考虑。即运用中医学的病因、发病、病机等理论内涵，逐一进行鉴别分析，排除其他各种病证的可能性，以求准确深入地辨析病证，最后得出准确无误的诊断结论。

二、辨证思维病案分析示范

（一）病案分析之一

胡某，男，19岁。

[病史] 5日前发病，初起恶寒发热，头痛，无汗，咳嗽，昨日起病情变化，症见发热39.5℃，咳嗽，吐黄痰，右胸上部疼痛，呼吸喘促，口干喜冷饮，小便黄，舌质红、苔黄，脉数。

[证候分析]

根据病程及病情变化，此病案可分为2个阶段进行分析，5日前发病至昨日病情变化前为第一阶段，昨日起病情变化后为第二阶段。

第一阶段病情分析

1. 病在表，还是在里？该病初起主要见症为恶寒发热，头痛，无汗，咳嗽。恶寒发热同时并见，故为表证。由于外邪初感，邪正相搏，体表之卫阳被袭表之寒邪所伤，故见恶寒。又因体内阳气被在表之寒邪所束，郁于肌表，故见发热。古人说，有一分寒热，便有一分表证，故此患者初起时应为表证。

2. 是表寒证，还是表热证？病例表明，发病时无汗，故考虑以表寒证可能性较大。这是由于寒邪束表，卫阳不得向外宣发，腠理闭塞，故症见无汗，但其恶寒症状应重于发热症状。

由此可以判断，该患者第一阶段为外感表寒证，因寒邪初客体表，可首先引发太阳经证，足太阳膀胱经上行至头项部，经络气血为寒邪阻滞，故发头痛。由于肺合皮毛，寒邪外束可导致肺气不宣，肃降失司则肺气上逆，故可见咳嗽，所以用表寒证即可解释第一阶段的所有病证。而且，由于发病初起正邪两盛，故亦为表实证。

第二阶段病情分析

1. 辨表里：患者初为风寒外感，但病情迁延四日未愈，昨日起病情转化，其临床脉症可见如下特点：

（1）从恶寒发热并见，转为但热不寒。

（2）已出现黄苔，而非表寒证之薄白苔。

（3）脉数，而非表证之脉浮。

故此时已无表证，从而可以推断为病邪入里，已转化为里证。但是里寒还是里热？则应进一步辨析。

2. 辨寒热：根据第二阶段的病情所具有的特点，可推断其已由寒证转化为热证。

（1）高热达 39.5℃，且无恶寒症状。

（2）痰黄而稠，为热盛之征，由于热伤肺津，炼液成痰，故见黄痰（寒证应为稀白痰）。

（3）小便黄为热象（寒证应为小便清长）。

（4）口干，喜冷饮。因热邪伤津，津不上承，故口干；里热盛，故喜冷饮（寒证应为口淡不渴）。

（5）舌红苔黄、脉数皆为热象（寒证之苔应白滑，脉应沉迟）。

综上所述，证实第二阶段的病情，已由表寒证，化热入里，发展成为里热之证。

3. 辨虚实：此病证既已转化成里热证，那么是实热还是虚热？则应进一步分析：

（1）患者为男性青年，病例虽未提供既往病史，但可推断平素体健，且又为初病，正邪两盛，斗争剧烈，应为实证。

（2）在患者病情转化之后，其发热特点为壮热高热，故为实热而非虚热。

虚热特点为低热（38℃以下），并常伴有五心烦热、潮热颧红、盗汗等症。

（3）口干而喜冷饮，应为实证。阴虚发热之口渴口干情况应为咽干较突出但不欲饮，或饮而不多。

（4）若系虚热，则应伴有津液精血亏损等情况，如可见形体消瘦、目眩耳鸣、腰膝酸软等症。但此患者无此症状。

（5）此患者之苔脉，表现为实热证之苔黄、脉数，而无虚热证之少苔或无苔、脉细数等特点。

综上分析，则此患者为实热证候无疑。

4. 辨脏腑：此患者病情转化后，除一派热象外，尚可见咳嗽、胸痛和呼吸喘促等症。咳嗽气喘均属肺的症状，但也常与脾肾功能失常有关。那么此患者之病证当属何脏病变？

（1）脾：脾失健运，水湿不化，聚为痰饮，则可引起肺失肃降而咳嗽。但此患者为咳痰黄稠，而脾虚生痰应为稀白痰，且痰多易咳。另外，此患者并无其他脾虚症状，诸如脘腹胀满、纳呆便溏、舌淡脉虚等症，相反却为一派热象。故可除外脾病。

（2）肾：如肾阳不足，肾水上泛亦可引起咳嗽气喘，但其咳喘痰多呈水泡样，咳甚则喘，行动尤甚，另外应伴有形寒肢冷等虚寒之象。而该患者为黄稠痰等热象，故可除外肾。

（3）此患者症见咳嗽、吐痰、右上胸痛、呼吸喘促，均为肺病症状。因肺为娇脏，外合皮毛，故外邪入里，常首先犯肺，因之此患者的病证以肺热证即可解释所有症状和体征。肺蕴实热，热伤肺津，炼液成痰，故见痰黄而稠。痰与热结，壅遏肺气，故见呼吸喘促。肺气壅遏，失其宣降，则肺气上逆，故发咳嗽。痰热互结，壅阻肺络，或咳嗽振动，均可引发胸痛。由此分析，说明此病证实为肺脏疾患。

［**诊断**］外感风寒，治养失当，化热入里犯肺，肺热壅盛，故发肺热喘咳。

［**立法**］清肺泄热，止咳平喘。

［**方药**］麻杏石甘汤加减。

［**方义**］因热象明显，患者身体状况亦较好，故石膏用量可加大。亦可加用银花、黄芩、桑叶、蒲公英、鱼腥草等清热药物，并加用清热化痰药如瓜蒌皮等。

滋阴药物，其性滞腻，常有留邪等副作用，故此时不宜使用。若热邪去而咳喘平，可再用养肺生津之品，以善其后。

（二）病案分析之二

董某，女，52岁。

[**病史**] 素体丰盛，左胸阵发性憋闷疼痛已1年余，近月来加重，左胸呈阵发性刺痛，并牵及左肩背，心悸气短，面色㿠白，寐餐不安，舌淡苔白，脉沉弱而见结代。

[**证候分析**]

患者女性，年过半百，任脉虚，太冲脉衰少，脏器渐虚，且素体丰盛（肥胖），因之阳气偏虚而多湿，气血周流缓慢，易于蓄湿生痰。痰浊阻遏心气，导致心阳不振，气滞不通，从而产生胸痛。发病年余，久病则虚，故症见心悸气短，面色㿠白，畏寒肢冷，舌淡苔白，脉沉细而结代，心胸阵发憋闷疼痛，此为心气虚及心阳虚之脉证。

心位于胸中，胸居于阳位，人体血液的运行靠心气之推动作用。心血不足，心脏鼓动无力，则血脉空虚而见脉象沉弱无力。心气不匀，故脉见结代。心其华在面，心气心阳虚损，则面色㿠白。心开窍于舌，心经别络上行于舌，心之气血不足，则舌质淡而苔白。心气不足，心阳虚损，阳气不达肢体肌表，失于温煦，则畏寒肢冷。心主神志，精血为神志活动的物质基础，心之气血不足，则发心悸气短、寐餐不安等心神不宁之症。

患者近月来病情加重，左胸（心前区）阵发性闷痛，发展为阵发性刺痛并牵及左肩背。心气心阳虚亏，阳气无以温煦，血脉不畅，气血郁滞，心脉痹阻，不通则痛，故可出现胸部闷痛。若由劳累受寒，或情绪激动，或痰浊凝聚等因素诱发，则可导致胸阳不振，气血闭塞不通而成"胸痹""真心痛"等病证。气行则血行，气滞则血凝，气滞血瘀，痹阻心脉，故可发作心前区刺痛。由于气血来之不匀，心脉时通时阻，故其痛可呈阵发性。

手少阴心经起于心中，出属心系，分为三支，一支向下连络小肠，一支向上挟食道上行连目系，一支经肺部至腋窝沿上肢内侧后缘达小指侧，交手太阳小肠经，此支经脉痹阻，则可出现胸痛，牵及左肩背疼痛等症。左肩背为心痹痛放射部位。

综上所述，可以看出，其病位在心，属里证；患者年老体胖久病，故心气虚心阳虚为本；阳虚则生内寒，或外因寒湿、痰浊等所诱发，寒性收引，寒性凝滞而主痛，故属寒证；左胸刺痛阵发，则为心血瘀阻所致，属实证为标，故其病变为虚中夹实证。

[**辨证与辨病**] 辨证诊断为心气虚，心阳不振，心血瘀阻；疾病诊断为冠心病心绞痛发作，心律失常。

[**立法**] 活血化瘀，通补兼施。

[**方药**] 瓜蒌薤白汤加减。药用瓜蒌、薤白、桂枝、丹参、郁金、当归、炙甘草等品。

若心前区疼痛发作时，亦可加用冠心苏合丸1粒含服。

（三）病案分析之三

郑某，女，33岁。

[**病史**] 5年来，常有心悸气短，间断发展成下肢浮肿，近几天来心悸、气短加重，呼吸短促，咳嗽，平卧更甚，下肢颜面浮肿，神疲乏力，语声低微，气息短弱，纳呆食减，尿少，自汗，形寒肢冷，两膝以下尤感发凉，舌淡苔白，脉结代。

[**证候分析**]

5年来心慌心悸，说明病位在心。近几天心悸气短加重，并见形寒肢冷、舌淡苔白、脉结代，明显提示患者为心阳虚之证。

患者下肢颜面皆肿，两膝以下发凉，说明又有肾阳虚兼肾虚水泛之证。

此病证兼见呼吸短促，咳嗽，平卧更甚，以及神倦无力，语声低微，气短息弱，自汗，则表明心气虚发展，出现了肺气虚、卫表不固之征。

纳减，是脾虚运化失健之征。水肿，多因水液代谢障碍所发生，与脾不运化水湿亦有一定关系。

根据证候分析，该病者心、肾、肺、脾四脏均已受到影响，然其主要病变涉及心、肾和肺。为了掌握其发病过程的主要矛盾及矛盾的主要方面，故需将心、肾、肺三脏之生理、病理及其相互关系加以辨证分析。

1. 心与肺：心主一身之血，肺主一身之气，两脏相互配合，方能保证气血的正常运行。而在病理上，两脏亦必然相互影响。一般说来，病理上的相互影响，有三方面：一是肺气虚可使心脉内之宗气不足，久则造成心肺两虚，以致心气不能推动心血，形成心血瘀阻，其主要表现为心胸疼痛，但这与本例主证不符，故可排除。二是心火亢盛（实即心肝火旺），久则灼伤肺阴肺络，引发心烦、失眠、咳嗽、咳血等症，这亦与本例患者主证不符。三是由于心气不足，心阳不振，从而使血行不畅，阻滞肺脉，影响肺的输布宣降，久则可致肺气虚损，可见神倦乏力、自汗、气短、声音低微等症，这与本例患者情况基本一致。因此，从心肺二脏在病理上的相互关系来看，则可以说是心阳虚造成肺气虚，心病是该病的主要方面，肺病则可能是心病的后果或组成部分。

2. 肺与肾：肺主一身之气，水液必须经过肺气的宣降，才能布达身体各部，并下输膀胱，因而称肺为水之上源。而肾有气化升降水液之功能，肺肾合作才能使水液代谢正常。因此，两脏在病机上必然相互影响。故《素问·水热穴论》云："其本在肾，其末在肺，皆积水也。"即说明水肿病不能平卧而喘，虽与肺失肃降有关，但其根本仍在肾，所以在临床上如肾阳虚，失其升清降浊之功能，则可致水液停蓄而上迫肺脏，因而咳喘不得平卧。因此，由肾与肺的相互关系来看，本例肺之症状，根本又在于肾阳之虚，加之患者两膝以下发凉、尿少，则肾阳虚损更为显见。由此可以说明肺肾病变是形成本例患者临床病证的重要方面。

3. 心与肾：心与肾的生理功能联系更为密切，心为阳脏，属于上，其性属火；肾为阴脏，属于下，其性属水。生理上，心火必须下降于肾，以资肾阳，共同温煦肾阴，使肾水不寒；肾水上济于心，以滋养心阴，共同濡养心阳，而使心阳不亢，此种关系，称为"水火既济""心肾相交"，从而保持心与肾阴阳的协调平衡。

在病理上，心与肾也有两种关系，一是肾病在先，多因肾水不足，不能滋养心阴，而使心阳独亢，可出现心肾不交病证，如心慌、心烦、失眠等，这与本证病情不符，故可除外。另一种情况是心阳虚弱，不能温煦肾阳，因而导致肾水不化，可出现水气凌心射肺、心肾阳虚等一系列症状，如心慌气短、尿少浮肿、形寒肢冷等症，与本例患者情况基本相符。

综上分析，本例患者虽心、肺、肾三脏均已发生病变，但心肾是主要患病之脏，肺为受心肾病变影响而致病。心与肾两脏，又以心病在先，是矛盾的主要方面。其次，肾脏病状虽很重要，但仍为心病之后果或组成部分；脾虽也可能受到影响，便更为次要。

[**诊断**] 心肾阳虚，兼有水气凌心射肺。

[**立法**] 温阳利水。

[**方药**] 真武汤加桂枝甘草汤。

[**方义**] 真武汤以附子为主药，能温振肾阳，且可温通十二经脉；茯苓、

白术健脾利水；生姜温散水寒，白芍敛阴，并制约姜、附燥热。针对心阳虚弱主要矛盾，则又加用桂枝甘草汤，以加强温通心阳之作用。

（四）病案分析之四

刘某，男，50岁。

[**病史**] 患者胃脘疼痛已10余年，时发时止。每因冷食或受凉而发。近日发病，胃脘疼痛彻背，牵及两胁肋部胀痛，食前痛甚，食后痛减，嗳气吞酸，睡眠不佳，舌质淡，脉沉弦。

[**主证特点**] 本例发病与受凉关系密切，病程长，胃痛得食则减，舌质淡，脉沉弦。现分析如下：

1. 每次犯病均与受凉有关，病程中无恶寒发热等症。故可能系寒邪直中于脏腑，脏腑属里，符合里寒证特征。

2. 主证已明确指出胃脘疼痛旁引两胁肋胀痛。肝经走两胁，故病位主要在胃肝部位。胃与脾相表里，常互相影响，但本病例无纳少、便溏、乏力、苔腻等症，故与脾的运化功能尚无明显影响。

3. 久病则伤正气，正气虚弱，抵抗能力降低，则病邪易乘虚而入，该病例反复发作，多年不愈，为正气已伤之有力依据。胃脘疼痛，其性质为时发时止，食前痛甚，食后痛减，均符合虚寒性胃痛之表现。

4. 胀痛属气滞，肝经布于两胁，故胁肋部胀痛为肝气郁结之表现。

5. 舌淡主虚寒，脉沉主里，脉弦主寒主痛主肝。本病例之舌质、脉象符合里虚寒证兼肝气郁结之诊断。

[**证候分析**]

1. 胃为水谷之海，主受纳腐熟饮食水谷，胃气以降为顺。寒邪直中于胃，郁遏胃阳，阻滞胃部气血的正常运行。寒性收引凝滞，则可致胃腑气机收敛郁遏，气血阻滞，经脉不利，不通则发作胃脘疼痛。

2. 肝主疏泄，喜条达而恶抑郁，胃失和降，其气上逆则嗳气吞酸。胃不和则卧不安，肝气上逆亦可扰乱心神，均可引致睡眠不佳。

[**诊断**] 胃虚寒证兼肝气郁结。

[**立法**] 温中散寒，疏肝和胃。

[**方药**] 小建中汤加减。

[**方义**] 方用高良姜、吴茱萸温中散寒，止痛制酸；桂枝温通散寒；芍药、甘草和里缓急而止痛；香附、柴胡疏肝理气；大枣、饴糖健中而补虚。

（五）病案分析之五

张某，男，26岁，煤炭工人。

[病史] 近三四个月来，胃脘满闷，食欲不振，时或恶心呕吐，四肢倦怠乏力，身体困重，前日起感冒，诸症加剧，微恶风寒，头痛而重，周身酸沉困迫，口淡无味，舌苔白腻，脉濡。

[证候分析]

首先从三方面进行分析：

1. 三四个月来，胃脘满闷，食欲不振，从病位来说，胃脘属于中焦，而满闷则是气滞之征。中焦脏腑主要是脾胃，而此病例发病并无伤食、食凉等病史，亦无更多的胃病症状。因此，脾仍是中焦气机阻滞主要受害之脏。脾主运化，脾虚则运化失职，消化吸收受碍，因而食欲不振。脾升而胃降，若运化失职，升清降浊功能失常，胃失其和而上逆，故时发恶心呕吐。四肢倦怠无力为气虚证的共有症状，故可用脾虚气虚来解释，因此综合以上症状，本病例应为脾气虚损，脾失健运。

脾虚来源何在？患者身体重困、大便时溏，为湿邪为患特征。湿邪属阴，其性重浊黏滞。故见身体困重，病程缠绵难愈。脾为湿困，运化失职，故见大便溏而不爽。从三四个月的症状分析，可归纳为湿邪困脾，气机失调，脾虚健运失职。

2. 关于此案例病因分析，从患者为26岁煤炭工人来看，其素体如何？是脾虚湿浊内生？还是外感湿邪困脾？患者正当青年时期，从病史中无慢性病史或久病内伤而致脾虚可能，因此应从外湿致病去考虑。该矿工系煤炭工人，其工龄长短虽不得而知，但从工作环境条件来分析，则感受潮湿的可能性是存在的，特别如系采掘工种，则长期感受寒湿因素仍应考虑在内。此种分析有助于与其三四个月来的证候相联系，从而找出其病因应为湿邪为患。

但是，湿邪为病，是外湿困脾，还是湿邪内生？两者关系如何？患者为青年矿工，无久病病史，亦无饮冷食凉伤脾之主诉，因此，环境潮湿的外湿内侵，乃是发病之主因，由于湿邪困脾，脾阳不振，运化水湿功能障碍，且"脾恶湿"，故外湿亦可转化为内湿，湿浊困脾之病势进一步发展，内湿、外湿形成恶性循环，因而湿邪可以在年轻体壮之患者身上引发此证。

3. 从前日起诸症加剧，说明湿邪在外感风寒之后，证候有所发展，其临床表现兼有表证特点，如微恶风寒，即为风寒束表所致；头痛而重，周身酸痛，乃外感寒湿之邪，困阻经络肌肉，经气不利，阳气不达四肢引发。周身酸沉困迫，则系湿邪重浊特征。

口淡无味，乃湿邪内停表现。舌苔白腻主湿、主寒。脉濡为湿象。故与其脉证相符合。但是，外感风寒表证其脉象应见浮象，而现见濡脉，应作何解释？濡脉，其脉象为浮小而细软，亦属于浮脉之类。因而，脉濡亦符合湿邪在表之征。

综上所述，本病例证候和病因分析，则是湿邪困脾，又兼外感风寒湿邪。

[**诊断**] 湿邪困脾，外感风寒湿邪为患。

[**立法**] 散寒祛湿解表，燥湿健脾。

[**方药**] 平胃散加用散寒祛湿之品，或用羌活胜湿汤加减。可药用荆芥、防风、羌活、独活、茯苓、川芎、苍术、厚朴、陈皮、炙甘草、生姜等品。

[**方义**] 由于此病例病史已有三四个月之久，故于散寒祛湿解表之后，仍应继续以燥湿健脾之法治之，以使患者早日痊愈。

（六）病案分析之六

赵某，男，44岁。

[**病史**] 20年前因受寒患支气管炎，以后每遇受寒即发，发则恶寒，或时有轻度发热，无汗，咳吐稀白痰，喘咳剧烈，呼多吸少，重则喘甚汗出，不能平卧，日夜围被坐倚床上，从昨日起，又见面部及下肢浮肿，舌淡而胖嫩、苔白而腻，脉细而滑。

[**病例特点**] 从主证可以看出有如下特点：

1. 病程冗长，前后迁延20余年。

2. 病势由浅入深，由轻转重。

3. 病位由表入里。

[**病史分析**] 此案例之病史阶段性较明显，大体可分为3个阶段：

1. 从发病开始至有时轻有时重，为病邪在表阶段。

2. 从近年来病情加重到每冬必犯，此为寒邪未解，由表入里阶段。

3. 从数日前又发作到脉细而滑，此为里证明显阶段。

[**证候分析**] 首先用八纲辨证方法来进行分析：

1. 第一阶段之临床主证，是属表证还是属里证？从受寒即发，发则恶寒，或有轻度发热来看，说明是表证，而非里证，因为里证是发热而不恶寒。但是，确定表证后，则须分析是属表寒、表热、表虚、表实。

（1）不符合表热证，因为表热证是发热重而恶寒轻，或有汗出，而本病例则以发热轻、无汗、恶寒为主。

（2）不符合表虚证，因为表虚证是以自汗为其特点。

（3）根据恶寒重，或有轻度发热，这是表寒证特点，故可确定其为表寒证。又因无汗，说明属表实证。表实则说明邪气亢盛而正气不虚，正邪处于相争阶段。故本证第一阶段应是由于感受风寒外邪，而出现的风寒表证。

恶寒重，系寒邪外束、卫阳被遏所致。或有轻度发热，则为寒束肌表，阳气被郁，不得宣泄所致。无汗为感受寒邪，腠理闭密，玄府闭塞所致。风寒之邪入里，寒邪犯肺，肺失宣肃，则咳吐稀白痰。此时之咳嗽应为外感咳嗽，并兼喘促，则系寒邪犯肺，肺失宣肃，肺气上逆所致。

应指出，此阶段虽属表寒证，但与一般表寒证有所不同，而是由于患者首次感寒后，寒邪已然内伏，故每当受寒，则外寒即可引动内寒而发病，因而使病情反复发作，时轻时重。

2.第二阶段之证候分析，可以看出病邪已由表入里，寒邪未解，入里内伏。另外，由于久病，正气逐渐耗伤，故抗御外邪能力减低，病情发展，由受寒引发，进而变为每冬必犯，虽然病例未说明每冬发作时的具体症状，然根据一般规律，则每多由外寒引动内寒，故推测其发病时，当表现为表里两寒证候。

3.第三阶段主证分析，如上所述，从第二阶段以后，已无表证而为里证，且多次发作，其病变部位主要在脏腑，说明病势较深。里证有里寒、里热、里实之分，此患者当属何证？可从如下四方面去分析：

（1）患者无壮热口渴，舌质不红、苔不黄，亦无五心烦热、颧红、盗汗等症，故可除外里热证。

（2）从临床表现日夜围被坐倚床上，说明患者畏寒肢冷，舌质淡胖而苔白，更说明是里有虚寒，故本病例应为阳虚里寒证。

（3）从痰涎壅盛，咳吐大量稀薄白沫痰，面部及下肢浮肿，苔白腻，脉细而滑，说明兼有痰饮水湿之邪。

（4）再从病程长，咳喘剧烈，动则喘甚，舌质淡胖，脉细，则说明其为虚证。

试用阴阳辨证方法进一步深入分析，患者无热象，舌质不红、苔不黄，因而不属于阳热亢盛；无津液亏损，或精血不足，以及五心烦热盗汗等症，故亦不属于阴虚。所以，此患者应属于阳虚里寒，并兼挟上焦痰饮证候。

4.脏腑辨证分析：首先分析其阳虚里寒证，然后再分析其痰饮实证。

阳虚里寒证有心、脾、肾、胃等脏腑之不同，肺有气虚，肝无虚证，究竟应属何脏腑之虚？

（1）从病史看，无心悸、面色㿠白等症，故心气虚、心阳虚之证据不足，应予除外。

（2）无腹胀、便溏、腹中冷痛等症，故脾气虚、脾阳虚证据不足，亦可除外。

（3）无胃脘疼痛、呕吐清水，故亦可除外胃寒证。

（4）除外上述心、脾、胃证候之后，阳虚里寒证则应落实于肾。那么肾阳虚从何而来？要了解形成肾阳虚的原因，则必须进一步分析其虚损之源。

（5）虚证，有血虚、阴虚、气虚、阳虚之不同。阴虚、阳虚已作分析，那么，有无血虚？从主症中无面色苍白或萎黄，无头晕目冥或心悸失眠，故可除外血虚。有无气虚？从病史介绍，10多年来咳嗽气短，近来喘甚汗出，舌淡脉细，故证属气虚，肯定无疑。从病位来说，咳嗽、气短、喘促已20余年，均发生在肺，久咳久喘则伤肺气，肺虚卫表不固，则喘甚自汗出，故应定位于肺气虚。但肺气虚损如何影响及肾？肺肾关系如何？亦应分析如下：

①肺主气而司呼吸，肾主纳气，吸入之气只有经过肺的肃降，方能下纳于肾，因此肺气虚后，由于肃降功能失职，久则必然导致肾的纳气功能衰退。

②肺为水之上源，肾主水，有主持和调节人体水液代谢之功能，但肾的此功能，亦依赖于肺气的正常肃降，如肺气虚，失其肃降之职，则亦会影响及肾主水功能。

③肺与宗气的生成有关。肺主一身之气，即指宗气是由水谷之精气与肺吸入的清气相结合而成，宗气又通过贯心脉以行气血而布散全身，营养周身脏腑组织器官，从而维持其正常的功能活动。故肾气的盛衰，除承受先天之精气外，还主要依赖于后天精气的不断充养。而后天精气的补充，则肺气之宣肃，亦起很大作用。所以，肺气充盛，肾之精气方能充盈。临床所见，凡久咳肺气虚损患者，最易损耗肾气，日久即可导致肾气肾阳虚损，故本病例之肾阳虚，亦可由肺气虚损发展而来。

除上述辨证分析外，亦可由如下临床见证，予以证实：

一是夜尿频数：肾司膀胱之启闭，肾阳不足，气化失职，则小便不能自禁。夜则阴盛而阳衰，更能影响及肾阳的不足，故夜尿频数正是肾阳虚证临床特点之一。

二是喘咳剧烈：呼多吸少，动则喘甚汗出，亦是肾阳虚特点之一。肾阳虚损，肾不纳气，气不归元，则吸入之气，浮逆于上，故见喘咳、呼多吸少。动则喘息，是由于肾气为人身下元根本之气，平时即在使用消耗，活动则耗损更多，故肾不纳气，动则咳喘为甚。喘而汗出，乃由于肺肾两虚，卫阳不充，肌表不固，汗孔（玄府）启闭功能失司所致。

阳虚则寒，肾阳虚则内寒自生，故形寒怕冷，日夜围被倚坐床上。痰色稀白、舌淡苔白等亦属虚寒之象。

5.关于痰饮和水肿的分析：本病例可见痰涎壅盛，咳吐大量稀白痰，且病势发展，又继见面部及下肢浮肿。

痰饮和水肿的形成，是由水液代谢障碍所致，主要关系到肺、脾、肾三脏，即肺失宣肃、脾运化转输失职，以及肾之蒸化开合失常所致。

首先分析此病例之痰饮是否由脾病所致？脾能运化水湿，脾病则运化失职，可导致水湿贮留，为形成痰饮主要脏腑之一，古人亦有"诸湿肿满，皆属于脾"，"脾为生痰之源，肺为贮痰之器"的说法，但从此病例之病史来看，则无纳食减少、腹胀、腹中冷痛、便溏等脾虚证候，故应除外。

再从肺来分析，肺之通调水道作用，是通过肺气的宣发和肃降来实现的，肺气宣发则能使津液布散周身。肺气肃降，则能使水液下达于肾。故肺气虚，肺失宣降，则可形成痰饮。此患者已素有肺气虚证，由于宣降失职，水液贮留，故可见痰涎壅盛，咳吐大量稀薄白沫痰。痰饮阻滞，更使肺气上逆，则喘咳剧烈。水饮溢于肌肤，故致面部及下肢浮肿，按之凹陷不起。

最后从肾来分析，肾主水，通过肾阳的蒸腾气化作用，可使清者上升再归于肺而布散全身，浊者下降输于膀胱而排出体外。因此，肾阳虚气化功能失职，不能蒸化水液，致使水液泛滥，或上逆而见痰涎壅盛，或使水液溢于肌肤而见面部及下肢浮肿。故此痰饮及水肿确与肾病有关，乃因肾阳虚损，气化不利，肾虚水泛所致。

总之，该病例应是病始于风寒束肺之表实证，由于病久则肺虚及肾，以致肾阳虚损，肾不纳气，肾虚水泛，痰饮阻肺。

［**诊断**］肺肾阳虚，肾不纳气，兼有寒饮阻肺。

［**立法**］温阳化饮，固肾纳气。

［**方药**］黑锡丹加减，或真武汤加减。一般由于黑锡有毒不宜久服，故服用黑锡丹两三天后，即应酌情改服真武汤以温阳而利水。

第六章
关于辨证与辨病相结合

经过长期的探索，目前中医学术界普遍认为原创的辨证思维要与辨病相结合，中医的辨证思维方法应与现代科学检验技术相结合，并加强辨证客观化、标准化及定性、定量的研究，应是中医辨证论治今后发展的正确方向，亦是提高中医临床现有治疗水平的可靠途径。近年来的报道资料证实，临床上广泛采用辨证与辨病相结合，确已取得不少的宝贵经验，并已被公认为是临床中西医结合、提高疗效的最佳途径。

辨证与辨病，是两种不同的辨析思维和诊断方法，辨证可以认为是对疾病进行动态的观察，是对疾病传变和内在关系的综合判断；而辨病虽然也能反映特定病因作用于人体的全过程，但主要则是对疾病进行静态的鉴别。所以从"病"和"证"的概念来说，"病"反映着特异病因所引起的特异性反应，反映了疾病的个性；而"证"则反映着各种致病因素所引起的非特异性反应，反映了疾病的共性。因此，当前的"辨证"，一般是指辨中医的"证"，而所谓"辨病"，则大多是指辨西医的"病"。

应当指出，中医学本身并非不辨病，如古代医籍所载之麻疹、疟疾、痢疾、痿、痹、脱骨疽等，都是具体的病，而非证。不过有时则是以症状来代替病名，如咳嗽、呕吐、胃脘痛等。但是，无论是对病还是对证，中医则要进行辨证，从证而议病。所以，中医学从辨证入手来认识疾病是其所长，而西医学辨病，剖析和鉴别其病理改变，则是其特点。因此，辨证与辨病相结合，发挥两者之长，阐明其病变共性与个性的发生发展规律，则更能揭示疾病的本质。

近50余年来，中西医结合临床所用辨证与辨病相结合的方法，一般有如下几种形式：一是西医明确诊断，对照中医的病证，运用中医学的辨证分析方法，进行分型治疗。二是根据西医的诊断，选用有效的中医方剂，进行治疗。三是对于西医诊断尚难以明确的疾病，则仍用中医原创传统的辨证思维方法进行处理。事实证明，这几种方式，都取得了一定的成效。

然而，对于辨证与辨病相结合今后如何进一步发展等问题，尤其是对于西医病名诊断，辅以中医辨证分型这种人为结合形式的优劣，目前很多学者提出了不同的见解，其中亦不乏真知卓识，可供参考。归纳起来，主要有如下 3 种看法。

（1）一种意见是，中医学辨证和西医学辨病，是从两个不同的角度来认识同一事物。西医学可以借助于各种理化诊断方法，以判明病变部位、性质，以及各种临床表现的病理学基础，从而决定治疗方向；中医学则通过对望、闻、问、切四诊方法所获得的疾病资料，运用八纲及其他辨证方法进行辨证分析，从而决定其论治原则。辨证与辨病，体现了中西医学两个体系之精华所在，同时亦能反映其各自的不足，两者结合，则能更全面地把握疾病的本质，更能准确合理地采取相应的治疗措施。

应当指出，"异病同治"和"同病异治"，是中医学诊治疾病的重要指导原则，有其不可否认的优越性。中西医学辨证与辨病结合起来诊断疾病，就能更加全面地认识疾病的个性和共性。例如辨证与辨病相结合，除了能使我们按辨证思维方法分别对不同疾病进行异病同治外，进而即可以深入发展为根据病理改变来进行异病同治。如当前已初步肯定了气滞血瘀病机与微循环障碍密切相关，而且已经发现活血化瘀药物具有明显的改善微循环之作用，因此我们即可以把气滞血瘀和微循环障碍，作为异病同治的理论基础，从而对临床一系列心脑血管性疾患，如冠心病（心肌梗死、心绞痛）、阻塞性脑血管病、视网膜静脉阻塞、血栓闭塞性脉管炎，以及结节性红斑、硬皮性红斑等疾患进行异病同治。又如既已肯定了活血化瘀方药有使变性结缔组织变软的作用，因之即可用以对烧伤瘢痕、手术后粘连、慢性炎症，以及外阴硬化、萎缩性苔藓等疾患进行异病同治。

（2）另一种意见则是，近年来有很多学者已经意识到，就目前的辨证思维方法与辨病相结合实际情况来看，虽然此种综合分析诊断上的中西医结合，其积极意义是有利于提高临床治疗水平，有利于总结疾病的规律，但认为这只是一种初级的结合方式，且从临床实践来看，已不能满足当前的需要，长此下去，不加以改进提高，将有碍于中医学今后的发展。认为西医诊断病名加上中医辨证分型，这只是两种学术观点、两种诊断方法的简单凑合，并未能有机地把两者融会贯通地结合在一起，并指出西医的"病"和中医的"证"的关系，不是从属的关系，也不是同一理论体系中的概念。因此，用西医学的"病"来统率中医学的"证"，或把中医的"证"置于西医"病"名之下，在概念和关系上是混乱的，而且易于引起某些认识上的误解。似乎辨病只能辨西医的"病"，而中医就不讲辨"病"，甚至认为中医不能辨"病"；或辨证只能辨中医的"证"，西医就没有类似"证"的概念。显然这些认识都是片面的，也是不符合实际的。因此，有的学者提出，中医不仅要辨证，同时也应辨病。

中医的证，由病而生。辨证是辨病的基础，辨病是辨证的深化，只有在辨病的原则下，进行辨证论治，才能全面而不偏颇。例如，《金匮要略》各篇名曰"病脉证并治"，即是中医辨病与辨证相结合的典范。叶天士曾说："盖病有见证，有变证，有转证，必灼见其初终转变，胸有成竹，而后施之以方。"徐灵胎亦曾说："欲治病者，必先识病之名，能识病名而后求其病之所由生，知其所由生，又当辨其生之因各不相同，而病状所由异，然后考其治之之法。"喻嘉言在《寓意草》中，更撰有《先议病后用药》专论。吴又可在《温疫论》中亦提出："一病有一病之毒，一毒有一毒之证，一证有一证之治"等概念。

如上所述，可以看出，中医学辨证论治的精神实质是既要辨证，也要辨病，绝非仅只辨证而已。当然亦应承认，由于中医学尚未能应用现代科学技术方法，对疾病的病因学和病机学进行深入的微观研究；临床大多为宏观或直观的观察，因而失之于笼统，这是当前中医辨病的局限性，但是中医学本身确有辨病的概念和内容，则是毋庸置疑的。所以，我们不能简单地认为中医重在辨证，即不须辨病，更不能认为西医治病而中医治证。只有把病和证的诊断结合起来，才能克服片面性，体现整体观，才能使对病证的诊断结论更加确切。

关于辨病与辨证相结合的发展问题，有的学者认为，应在遵守中西医两种不同理论体系的前提下，同时加强"病"与"证"的研究。也就是中西医都应该各自进行辨病和辨证，然后两者对照合参，互相有机地结合。即一方面明确西医的诊断，不仅要诊断出是什么病，而且要尽可能辨明这种病的病理组织变化、生理紊乱状态、临床表现特点和病理发展阶段等类似"证"的情况；另一方面则要求准确和客观地进行中医学的辨病和辨证，得出相应的辨证结论，确认疾病的性质和部位，找出病因和病机。然后，将中西医两方面辨病、辨证所获得资料彼此结合起来，求同探异，找出中医学的病与西医学的病、中医学的证与西医学的证的关系，并研究其相互结合点，逐步深入而融合于一起。我们认为，由于两者都是客观地观察和分析同一患者和病变，则两者之间必有其内在联系和有机结合点，只要能一个病一个病、一个证一个证地去认真研讨，则势必最后能揭示出辨证与辨病相结合的客观规律。这样做，既有利于运用现代科学方法来阐明"证"的本质，使其具有实验检查的客观依据，同时亦有利于运用中西医诊断学的各自所长去进行临床诊察。这样发展下去，则势必能获得比单一的中医或西医更为确切的诊断结论，从而为采取准确的治疗措施，提高疗效打下基础。因此，有人提出，当前辨证与辨病相结合，应有两种形式，应从两个途径去发展：即一是以西医的病为主，研究与中医证的总体上（即与西医的一个病相联系的中医证的总和）的关系，称之为"以病为主的辨病与辨证相结合"；二是以中医的证为主，研究与西医病的总体上（即中医的一个证与其联系的西医病的总和）的关系，称之为"以证为主的辨证与辨病相结合"。可以看出，这两种形式和途径，是辨证与辨病相结合的两种相反相成、纵横交错的研究方法，定能相互促进而殊途同归。

（3）第3种意见则是关于目前以西医病名为纲，辅以中医辨证分型的弊病问题，有些学者亦提出了比较中肯的意见，认为以西医病名为纲，所包括的子目虽然比较单纯，如急性或慢性支气管炎、肺结核、大叶性肺炎、过敏性肺炎等，在每一种病中都可以用中医的辨证进行分型。如慢性支气管炎可分为肺气虚、脾阳虚、肾阳虚等证型；肺结核则可分为肺气虚、肺阴虚、气阴两虚、脾肺两虚、脾肾两虚等证型。但明显可以看出其中所存在的问题，即用阴阳、气血、脏腑寒热虚实等辨证分析定型，不过几十种框框。而每种病证又变化多端，因此用几十种框框去限定千百种病，显然是不恰当的。例如阴虚证，可见若干种病证，而补阴、养阴药物也不过一二十味，这就不免形成公式化和简单化，把病看成了只有共性而没有个性，无疑是不全面的。辨证论治毕竟不是辨型论治，故单纯辨证分型，反而容易束缚辨证论治以人为本灵活性的发挥，因此主张，临床辨证既要分型，又不能局限于分型，应充分注意病和证的复杂变化，以及病者个体的差异和病程的发展，只有这样，才能真正体现辨证论治的精神实质。

此外，关于辨证与辨病相结合中的客观指标和定性、定量等应用问题，目前亦普遍认为应提到中医临床科研日程上来，因为不有意识地在这方面去努力，固步自封于现有的辨证分析模式，则势必影响辨证与辨病相结合的深化和发展。应当承认，从目前的中医临床现状来看，确实存在着某些治疗经验和成果，其疗效不易重复，或即使重复出来亦不如原报道的理想等这样或那样的问题，从而影响了辨证、辨病等科研成果的进一步推广。而从技术层面来说，亦不能不看到确实存在着辨证客观标准的某些不确切或不一致等问题。标准应是客观存在的，无论辨证或辨病都不能没有一定的客观标准。事实上，没有标准就不能进行合理的辨证或辨病，更难于将两者结合来进行诊断。应当看到，中医辨证思维方法本身，并不是没有标准或定性、定量的概念，如"热盛""寒盛""阴虚""阳虚"等证，都有一定的临床指征可循，只是应尽可能地应用现代科学技术，精确地制定出"证"的客观指标，以便精确地进行辨证定性和定量而已。

对于中医某些病证指征进行定量分析，可以说是中医诊断更为薄弱的一环，既缺乏经验和资料，而且研究起来难度亦将很大，但是实际上对某些中医指征进行定量分析是可以办到的，如舌苔和脉象的研究已经有了良好的开端，并取得了一定的成绩。我们相信，加强病和证的研究，确定精细的病证标准和定量、定性指征，不但不会违背或束缚中医学原创辨证思维的精神实质和灵活性，且能对辨证与辨病相结合的应用与发展，将会有极大促进作用。

第七章

仲景"但见一证便是，不必悉具"的临证思维

一、仲景辨证论治思维的重要贡献

"但见一证便是，不必悉具"，是中医临床辨证论治的创新思维方法和导向。该临证思维观点，源于《伤寒论》的"辨少阳病脉证并治"篇之101条原文。

《伤寒杂病论》是东汉末年由著名医学大家、一代宗师张仲景在《内经》《难经》《神农本草经》等理论基础上，结合自身丰富的临床实践经验，系统总结了汉代以前的医学成就，创新构建了"六经辨证论治"体系而成书。该书后被分编成《伤寒论》和《金匮要略》，为后世中医临床医学理、法、方、药的深化发展，奠定了坚实的基础。

《伤寒论》"六经辨证论治"体系的形成，体现了仲景根据《素问·热论》"三阴三阳""六经分证"等理论观点，并与脏腑经络、病因病机、治则方药等的有机结合，创造性地将外感热病与内伤杂病等之证候演变规律及论治取效方药结合起来，从而形成比较完整、系统实用的临床辨证论治科学体系，开创临证思维与辨证并治之先河，亦为后世之八纲辨证、气血津液辨证、脏腑辨证、温病的卫气营血及三焦辨证等的成熟深化，在方法学上奠定了思维基础。

从原创临证思维内涵来说，《伤寒论》对后世中医临床学的发展有两方面重大贡献和启示，且发展至今，常盛而不衰。

一是构建了"六经病脉证并治"体系，为中医临床各学科的后世发展提

供了理、法、方、药的科学规范和方向，其各经病证之纲证、本证、主证、兼证、变证、禁证、坏证、死证等，临证思维缜密，系统完善，一目了然，无不具有一般性的指导意义。其所列出的 112 方、397 法，虽不能方方皆效，法法皆灵，但应用广泛，形成流派，确有实效，则是有所共识的。此亦说明了"六经辨证"思维观点的科学意义和实用价值。

二是提出了在临床辨证分析过程中，在特有条件下，"但见一证便是，不必悉具"的快速临证思维辨析方法，提示其在临床诊治疾病时，确有能较快抓住主症，把握主症病机，不被临床病证之兼证复杂或表现真假所干扰，确有快速确诊、处方给药的优势。自古至今，历代名医亦多是依此临证思维和流程而扬名于当代获取卓越疗效，并将其实践经验传承于后世。因此，"但见一证便是，不必悉具"的临证思维方法，充分体现了仲景强调把握病证主要矛盾，解决主要矛盾，以简驭繁，精准识病的先进的思维观点，确是临床辨证论治行之有效的方法和途径。20 世纪中医界出现的所谓"抓主症"创见之争，亦无非是对仲景"但见一证便是"的深化理解有所先后而已。

二、仲景"但见一证便是，不必悉具"的原创内涵与限定

"但见一证便是"的原文，载于《伤寒论》"辨少阳病脉证并治"篇，即"伤寒中风，有柴胡证，但见一证便是，不必悉具"（101 条）。其表述内涵限定有三方面，一是病变发展至一定的阶段。即"伤寒中风"（101 条）、"伤寒五六日，中风"（96 条）。二是有明确的方证要素，即"有柴胡证"（101 条）。三是有明显的病证表现或范畴。即"少阳病脉证并治"的纲要证："少阳之为病，口苦，咽干，目眩也。"（263 条）及少阳病本证小柴胡汤证之"伤寒五六日，中风，往来寒热，胸胁苦满，嘿嘿不欲饮食，心烦喜呕"（96 条）。而接述之"或胸中烦而不呕，或渴，或腹中痛，或胁下痞硬，或心下悸、小便不利，或不渴、身有微热，或咳者"（96 条）等的"或然"症状，均是少阳纲证和四大本证之兼夹症状，均不能单独反映其外邪侵犯少阳，胆火上炎，枢机不运，经气不利，进而影响脾胃，胃气上逆之少阳病机。徐建虎等的研究报道，运用数据挖掘技术，搜集整理小柴胡汤医案 147 则，全部案例均采用原方治疗，未进行加减。经统计学分析，结果认为口苦、咽干、目眩、往来寒热、胸胁苦满、不欲饮食、心烦喜呕具有诊断小柴胡证的指标意义。"但见一证"即是指往来寒热、胸胁苦满、心烦喜呕、不欲饮食四者之一。

关于"但见一证便是"认证思维的提示，为什么不在太阳病篇或阳明病篇出现，而是出现在少阳病篇，根据仲景先师临证思维缜密、全面考虑周到之推论，其所记述的"辨太阳病脉证并治"为140条，"辨阳明病脉证并治"亦达71条，而其所记述的"辨少阳病脉证并治"仅记述了26条，其下面的"辨太阴病脉证并治"，记述仅有8条，"辨少阴病脉证并治"记述有42条，"辨厥阴病脉证并治"记述45条。明显可以推论看出，在张仲景撰述《伤寒杂病论》之时，其所掌握或应用的临床资料前后各篇病脉证治确有多寡之不同，这也许正如《素问·热论》所谓"今夫热病者，皆伤寒之类也"，当时仲景临床所诊之病证，多见于正邪交争于肌肤或影响及脏腑的太阳病，或病邪入里，伤及阳明，病邪多从热化或燥化，影响及胃肠功能，发为里热实证等阳明病的临床资料丰富所致。唯其临证资料丰厚，故其辨析思维深入全面。或由于门诊病证发展至少阳病或太阴病阶段的临床患者不多，或病证资料所见较少，因而其辨证思维分析亦不能像太阳病或阳明病病机阶段那么细致或丰富。故推论只能是因临证资料所限，其分析亦可能有所不全。当然，王叔和后世整理之时，书简丢失不全，亦有可能是原因之一。但难能可贵的是，仲景先师当时确已将少阳、太阴、少阴、厥阴等病证发展阶段的纲要证、本证，或兼证，以及或然证等标示清楚，此亦是功盖后世，难能可贵了。特别应指出，仲景为要"六经辨证论治"体系能正确传承后世，亦或在当时为其门人答疑解惑时，既已高明地提示出，只要病程发展至"辨少阳病脉证并治"的病机阶段，只要有"柴胡证"出现，即可遵循"但见一证便是，不必悉具"之旨而及时辨证论治，勿需等候其纲要证或本证的全部显现再去确诊，以免延误病情，造成不必要的损害，此又充分体现出仲景先师临证决断的聪慧预见和大家风范。

三、"但见一证便是"临证思维与"抓主症"的拓展意义

"但见一证便是，不必悉具"，是具有远见卓识的临床辨证思维方法，开启了当代"抓主症"辨证施治之先河，为当代临床辨主症及辨证与辨病相结合的现代中医临证思维奠定了基础。傅延龄撰文在总结刘渡舟老师"抓主症"方法时指出："主症就是疾病的主要脉症，是疾病之基本的病理变化的外在表现，每一种病证都有它特异性的主症，可以是一个症状，也可能由若干个症状组成。抓主症方法，即依据疾病的主要脉症而明确诊断并处以方药的辨证施治方法。"其主要的特点有两方面："其一，抓主症一般不需作直接的病机

（包括病因、病位、病势、病性）辨析，病机辨析潜在于主症辨析；其二，主症多与首选方剂联系在一起，抓主症具有'汤证辨析'的特点。"

陈庆平等撰文介绍印会河教授"抓主症"的临床观点，认为"辨证是基础，辨病是方向，证只是反映了疾病的现象，通过辨证认识了病才是抓到了疾病的本质，辨证时首先要抓主症，主症最能反映疾病的本质。"

全小林等更进一步撰文指出："'但见一证便是'的抓主症思维方法不仅简化了临床辨证过程，同时可以指导临床组方配伍"，"中医从症论治经历了几千年的发展过程，从早期的对症认识，发展到识病辨证这一过程，其中有症与病证结合的论治，也有就症论症，对症治疗，随症加减的遣方用药。盖一症一方、一症一药（亦）凝结着每一时代医学家刻意探求所得的宝贵经验"。并指出："诚然西医也有对症治疗，但二者的最大区别在于中医不仅注重对症治疗，在改善症状的同时也关注证的治疗。"并进一步提出"辨主症 + 辨证即是中医自身的内在规律。对症治疗上的辨证论治可以解决许多单纯依靠西医学对症治疗而效果不理想的病证"。并预示"随着医学及科技的发展，时至今日，中医的内在规律可补充为辨主症 + 辨证 + 辨病，并相信中医自身的内在规律会逐渐完善、明晰"。

余认为上述当代医家的见解，颇具先进性和前瞻性，且中肯实际，绝非空谈泛泛之论，为了推动中医临床辨证思维方法的研究和深化发展，余揣测仲景"但见一证便是，不必悉具"之原意，为体现仲景宅心仁厚之遗愿，尝试将仲景"但见一证便是"之教导，试用于"太阴病""少阴病""厥阴病"，以及"三焦病证"等范畴，抛砖引玉，引领后学研讨旨趣，当亦应具有一定的启示和时代意义。故诚希中医或中西医结合有识同道及后贤，共同努力，发掘拓展仲景原创"六经辨证"思路的应用范围和实用价值，以推动中医临床实践各学科的发展，造福于病者。

四、"但见一证便是"临证思维在如下病程阶段的拓展运用

（一）"但见一证便是"在"辨太阴病脉证并治"中的拓展运用

1. 病证范畴

太阴病纲要证、本证。

"太阴之为病，腹满而吐，食不下，自利益甚，时腹自痛。"（273 条）

"自利不渴者，属太阴。"（277条）

2. 方药汤证

"宜服四逆辈。"四逆汤证（甘草、干姜、附子）。（323条）

3. 备选症状

腹满、呕吐、食不下、泄泻、不渴、时腹自痛。

（二）"但见一证便是"在"辨少阴病脉证并治"中的拓展运用

1. 病证范畴

少阴病纲要证、本证。

"少阴之为病，脉微细，但欲寐也。"（281条）

"少阴病，欲吐不吐，心烦，但欲寐，五六日自利而渴者，属少阴也。""若小便白者，少阴病形悉具。"（282条）

"少阴病，饮食入口即吐，心中温温欲吐"，"始得之，手足寒"，"干呕者，不可吐也，当温之"。（324条）

"少阴病，……腹痛，小便不利，四肢沉重疼痛，自下利者，此为有水气。"（316条）

"少阴病，身体痛，手足寒，骨节痛，脉沉者。"（305条）

"少阴病，……口中和，其背恶寒者。"（304条）

"少阴病，吐利，手足逆冷，烦躁欲死者。"（309条）

"少阴病，下利，便脓血者。"（306条）

2. 方药汤证

四逆汤证（甘草、干姜、附子）。（323条）

真武汤证（茯苓、芍药、生姜、白术、附子）。（316条）

吴茱萸汤证（吴茱萸、人参、生姜、大枣）。（309条）

桃花汤证（赤石脂、干姜、粳米）。（307条）

3. 备选症状

嗜睡、欲吐而哕、心烦、手足寒凉、泄利口渴、小便色白、脉沉细微。（四逆汤证选用）

腹痛，小便不利，四肢沉重疼痛，泄泻下利。（真武汤证选用）

身痛，背畏寒，手足逆冷，骨节痛。(附子汤证选用)

手足逆冷，呕吐泄利，烦躁欲死。(吴茱萸汤证选用)

腹痛，下利不止，小便不利，便脓血。(桃花汤证选用)

(三)"但见一证便是"在"辨厥阴病脉证并治"中的拓展运用

1.病证范畴

厥阴病纲要证、本证(上热下寒证)。

"厥阴之为病，消渴，气上撞心，心中疼热，饥而不欲食，食则吐蛔。"(326条)

"病者静而复时烦者。"(338条)

"消渴，小便反多，以饮一斗，小便一斗。"(《金匮要略·消渴小便不利淋病脉证并治第十三》)

2.方药汤证

乌梅丸证(乌梅、细辛、干姜、黄连、附子、当归、黄柏、桂枝、人参、蜀椒)(338条)

肾气丸证(干地黄、山药、山茱萸、泽泻、牡丹皮、桂枝、炮附子)(《金匮要略·消渴小便不利淋病脉证并治第十三》)

3.备选症状

气逆上冲心胸，胃脘灼热而痛，饥不欲食，食则吐蛔，消渴饮一溲一。

五、仲景辨证思维在温病"三焦辨证"中的拓展运用

三焦辨证论治思维是清代著名医家吴鞠通所创立的行之有效的温热病创新辨证论治体系，其所著《温病条辨》一书，系统论述四时温热病的病因、病机和传变规律，并对其证候、治法和方药进行了创建性的总结。该书参考和发挥了仲景六经辨证、河间温热病机、叶天士卫气营血辨证体系，以及吴又可《温疫论》见解等成就，构建了三焦辨证学说，创新发展了温热病辨证论治体系。从而使中医临床对温病和瘟疫病的治疗走上新途，并为后世传染性热病的辨证施治奠定了坚实的基础，其所创制的银翘散、桑菊饮、清营汤、连梅汤，以及抢救危证所用的复脉汤、大小定风珠等名方，一直有效地应用至今而备受推崇。吴氏长期行医于京师，故对叶天士温热学说及治法北传，

以及京城时方学派的形成，具有重大的贡献。吴鞠通指出，《温病条辨》"是书仿《伤寒论》作法"，"虽为温病而设，实可羽翼伤寒"，"《伤寒论》六经由表入里，由浅及深，须横看；本书论三焦由上及下，亦由浅入深，须竖看，与《伤寒论》为对待文字，有一纵一横之妙。学者诚能合二书而细心体察，自无难识之证，虽不及内伤，而万病诊法，实不出此一纵一横之外"。诚如斯论。吴氏精研《伤寒论》其临证思路应是相通的。

"但见一证便是，不必悉具"虽为伤寒"少阳病"纲要证和本证而设，但仲景所论真知卓见绝非只对少阳一证变化而言，亦非仅限于"六经辨证论治"体系，应具有一般性的普遍指导意义。故择要举例试用于温病之"三焦辨证论治"体系，抛砖引玉就教于医界同道有识之士。

（一）"但见一证便是"在上焦太阴温病证治中的拓展运用

1. 病证范畴

太阴湿温（湿温寒湿）本证。

"头痛，恶寒，身重疼痛，舌白，不渴，脉弦细而濡，面色淡黄，胸闷不饥，午后身热，状若阴虚，病难速已，名曰湿温。"（"上焦篇"第43条）

"湿温邪入心包，神昏肢逆，清宫汤去莲心、麦冬，加银花、赤小豆皮。"（"上焦篇"第44条）

2. 方药汤证

三仁汤证（杏仁、飞滑石、白通草、白蔻仁、竹叶、厚朴、生薏仁、半夏）。（"上焦篇"第43条）

清宫汤加减（元参心、竹叶卷心、连翘心、犀角尖、银花、赤小豆皮）。（"上焦篇"第44条）

3. 备选症状

头痛恶寒，身重困痛，面色淡黄，胸闷，午后身热（三仁汤证选用）。
神昏肢厥（清宫汤加减证选用）。

（二）"但见一证便是"在中焦阳明温病证治中的拓展运用

1. 病证范畴

阳明温病热厥本证。

"阳明温病，面目俱赤，肢厥，甚则通体皆厥，不瘛疭，但神昏，不大便七八日以外，小便赤，脉沉伏，或并脉亦厥，胸腹满坚，甚则拒按。喜凉饮者。"（"中焦篇"第1条）

2. 方药汤证

大承气汤证（大黄、芒硝、厚朴、枳实）。（"中焦篇"第1条）

3. 备选症状

面红，四肢厥逆，神昏，大便七八日未解，胸腹满硬，小便赤，脉沉伏。

（三）"但见一证便是"在下焦少阴、厥阴温病证治中的拓展运用

1. 病证范畴

少阴、厥阴热邪深入、劫阴动风本证。

"风温、温热、瘟疫、温毒、冬温，邪在阳明久羁，或已下，或未下，身热面赤，口干舌燥，甚则齿黑唇裂，脉沉实，或脉虚大，手足心热甚于手足背者。"（"下焦篇"第1条）

"温病误表，津液被劫，心中震震，汗自出，中无所主者，舌强神昏。"（"下焦篇"第2条）

"温病耳聋，病系少阴。"（"下焦篇"第3条）

"温病已汗而不得汗，已下而热不退，六七日以外脉尚躁盛者。"（"下焦篇"第5条）

"汗下后，口燥咽干，神倦欲眠，舌赤苔老。"（"下焦篇"第7条）

"热邪深入，或在少阴，或在厥阴，均宜复脉。"（"下焦篇"第8条）

"少阴温病，真阴欲竭，壮火复炽，心中烦，不得卧者。"（"下焦篇"第11条）

"热邪深入下焦，脉沉数，舌干齿黑，手指但觉蠕动，急防惊厥。"（"下焦篇"第13条）

"下焦温病，热深厥深，脉细促，心中憺憺大动，甚则心中痛者。"（"下焦篇"第14条）

"热邪久羁，吸烁真阴，或因误表，或因妄攻，身倦瘛疭，脉气虚弱，舌绛苔少，时时欲脱者。"（"下焦篇"第16条）

2. 方药汤证

加减复脉汤证（炙甘草、干地黄、生白芍、麦冬、阿胶、麻仁）。（"下焦篇"第1条）

救逆汤证（加减复脉汤去麻仁，加生龙骨、生牡蛎、人参）。（"下焦篇"第2条）

黄连阿胶汤证（黄连、黄芩、阿胶、白芍、鸡子黄）。（"下焦篇"第11条）

二甲复脉汤证（加减复脉汤，加生牡蛎、生鳖甲）。（"下焦篇"第13条）

三甲复脉汤证（二甲复脉汤加生龟甲）。（"下焦篇"第14条）

大定风珠汤证（生白芍、阿胶、生龟甲、干地黄、麻仁、五味子、生牡蛎、麦冬、鳖甲、鸡子黄、炙甘草）。（"下焦篇"第16条）

3. 备选症状

身热面赤，口干舌燥，甚则齿黑唇裂，手足心热，甚于手足背，耳聋，心中悸动不安，舌强神昏，神倦欲眠，苔黄褐老质赤，脉沉实有力，或脉躁盛。（加减复脉汤证选用）

汗自出不止，中无所主，脉虚大欲散。（救逆汤证选用）

心烦，不得卧。（黄连阿胶汤证选用）

手指蠕动，舌干齿黑，脉沉数。（二甲复脉汤证选用）

热盛，四肢逆冷，心中扑动，甚则心痛，脉细促。（三甲复脉汤证选用）

神倦，肌肉抽搐瞤动，苔少质绛，神欲脱散。（大定风珠汤证选用）

下　篇

临床病证分析举隅

第一章
肺系病证

一、感冒

刘某，女，8 岁。初诊日期：2013 年 9 月 12 日。

[**病史**] 恶寒 2 天，恶心，头痛，鼻塞，今晨发热，最高温度 38.8℃，小便黄。苔白厚黄，脉弦滑数。

[**病证要点**] 临证诉求，以先有恶寒、头痛、鼻塞，后又发高热、小便黄、苔白厚黄、脉弦滑数等症为诊治要点。

[**证候分析**]

根据病程及病情变化，此病案可分为两个阶段进行分析，2 日前发病至今日发热前为第一阶段，发热后为第二阶段。

第一阶段病情分析

1. 辨表里：该病初起主要见症为恶寒。恶寒多为寒邪初感，邪正相搏，体表之卫阳被袭表之寒邪所伤，故见恶寒。古人说，有一分寒热，便有一分表证，故此患者初起时应为表证。

2. 辨表寒还是表热证。病例表明，发病时无汗，故考虑以表寒证可能性较大。这是由于寒邪束表，卫阳不得向外宣发，腠理闭塞，故症见无汗。

由此可以判断，该患者第一阶段为外感表寒证，因寒邪初客体表，可首先引发太阳经证，足太阳膀胱经上行至头项部，经络气血为寒邪阻滞，故发头痛。由于肺主皮毛，寒邪外束可导致肺气不宣，肃降失司则肺气上逆，故可见鼻塞，所以用表寒证即可解释第一阶段的所有病证。而且，由于发病初起正邪两盛，患儿又为稚阴稚阳之体，故亦为表实证。

第二阶段病情分析

1. 辨表里：患者初为风寒外感，但病情迁延2日未愈，今日起病情转化，其临床脉证可见如下特点：

（1）从恶寒，转为发热。且为高热，达38.8℃。

（2）已出现黄白厚苔属湿属热，而非表寒证之薄白苔。

（3）脉弦滑数属热，而非表证之脉浮。

故此时已无表证，小儿的体质其脏腑娇嫩，形气未充，病理上变化迅速从而可以推断为病邪入里，已转化为里证。然是里寒还是里热？则应进一步辨析。

2. 辨寒、热，及有否挟湿：根据第二阶段的病情所具有的特点，可推断湿热伤中。

（1）高热达38.8℃，且无恶寒症状。

（2）小便黄为有热象（寒证应为小便清长）。

（3）脉弦滑数为肺热蕴盛，滑为兼湿浊之象（寒湿之脉应沉迟）。

（4）苔厚属湿，苔黄属热。寒湿之苔应白滑。

综上所述，证实第二阶段的病情，已由表寒证，入里化热，儿科特点为患儿多挟湿、挟惊、挟滞。此病例应是发展为里热兼湿之证。

3. 辨虚实：此病证既已转化成里热证，那么是实热还是虚热?

（1）患者为稚阴稚阳之体，病例虽未提供既往病史，但可推断平素体健，且又为初病，正邪两盛，斗争剧烈，应为实证。

（2）在患者病情转化之后，其发热特点为壮热高热，故为实热而非虚热。虚热特点为低热，并常伴有五心烦热、潮热颧红、盗汗等症。

（3）口干而喜冷饮，应为实证。阴虚发热之口渴口干情况应为咽干较突出但不欲饮，或饮而不多。

（4）若是虚热，则应伴有津液精血亏损等情况，但此病者为幼儿，无上述症状。

（5）此患者之苔脉，表现为实热证之苔黄、脉数，而无虚热证之少苔或无苔、脉细数等特点。

综上分析，则此患者为实热证候无疑。

4. 辨脏腑：此患者病情转化后，除一派热象外，尚可见咳嗽、胸痛和呼吸喘促等症。咳嗽气喘均属肺的症状，但也常与脾肾功能失常有关。那么此患者之病证当属何脏病变？

（1）脾：脾失健运，水湿不化，可聚为痰饮，亦可引起肺失肃降而咳嗽。但此患者为咳痰黄稠，而脾虚生痰应为稀白痰，且痰多易咳。另外，此患者为幼儿，并无其他脾虚症状，诸如脘腹胀满、纳呆便溏、舌淡脉虚等症，相反却为一派热象。故可除外脾病。

（2）肾：如肾阳不足，肾水上泛则可引起咳嗽气喘，但其咳嗽痰多呈水泡样，咳甚则喘，行动尤甚，另外应伴有形寒肢冷等虚寒之象。且多见于老年支气管扩张患者。而该患者为幼儿，咳黄稠痰为热象，故可除外肾。

（3）此病儿症见咳嗽、吐痰、胸痛、呼吸喘促，均为肺病症状。且肺为娇脏，外合皮毛，故外邪入里，常首先犯肺，因之此病儿的病证以肺热证即可解释所有症状和体征。肺有实热，热伤肺津，炼液成痰，故见痰黄而稠。痰与热结，壅遏肺气，故见呼吸喘促。肺气壅遏，失其宣降，则肺气上逆，故发咳嗽。痰热互结，壅阻肺络，或咳嗽振动，均可引起胸痛。由此分析，说明此病证实为肺脏疾患。

［辨证与辨病］外感风寒，治养失当，化热入里犯肺，肺热壅盛，故发肺热喘咳，气管炎轻度发作。

［治法］清肺泄热，止咳平喘。

［方药］麻杏石甘汤加减。

生麻黄 4g，杏仁 10g，生石膏（先煎）10g，金银花 10g，连翘 6g，桑叶 10g，藿香 5g，鱼腥草 10g，黄芩 10g，瓜蒌皮 10g，蒲公英 10g，生甘草 5g。

3 剂，水煎，日 3 次服。

二诊：证愈，继服上方 3 剂收功。

［方义］方用麻杏石甘汤（麻黄、杏仁、生石膏、甘草），治以辛凉宣泄、清肺止咳平喘。主治风寒化热或风热壅肺。药用金银花、连翘，清热解毒、疏风散热，以降体温；用黄芩、桑叶、蒲公英、鱼腥草以清肺热而降上焦实火、疏散风热，并清热解毒消痈而防肺部炎症发作。用瓜蒌皮，以清热化痰、消肿散结，亦有预防肺部炎症之意。用藿香，以芳香化湿、理气和中、醒脾和胃。诸药合用，共奏清热退热、止咳平喘之功效。

二、喘证

程某，男，85岁。初诊日期：2013年3月25日。

[病史] 患者外感风寒后出现恶寒伴哮喘，发作4~5天，气短，遇冷则发，运动后喘憋加重。偶咳黄白痰，质稀。脉弦滑尺弱，舌淡红苔薄白微黄腻。

[病证要点] 临证诉求，以外感风寒、诱发哮喘、咳痰黄白、苔薄白微黄腻、脉弦滑等症为诊治要点。

[证候分析]

1. 辨表里：该病病因为外感风寒，症见为恶寒。由于外邪初感，邪正相搏，体表之卫阳被袭表之寒邪所郁，故见恶寒。但患者出现气短呕逆，脉弦滑尺弱，而并非为寸脉浮。故患者并不是单纯的表证，而是外邪引动内伤归病。

2. 辨寒热

（1）诱因为外感风寒，遇冷则发。故可考虑患者因外感寒邪束表，影响阳气升发，遇冷则更为加重，无法温煦周身内外。

（2）痰黄可见于肺热，由于肺为娇脏，热邪灼肺，炼液成痰，故见黄痰。稀白痰可见于寒邪郁闭肺气宣发肃降，使津液布散不利。患者外寒内热，故痰色黄白相间。

（3）热证应舌红苔黄，脉数；寒证之苔应白滑，脉应沉迟。患者舌脉为舌淡红苔薄白微黄腻，故支持外寒内热的推断。

3. 辨虚实：此病证看似复杂，应进一步分析其虚实。

（1）患者为老年男性，病例虽未提供既往病史，但可推断患者年已过八旬，肾中精气多有所亏损。

（2）症见气短、活动后加重，均为肺气不足，治节失常。

（3）若如上述分析患者为单纯的气虚，则与现症又有矛盾之处。虚脉应见尺弱。患者见弦滑脉，是为痰饮内阻。舌质淡红，苔见薄白微黄腻，则为实证论断。

综上分析，则此患者为虚实夹杂证候，进一步辨析：

1. 辨脏腑：此患者病属喘证。《类证治裁·喘证》亦曰："肺为气之主，肾为气之根。"《灵枢·经脉》曰肺脾两经同属"太阴"，有"同气相求，同声相应"

之意。那么此患者之病证当属何脏病变?

（1）脾：脾失健运，水湿不化，聚为痰饮，则可引起肺失肃降而咳嗽。但此患者咳痰为白黄相间，而脾虚生痰应为稀白痰，且痰多易咳。另外，此患者并无其他脾虚症状，诸如脘腹胀满、纳呆便溏、舌淡脉虚等症。故可除外脾病。

（2）肾：如肾阳不足，肾水上泛则可引起咳嗽气喘，但其咳嗽痰多呈水泡样，咳甚则喘，行动尤甚，另外应伴有形寒肢冷等虚寒之象。而该患者之痰为白黄相间，应属寒热错杂。脉见尺弱，应为年老肾气不足之脉，但非单纯肾虚作喘。

（3）此患者症见外感风寒后出现恶寒伴哮喘，气短，遇冷则发作，运动后喘憋加重。偶咳黄白痰，痰质稀，为热象不重。肺为娇脏，外合皮毛，故外邪入里，常首先犯肺，因之，此患者的病位在肺。风寒束表则恶寒，肺有实热，热伤肺津，则可炼液成痰，热重可见痰黄而稠。脉弦滑可见于痰饮为患。寒热错杂，痰浊阻肺，失其宣降，故见呼吸喘促。气短则为肺肾气虚，气失所主。由此分析，说明此病证实为肺脏疾患，兼及肾气不足。

[**辨证与辨病**] 外寒内热，痰饮内停，肺肾亏虚，肺气上逆；老年慢性支气管哮喘。

[**治法**] 解表清里，清肺化饮，补益肺肾，降逆平喘。

[**方药**] 生脉饮合麻杏石甘汤、小青龙汤加减。

生黄芪 10g，太子参 10g，黄精 10g，麦冬 15g，五味子 10g，桂枝 6g，蜜麻黄 6g，杏仁泥 10g，生石膏（先煎）15g，干姜 3g，细辛 2g，清半夏 6g，炒白芍 10g，桑白皮 15g，炙杷叶 15g，生牡蛎 30g，浙贝母 15g，莱菔子 15g，瓜蒌仁 15g。

7 剂，水煎，日 2 次服。

二诊：药后证大愈。带药上方 14 剂返乡，半年后随访咳喘未再发作。

[**方义**] 方用生脉散（太子参、麦冬、五味子）益气养阴生津；麻杏石甘汤（蜜麻黄、杏仁、生石膏，去甘草）辛凉宣泄，清肺平喘。小青龙汤（桂枝、麻黄、干姜、白芍、细辛、半夏、五味子，去甘草）主治外寒里饮证。有辛温解表、解表散寒、温肺化饮之功效。尤善治遇寒发作，且痰饮内停的喘证。因患者年老气虚外感风寒，诱发喘病，故用生脉散加生黄芪和黄精，以气阴双补，且无滋腻之嫌。加用清热化痰之瓜蒌皮、化痰平喘之桑白皮和枇杷叶

以祛痰平喘；用生牡蛎、浙贝母，以泄热开郁散结，化痰平喘止咳；用莱菔子、瓜蒌仁等，以降气润肠，使气机下行，喘息得以平复。

三、肺痨

张某，女，60岁。初诊日期：2013年12月18日。

[病史] 患肺结核10余年，2011年复发至今，现可见低热，乏力，无盗汗，咽干，喜冷饮，偶有五心烦热，嗜食辛辣，头晕偶发。某大医院CT诊断为右肺上结核空洞。痰少，干咳，腰膝酸软，脉弦细、尺弱，舌红少苔。

[病证要点] 该患者临床确诊为肺痨（空洞肺结核复发）。临证诉求以低热、五心烦热、干咳少痰、腰膝酸软为诊治要点。

[证候分析]

八纲辨证分析

首先用八纲辨证方法来进行分析。

该病者病程绵长，肺结核长久不愈，说明病势已深。其病变部位主要在脏腑。里证有里寒、里热、里实之分，此患者当属何证？可从如下3个方面去分析。

1.患者无畏寒肢冷、喜热饮、舌质淡胖等症，故可证明无里寒证。

2.患者咽干、偶有五心烦热、喜冷饮、舌红少苔是阴虚证的表现。

3.再从病程长、乏力、舌质淡胖、脉细，则说明有气虚证。

脏腑辨证分析

首先分析其虚证，然后再分析其热证。

气虚证有心、脾、肾、肺等脏腑之不同（肝一般为血虚证）。究竟应属何脏腑之虚？

（1）从病史看，无心悸、面色㿠白等症，故心气虚、心阳虚之证据不足，应予除外。

（2）无腹胀、便溏、腹中冷痛等症，故脾气虚、脾阳虚证据不足，亦可除外。

（3）除外上述心、脾证候之后，应考肾脏病变。乏力、腰膝酸软等证属肾气虚。五心烦热、舌红少苔等属肾阴虚，要了解形成肾气阴两虚的原因，则必须进一步分析其虚损之源。

虚证，有血虚、阴虚、气虚、阳虚之不同。阴虚、气虚已作分析，那么，有无血虚？从主症中无面色苍白或萎黄，无头晕眼花或心悸失眠，故可除外血虚。有无阳虚？患者无明显的怕冷或者腰膝冷痛的症状，故阳虚不明显。

（4）肺结核，中医称为"肺痨"，病发10余年之久，显然伤及肺气及阴津，故肺脏是病变之源。从病史介绍，10多年来干咳、乏力，脉细，证属肺卫气阴不足。咽干、舌红少苔则属肺阴亦亏。但肺脏的虚损如何影响及肾？肺肾关系如何？则应作如下分析。

一是肺主气而司呼吸，肾主纳气，吸入之气只有经过肺的肃降，方能下纳于肾，因此，肺气虚后，由于肃降功能失职，则必然导致肾的纳气功能衰退。

二是肺为水之上源，肾主水，有主持和调节人体水液代谢之功能，但肾之此功能，亦依赖于肺气的正常肃降，如肺气虚，失其肃降之职，亦会影响及肾主水的功能。

三是肺与宗气的生成有关。肺主一身之气，即指宗气是由水谷之精气与肺吸入的清气相结合而成，宗气又通过贯心脉以行气血而布散全身，营养周身脏腑组织器官，从而维持其正常的功能活动，故肾气的盛衰，除承受先天之精气外，还主要依赖于后天精气的不断补充。而后天精气的补充，其肺气之宣肃，亦起到很大作用。所以，肺气充盛，肾之精气方能充盈。临床所见，凡久咳肺气虚损患者，最易损耗肾气。总之，该病例涉及脏腑有二，即肺肾两脏。应是病始于肺阴不足，由于病久则肺虚及肾，以致肾气阴亦损。

（5）关于其热势为低热、五心烦热，应属阴虚内热无疑。其咽干、喜冷饮，则又兼有内热伤津，可能与嗜食辛辣有关。

［**辨证与辨病**］肺肾气阴两虚，虚火上炎；肺痨复发，空洞性肺结核。

［**治法**］滋补肺肾，敛阴止咳。

［**方药**］青蒿鳖甲汤加减。

生地15g，玄参10g，沙参15g，麦冬15g，生石斛20g，山萸肉10g，青蒿15g，知母10g，丹皮10g，炙鳖甲15g，五味子10g，乌梅6g，陈皮15g，桑白皮10g，炙杷叶10g，生甘草6g，三七粉（包冲）3g。

7剂，水煎，日2次服。嘱抗痨药继服。

经二、三、四诊，随症加减，低热退，五心烦热消失，干咳好转，以病症大愈而收功。

［**方义**］方用沙参、麦冬、生石斛，以滋养肺胃之阴液；用生地、玄参、

山萸肉，以滋养肾阴肾精；用青蒿、知母、丹皮，以清虚热而凉血；用炙鳖甲，以滋阴潜阳、软坚散结；用陈皮、桑白皮、炙杷叶，以止咳化痰平喘；用三七粉，以散瘀止血，愈合肺之空洞；用五味子、乌梅，以益气生津、敛肺止咳；用生甘草，调和诸药。全方共奏肺肾双补、滋阴清热、敛肺止咳、修复肺损之功效。

四、鼻炎

李某，女，25岁。初诊日期：2013年9月25日。

[**病史**] 患者1个月前（正值八月），受寒后出现鼻塞，清涕，偶见咳嗽，痰白，容易咳出，无发热，无汗。1周后咳嗽症状愈，仍鼻塞，流黄浊涕，黄痰；小便黄，有异味；大便偏干。舌红、苔薄黄微腻，脉弦滑稍数。

[**病证要点**] 临证诉求，以1周来发作鼻塞、流黄浊涕、黄痰、溲黄、便干、苔黄、脉滑数等症为诊治要点。

[**证候分析**]

首先用八纲辨证方法来进行分析。

1. 第一阶段之临床主证，属表证还是属里证？从受寒出现相关症状，说明是表证，而非里证，因为里证是发热而不恶寒。但是，确定表证后，则须分析是属表寒、表热、表虚、表实。

（1）不符合表虚证，因为表虚证是以自汗为其特点。

（2）不符合表热证，因为表热证是以黄痰、黄涕、咽痛为其特点。

（3）根据由受风寒而发病、涕清，此是表寒证特点，故可确定其为致病因素有寒邪束表。又因无汗，说明属表实证。表实则说明邪气亢盛而正气不虚，正邪处于相争阶段。故本证第一阶段应是由于感受风寒外邪而出现的风寒表证。

鼻塞为肺卫功能失调，肺气不宣而致。无汗为感受寒邪，腠理闭密，汗孔闭塞所致。风寒之邪入里，寒邪犯肺，肺失宣肃，则咳吐白痰。

2. 第二阶段之证候分析，可以看出病邪已由表入里，寒邪已解，入里化热。早期咳嗽、咳痰症状已愈。说明此刻已无外寒表邪。隋《诸病源候论·风热候》指出："风热之气，先从皮毛入于肺也。……其状使人恶风寒战，目欲脱，涕唾出，……有青黄脓涕"，故热邪灼肺，其涕黄浊。肺与大肠相表里，大便干，系肺热下移大肠所致。小便黄，属湿热下注膀胱。舌红苔黄、脉数均属热象，脉弦滑稍数属湿郁化热。

说到湿邪，是脾虚湿浊内生？还是外感湿邪困脾？患者正当青年时期，从病史中无慢性病史或久病内伤而致脾虚之可能，因此应从外湿致病去考虑。考虑患者为长夏季节（八月）患病，外界湿气较重，患者感冒后，正邪相争，正气耗损，故易受环境影响，感受湿邪。

湿邪为病，可分为外湿困脾及湿邪内生。两者关系又有何联系？

患者为青年女性，无久病病史，亦无饮冷食凉伤脾之主诉，因此，环境潮湿的外湿内侵，乃是发病之主因，但由于湿邪困脾，"脾恶湿喜燥"，故外湿可转化为内湿，湿浊困脾之病势进一步发展，内湿、外湿之间形成恶性循环。目前患者虽无大便稀溏、黏腻不爽等症，考虑系湿邪不重；亦无周身困重、神疲纳呆等症状，故考虑患者亦无明显脾气、脾阳之虚弱。

综上分析，患者应属湿热证。

3. 脏腑辨证分析：首先分析其热证，然后分析其湿证。

《素问玄机原病式》云："鼽者，鼻出清涕也。"鼻属肺系，为肺之门户，为肺窍。《素问·金匮真言论》云：西方色白，入通于肺，开窍于鼻。肺主宣发肃降，肺气清利，则肺之气上注清窍，鼻得清阳充养则窍道顺畅、嗅觉灵敏。故鼻鼽首先责之于肺。进一步分析如下。

（1）肺为水之上源，脾主运化。《素问·经脉别论》载："饮入于胃，游溢精气，上输于脾，脾气散精，上归于肺。"故脾运化水湿，配合肺、脾、肾、三焦、膀胱等脏腑，维持水液代谢的平衡。如果肺脏受邪，代谢失司，脾脏最先受到影响。

（2）肺与宗气的生成有关。肺主一身之气，即指宗气是由水谷之精气与肺吸入的清气相结合而成，宗气又通过贯心脉以行气血而布散全身，营养周身脏腑组织器官，从而维持其正常的功能活动，脾主统血，主升清。所以，肺气充盛，则脾之生理功能方能正常。若肺系受损，则影响到周身气机的升降功能，脾气亦随之受损。除上述辨证分析外，亦可由如下临床见证，予以证实：脉滑可见痰饮，苔薄黄微腻可见脾湿，水液代谢失司，水湿上蒸于舌。总之，该病例应是病始于风寒束肺之表实证，后感受湿邪，又入里化热致肺热痰阻。

[**辨证与辨病**] 肺热痰阻；过敏性鼻炎。

[**治法**] 清肺化痰，脱敏开窍。

［**方药**］辛夷散合麻杏石膏汤、过敏煎加减。

辛夷 10g，炒苍耳子 3g，荆芥 6g，防风 3g，金银花 10g，连翘 10g，鱼腥草 30g，牛蒡子 6g，蜜麻黄 3g，生石膏（先煎）15g，杏仁泥 10g，五味子 10g，蝉蜕 6g，乌梅 6g，知母 10g，黄柏 6g，生牡蛎（先煎）30g，浙贝 15g，滑石粉 15g，桑白皮 15g，陈皮 10g，车前子 10g，云茯苓 15g。

7 剂，水煎，日 2 次服。

该患者经二、三诊，药后证大愈。后经随访，鼻炎未犯。

［**方义**］方用麻杏石膏汤（麻黄、杏仁、生石膏，去甘草）主治外寒内热，能清肺热而开肺窍；过敏煎（五味子、蝉蜕、乌梅）则有收有散，升降并举，阴阳并调，具有御卫固表、增强免疫功能、抗过敏之效。用生牡蛎合浙贝母功能软坚散结。茯苓合陈皮同用，有二陈汤之意，功在燥湿化痰、理气和中。肺开窍于鼻，肺热清则鼻窍通利。治疗鼻炎的有效药为辛夷合苍耳子、荆芥合防风，功在散风祛湿，以通鼻窍。此处风药用量要小。其他如用金银花、连翘，以清热解毒、疏散风热；用鱼腥草、牛蒡子，以疏风散热、清解鼻咽热毒；用知母、黄柏，以清热解毒、清降相火；用茯苓、车前子、滑石粉，以健脾渗湿、清热利尿；用桑白皮、生牡蛎、浙贝母，以泻肺祛痰、软坚散结。上药合用，确有清肺化痰、脱敏通窍之功。

第二章
心系病证

一、不寐

陈某，女，21岁。初诊日期：2013年3月18日。

[病史] 患者自述入睡难，每晚10点上床入睡，辗转反侧难以酣睡，入睡则多梦，偶有惊醒史；早晨刷牙牙龈出血，鲜红色，量少；大便溏，泄泻，每日2次，夹有未消化食物；微恶风寒，汗出；末次月经3月10日。舌淡苔薄，脉弦细。

[病证要点] 患者为青年，其所诉求，以失眠难寐，兼有齿衄、便溏等症为诊治要点。

[证候分析]

《景岳全书》指出："饮浓茶则不寐，心有事亦不寐者，以心气之被伐也。盖心藏神，为阳气之宅也，卫主气，司阳气之化也。凡卫气入阴则静，静则寐，正以阳有所归，故神安而寐也。"影响睡眠的因素众多，有心血亏虚，血不养神；或六淫邪气自外而入，内扰心神；或因情志失调，影响及心。病因众多，然最终都通过影响营卫之气的运行而间接或直接影响到睡眠。故人体的睡眠和营卫之气的运行息息相关。营卫之行正常，不逆其道，则昼不寐，夜不寤，反之，则昼不精，夜不瞑，因此针对睡眠障碍患者，可采用交合阴阳、调理营卫的方法治疗，使夜半卫气得以入于阴，故可安睡。晨起营气出于阳，故可醒来。若患者入睡困难，为营卫亏虚，运行失常，可采用交合安魂汤，加酸枣仁、夜交藤等养血安神之品，以安魂定志。

《景岳全书》指出："心为事扰则神动，神动则不静，是以不寐也。"治之之法，"当养阴中之阳及去静中之动"。药用百合，其色白多瓣，形开似肺，为清补肺阴之药；其又入心经，可滋养心阴、制约心火，故百合为滋补心肺之要药。用之得当，不仅可以安神，且可以"补中益气"，兼顾患者脾虚泄泻之证。合欢花、龙骨、牡蛎三药合用，轻清之品与质重之药相伍，一是解郁安神，又能重镇宁志，故心神可安。

《温热论》云："齿为肾之余，龈为胃之络，热邪不燥胃津，必耗肾液，且二经之血，走于此处。"患者齿衄，颜色鲜红，此为心胃火热上炎，伤血动血，故其色鲜红，治宜苦寒泄热、凉血收敛止血。黄芩、黄连、黄柏，三黄配伍，急降上炎之火，火清则血自宁；继以白及、血余炭、贯众炭等品收敛凉血止血，标本兼治，能速收功。

患者泄泻，便下清溏，便后乏力，应属脾肾失调，关门失司，理应与赤石脂禹余粮丸，然观患者舌虽淡而食可，故知阳气不虚，应是火热一时上炎，脾肾失和，关门失固所致，故以龙骨、牡蛎固摄下焦，待上焦火热一清，则泄泻当应自止。

[**辨证与辨病**] 火热内扰，心神不宁；牙龈出血；泄泻。

[**立法**] 滋阴降火，宁心安神，凉血止血。

[**方药**] 百合 30g，沙参 15g，麦冬 15g，炒黄芩 10g，川连 6g，菖蒲 10g，茯神 15g，远志 15g，炒枣仁 30g，合欢花 15g，夜交藤 15g，煅龙骨（先煎）15g，煅牡蛎（先煎）15g，粉丹皮 10g，黄柏 3g，白及 10g，仙鹤草 15g，贯仲炭 10g，血余炭 10g。

7 剂，水煎，日 2 次服。

二、三诊随症加减，药后病症大减。带药回乡，随诊反馈，失眠、齿衄、泄泻未犯。

[**方义**] 方用百合、沙参、麦冬，以养肺胃与心肺之阴而清心安神；用黄芩、川连，以清热燥湿、泻火解毒，主清心肺胃之火热；用菖蒲、茯神、远志，以除痰开窍醒神、宁心安神益智；用炒枣仁、合欢花、夜交藤，以补肝宁心、敛津安神，兼以解郁理气，多用于忧郁失眠之证。用煅龙骨、煅牡蛎、丹皮、黄柏，以收敛固脱、镇惊安神，兼以清血热而泻相火，以抑其虚火上炎；用白及、仙鹤草、贯众炭、血余炭，以收敛止血，治其牙衄出血。全方共奏滋阴降火、宁心安神、凉血止血之功效。

二、心悸

病案 1

阎某，女，41 岁。初诊日期：2015 年 4 月 20 日。

[病史] 患者因劳累或紧张后则发心动过速多年，伴有左心前区憋闷，心电图检查未见明显异常，末次月经 2016 年 3 月 28 日，平时多梦，胆区偶痛，曾做彩色 B 超显示：胆壁粗糙。舌淡苔薄，脉细数。

[病证要点] 临证诉求，以心悸、左胸憋闷、胆区作痛等症为诊治要点。

[证候分析]

首先应该搞清楚心与肝的关系：心与肝之间的关系，主要表现在血液和神志两个方面。

（1）血液方面

心主血，心是一身血液运行的枢纽；肝藏血，肝是贮藏和调节血液的重要脏腑。两者相互配合，共同维持血液的运行。所以说"肝藏血，心行之"。全身血液充盈，肝有所藏，才能发挥其贮藏血液和调节血量的作用，以适应机体活动的需要，心亦有所主。

心血充足，肝血亦旺，肝所藏之阴血，具有濡养肝体制约肝阳的作用。所以肝血充足，肝体得养，则肝之疏泄功能正常，使气血疏通，血液不致瘀滞，有助于心主血脉功能的正常进行。

（2）神志方面

心主神志，肝主疏泄。人的精神、意识和思维活动，虽然主要由心主宰，但与肝的疏泄功能亦密切相关。血液是神志活动的物质基础。心血充足，肝有所藏，则肝之疏泄正常，气机调畅，气血和平，精神愉快。肝血旺盛，制约肝阳，使之勿亢，则疏泄正常，使气血运行无阻，心血亦能充盛，心得血养，神志活动正常。由于心与肝均依赖血液的濡养滋润，阴血充足，两者功能协调，才能精神饱满，情志舒畅。总之，心与肝的关系，是相互依存，相互制约。

血液不足，心失濡养，心动异常，故见心悸。血虚气弱，宗气衰少，胸阳不振，故见左心区憋闷。动则气耗，阴血更虚，故患者每因劳累后而诱发。精神情绪过度紧张，心气虚怯，阴血暗耗，不能养心，则发心悸。血虚心神失养，神不守舍，则见多梦。

胆属六腑，同时又是奇恒之腑。它有五脏藏精的特点，同时又有"六腑以通为用的特性"。胆囊炎的发病与各种原因导致的肝胆湿热，以致胆的疏泄胆汁功能不利有关。中医认为胆附于肝，与肝相为表里，胆是中清之腑，以下行为顺。本例当为心血虚，病程长，影响肝之藏血而致肝血虚，影响肝之疏泄，进而影响胆汁的正常排泄。舌淡苔薄、脉细数更是佐证阴血不足之象。

[**辨证与辨病**] 心血不足，肝气郁滞；心律失常；胆壁粗糙。

[**治法**] 益气养血，行气通阳，疏肝利胆。

[**方药**] 瓜蒌薤白半夏汤合生脉散加减。

全瓜蒌 15g，薤白头 10g，法半夏 6g，丹参 10g，川芎 10g，赤芍 10g，太子参 10g，麦冬 15g，五味子 10g，北柴胡 10g，广郁金 10g，炒白芍 10g，炒黄芩 10g，金钱草 20g，海金沙（包煎）15g，鸡内金 15g，百合 30g，石菖蒲 10g，炒枣仁 30g，炙甘草 6g。

7 剂，水煎，日 2 次服。

二诊症减，三诊大愈。后拟原方 7 剂收功。

[**方义**] 方用瓜蒌薤白半夏汤以宽胸利气而降浊，用生脉散以益气生津养心而调心律失常。酌加柴胡、郁金，以疏肝解郁理气；用百合、菖蒲、炒枣仁，以清心宁胆、养心安神。余治疗胆囊炎习惯重用金钱草、海金沙、鸡内金，以利尿通淋、利胆消食、化石软坚，同时配合疏肝理气、活血化瘀止痛之品。该患者胆壁粗糙，胆区偶痛，故亦用之，以疏利胆腑气机而止痛。全方共奏益气养血、行气通阳、疏肝利胆之功效。

病案 2

陈某，女，59 岁。初诊日期：2013 年 9 月 12 日。

[**病史**] 心悸，血压高，药控在 150/80mmHg，头目困重不爽，失眠，两胁窜痛，胸胁痞满胀闷，易怒起急，大便不畅，舌苔薄白质紫，脉弦细缓。

[**病证要点**] 临证诉求，以胸胁痞胀、头目困重、血压升高等症为诊治要点。

[**证候分析**]

肝主疏泄，具有调节全身气机，推动血和津液正常运行的功能；肝性喜条达而恶抑郁，为藏血之脏，体阴而用阳。患者平素易怒起急，肝木不能条达，则肝失于柔和，以致肝郁血虚；肝郁血虚，心失濡养，心动异常，故见心悸。肝郁血虚，肝阳偏亢，故见患者血压偏高；足厥阴肝经"起于大趾聚毛之……上贯膈，布胁肋，循喉咙之后，上入颃颡，连目系上出额，与督脉会于颠"，肝郁血虚，不能濡养清窍，则会出现头目困重不爽；不能濡养心神则会失眠；肝郁不舒，肝失疏泄，经气不利则肝气窜痛；肝足厥阴之脉，起于大指丛毛之际……，属肝，络胆，上贯膈，布胁肋"，肝气郁滞，则会出现胸胁痞满胀闷。肝之疏泄功能有助于促进脾胃的运化及大肠的传导，肝失疏泄，气机郁结，大肠气滞不畅则可致便秘。舌苔薄白质紫，脉弦细缓，则是肝郁血虚的表现。

[**辨证与辨病**] 肝郁血虚；心悸不宁，高血压。

[**治法**] 疏肝养血活血。

[**方药**] 逍遥散合瓜蒌薤白半夏汤加减。

北柴胡 10g，广郁金 10g，炒黄芩 10g，炒白芍 10g，当归 15g，赤芍 10g，云茯苓 15g，干姜 3g，薄荷（后下）6g，炒白术 15g，瓜蒌仁 30g，薤白头 15g，法半夏 6g，炙香附 10g，丹参 15g，红花 10g，制乳没各 3g，鸡内金 15g，炒莱菔子 15g，酒大黄 3g，三七粉（包冲）3g。

7 剂，水煎，日 2 次服。

二诊、三诊药后症减。后携药返乡调理。随访血压、胁痛等症未发。

[**方义**] 方用逍遥散，功能疏肝养血、健脾和中，主治肝郁血虚、两胁作痛等证。瓜蒌薤白半夏汤，功能宽胸理气祛痰，加用柴胡、郁金、丹参、红花、乳香、没药、三七，以理气活血止痛。并配用酒大黄、莱菔子以降气消食化滞。全方共奏疏肝养血、活血止痛之功效。

三、胸痹

张某，男，52 岁。初诊日期：2015 年 2 月 9 日。

[**病史**] 心电图查 T 波改变，左胸偶痛。盗汗，手足心热，项后头汗出为多，目乏困倦，汗出低热，汗后身寒，白昼畏寒。舌红苔薄白，脉弦缓。

[**病证要点**] 临证诉求，以胸痹、心绞痛发作、气阴不足、乏力畏寒等症为诊治要点。

[**证候分析**]

患者心电图 T 波改变，左胸偶痛，说明病位在心。胸痹心痛的病机关键，在于外感或内伤均可诱发引起心脉痹阻。其病位在心，但与肝、脾、肾三脏功能的失调有密切的关系。因心主血脉的正常，有赖于肝主疏泄、脾主运化、肾藏精主水等功能正常。其病忄有虚实两方面，常为本虚标实、虚实夹杂。虚者多见于气虚、阳虚、阴虚、血虚，尤以气虚、阳虚为多见；实者不外气滞、寒凝、痰浊、血瘀，并可交互影响为患，其中又以血瘀、痰浊为多见。但虚实两方面均以心脉痹阻不畅、不通则痛为病机关键。其发作期多以标实表现为主，血瘀、痰浊等症较为突出。其缓解期主要有心、脾、肾气血阴阳亏虚之别，其中又以心气虚、心阳虚最为常见。以上病因病机可同时并存，交互为患。病情进一步发展，则可见下述病变：即瘀血闭阻心脉，心胸猝然大痛，发为真心痛；心阳阻遏，心气不足，鼓动无力，表现为心动悸、脉结代，甚至脉微欲绝；心肾阳衰，水邪泛滥，凌心射肺，发为咳喘、水肿等证，多为病情深重的表现。

本例患者兼见盗汗、手足心热、白昼畏寒、舌红苔薄白、脉弦缓，提示患者有气阴不足之征。病机涉及心、肝、肺，以本虚为主。气虚无以运血，阴虚则络脉不利，均可使血行不畅，气血瘀滞而左胸偶痛。阴虚阳亢，则可见盗汗、手足心热、汗出低热。阴虚日久，耗伤阴血，以致肝血不足，则可出现目乏困倦。心气虚日久，心阳损耗，伤及肺气，卫阳失于温煦，则可出现白昼畏寒之象。

[**辨证与辨病**] 气阴两虚，盗汗，胸痹心痛；心脉供血不良。

[**治法**] 滋阴清热，益气固表。

[**方药**] 沙参麦冬汤、青蒿鳖甲汤合玉屏风散加减。

沙参 15g，麦冬 15g，生石斛 30g，天花粉 15g，生地 15g，玄参 10g，青蒿 15g，炙鳖甲 15g，知母 10g，粉丹皮 15g，地骨皮 20g，生黄芪 15g，浮小麦 40g，麻黄根 10g，防风 6g，炒白术 15g，丹参 15g，川芎 15g，生甘草 6g，三七粉（包冲）3g。

7剂，水煎，日2次服。

二诊、三诊症减。随症加减，携药14剂返乡调理。经随访诸症大愈，未再严重发病。

[**方义**] 方用玉屏风散（黄芪、白术、防风）益气固表止汗；用沙参、麦冬、生石斛，以养心肺、肺胃之阴液；用生地、玄参，以滋肝肾之阴；用青蒿、鳖甲、丹皮、地骨皮，以凉血而清虚热；用麻黄根、浮小麦，以敛阴止汗；用丹参、川芎、三七粉，以养血和血通脉而止痛。全方共奏滋阴清热、益气固表、养血活血止痛之功效。

第三章
脾胃系病证

一、胃痛

病案 1

杨某，男，51 岁。初诊日期：2013 年 5 月 6 日。

［**病史**］自述胃脘胀痛伴泛酸多年，西医诊断为慢性浅表性胃炎，反流性食管炎。现胃脘胀明显，矢气少，易怒起急，口干，晨起口苦，失眠多梦，寐不实。舌淡苔薄黄，脉弦细滑。

［**病证要点**］临证诉求，以胃脘痞胀、易怒起急、口干口苦、苔薄黄、脉弦细滑等症为诊治要点。

［**证候分析**］

胃为六腑之一，由于六腑具有传化水谷，实而不满，泻而不藏，以通为用的特点。所以胃的主要生理特性是主通利下降。胃气不降，则会导致胃气停滞，出现脘腹胀满；胃气如果不但不降，反而上逆，就会出现恶心、呕吐、嗳气、呃逆。此患者胃脘胀痛，并伴泛酸多年，表明胃气既有停滞不降的病机，即脘胀；同时也有胃气上逆的表现，如泛酸。矢气少也表明胃肠气机不降。

对于胃气上逆的判断，其实也可以从该患者的西医诊断中得到印证。该患者西医诊断为反流性食管炎。反流性食管炎（RE）是由胃、十二指肠内容物反流入食管引起的食管炎症性病变。现代研究表明，食管下端括约肌是食管与胃交界之上 3~5cm 内的高压区。该处静息压为 15~50mmHg，构成一个压力屏障，防止胃内食物反流入食管。反流性食管炎的起因多是由于食管下端括约肌功能不全，造成防止胃食管反流的生理屏障作用减弱，使得胃液得以反流入食管，对食管下段的黏膜造成损害。导致反流性食管炎发生的病因是：①食管下括约肌（LES）功能降低。②胃及十二指肠功能障碍致使胃排空受阻，反流物质的量增加。③食管黏膜的屏障功能破坏，廓清能力降低。④老年人食管下端括约肌的退行性变化随增龄而加重。由此可见，该患者之所以出现浅表性胃炎伴反流性食管炎，正是由于胃的通降功能降低，胃的排空能力下降，胃的内容物反流，这也正是中医所说的胃气上逆。

为什么会出现胃气上逆？从脏腑关系的角度来分析，肝与胃的关系最为密切，肝在五行中属木，胃在五行中属土。在正常情况下，肝的疏泄功能可以促进脾胃的运化。但是如果肝的疏泄太过，由于肝"体阴而用阳"，具有木的升发之性，因此容易引发肝气上逆，横克胃土，即肝气犯胃，胃气上逆。该患者易起急、晨起口苦、脉弦都是肝疏泄异常的表现。西医学发现，反流性食管炎的患者当胆汁上泛时也会有口苦感。因此，该证符合肝气犯胃、胃气上逆的特点。

另外，患者出现失眠多梦、寐不实、口干的症状，也与肝和胃有密切的关系。肝经旺时为晚上 11 点~凌晨 1 点，胆经旺时为凌晨 1 点~3 点。《灵枢·营卫生会》提示，阳入于阴则寐，阳出于阴则寤。患者失眠多梦，夜寐不实，都表明阴不敛阳，阳气躁动。患者易起急、口苦、舌苔薄黄、脉弦滑，即表明肝胆有热；脾开窍于口，口干表明脾胃的津液不足。胃不和则卧不安。因此，患者失眠之症病本也在肝和胃。

综上可见，本患者为肝气犯胃，胃气上逆，扰及心神之证。

［**辨证与辨病**］肝气犯胃，胃气上逆，扰及心神；慢性浅表性胃炎、反流性食管炎。

［**治法**］疏肝健脾，和胃降气，清热安神。

［**方药**］

北柴胡 10g，炒黄芩 10g，元胡 10g，党参 10g，炒白术 15g，沙参 15g，生石斛 20g，陈皮 10g，白蔻仁 6g，炒枳实 6g，制厚朴 6g，乌贼骨（先煎）30g，浙贝母 10g，百合 30g，远志 15g，炒枣仁 30g，合欢皮 15g，粉丹皮 10g，炒莱菔子 15g，酒大黄 3g，三七粉（包冲）3g。

10 剂，水煎，日 2 次服。

二诊：患者复诊，药后效佳。胃脘痞满胀痛消失，泛酸不明显，且睡眠好转。

[**方义**] 方用柴胡，以疏肝解郁；用党参、白术，以益气健脾和胃；用白蔻仁，以理气温中消痞；胃喜润而恶燥，故用沙参、生石斛，以养肺胃之阴。用陈皮、枳实、厚朴，以理气健脾、消积下气；用莱菔子、大黄，通腑下气、宽中除胀，以降胃气之上逆；用乌贼骨、浙贝母，以制酸、开郁散结；用元胡、三七粉，以行气散瘀止痛；用百合、远志、炒枣仁、合欢皮，以养阴安神定志；用炒黄芩、丹皮，以清热凉血。以上方药共奏疏肝健脾、和胃降气、清热安神之功。

病案 2

梁某，女，40 岁。初诊日期：2013 年 10 月 20 日。

[**病史**] 患者自述胃脘部不适，疼痛，进食后加重。平素多汗，易困，饮食量少，食多反酸，烧心。目睑虚浮，腿肿发于夜晚，性功能有减，素患胃炎，脘凉，腹胀，素值夜班。舌苔薄黄、舌胖有齿痕，脉细。尿检及肾功能化验均正常。

[**病证要点**] 临证诉求，以发作目睑及腿肿，脘痛，多汗，食后反酸、烧心等症为诊治要点。

[**证候分析**]

胃为水谷之海，为饮食会聚之处。因此饮食不适、情志失调、外感六淫等都可以导致胃脘部不适。中医认为，脾喜燥恶湿，胃喜润恶燥，但胃阳亏虚，津液不能运化，日久聚湿成痰，影响胃储存水谷的功能。痰湿阻滞，胃气不得下达于小肠，反而上冲，故呃逆；胃阳不能温养胃脘，故脘凉。《内经》有云："诸呕吐酸，皆属于热。"痰湿日久，郁而不通，化热挟胃液上冲，故吐酸烧心。夜班属阴，生冷食物亦属阴，饮食不节，胃脘阳气受损，夜班若冷食凉饮下胃，直损虚阳，故疼痛加重。脾与胃以膜相连，脾主为胃行其津液，胃气不足，影响到脾，脾气不得转输水谷精微，上不得濡养四肢百窍，下不得注于膀胱，排出体外，故溢于皮肤，发为浮肿。《灵枢》云："肌肉之精为约束。"眼睑为脾所主，脾气不得正常发挥转输水液功能，偏聚于肌肉与眼睑，故肿。

黑色有两性，既可属热，也可属寒。若其人面色黧黑，晦暗无泽，甚则伴有颜面部浮肿，舌淡苔滑，甚则有齿痕，自觉身体沉重，腰重酸困，小便不利，大便反快，或便秘，乃体内阳气虚衰，阴水上泛所致。若面色干黑，肌肤甲错，舌黑苔白，甚则干瘦，咽干口燥，渴欲饮水，饮不解渴，舌干齿

90

黑，或牙齿上半截枯下半截润，则应为壮火炽盛，劫烁阴液。

《金匮要略》云："阴阳相得，其气乃行，大气一转，其气乃散"，"血不利则为水"。因此，治疗水肿，除了健脾，使脾气得以运化水湿，还应遵循叶天士"通阳不在温，但在利小便"的治则，通下小水，可使皮肤腠理间阳气流动，从而促使水湿排除。

[**辨证与辨病**] 脾气虚损，水液停聚；水肿。

[**治法**] 益气健脾温胃，消肿。

[**方药**]

生黄芪 10g，广防己 6g，党参 10g，云茯苓 15g，炒白术 10g，沙参 10g，制香附 10g，麦冬 10g，生石斛 20g，广木香 6g，砂仁（后下）6g，白蔻仁 6g，乌贼骨（先煎）15g，浙贝母 10g，高良姜 6g，炒小茴 6g，北柴胡 10g，炒枳实 6g，制厚朴 6g，炒莱菔子 15g，炙甘草 6g，三七粉（包冲）3g。

7 剂，水煎，日 2 次服。

二诊：症大减，脘痛、泛酸、睑浮、腿肿大愈，随症加减，携药 14 剂返乡调理。

半年后随访，病未发作。

[**方义**] 方用生黄芪、党参、白术，以益气健脾和胃；用沙参、麦冬、生石斛，以滋养肺心胃脾之阴；用云茯苓、防己，以渗湿利水消肿；用木香、砂仁、蔻仁，以温中健脾、养胃行气；用高良姜、制香附、炒小茴，以温中理气散寒；用乌贼骨、浙贝母，以制酸止痛；用枳实、厚朴、炒莱菔子，以降气消食化滞；用三七，以散瘀消肿止痛。诸药合用，共奏益气健脾、温胃消肿之功效。

二、吐酸

杜某，女，61 岁。初诊日期：2013 年 5 月 6 日。

[**病史**] 自述胃中灼热伴舌尖碎痛 1 年，西医诊断为糜烂性胃炎。现自觉胃中烧灼，口舌灼热，舌尖碎痛，喜凉饮，呃逆，反酸，夜寐不佳，多梦易醒，大便正常，舌红尖红、苔薄，脉弦。

[**病证要点**] 临证诉求，以胃脘灼热、舌尖碎痛、呃逆泛酸、心胃火旺等症为诊治要点。

[证候分析]

首先该患者胃中灼热，病位确定为胃。

胃的生理功能是受盛腐熟水谷，其生理特性是喜润恶燥，以降为和。因此胃的病证包括胃火上炎、胃阴虚、胃阳虚和胃气上逆。从该患者自述症状中自觉胃中烧灼、喜凉饮，可以排除胃阳虚的可能性。

对于是胃火还是胃阴虚的辨证，患者描述胃中烧灼，喜凉饮，口热，大便正常，反酸，舌红。此表明该证候以胃火盛为主，但是同时要考虑，胃的生理特性为喜润恶燥，胃火太甚必然会伤及胃阴，造成阴液虚亏，阴液不足，无以敛阳，心神浮越，无以藏神，可从患者多梦易醒得以验证。故失眠、多梦易醒，乃是阴虚火旺导致失眠的典型症状。

另外，该患者呃逆、反酸，应是胃气上逆的表现。

此外，该患者的另一主诉是舌尖碎痛。舌为心之苗，心开窍于舌，患者口舌灼热、舌尖碎痛、舌尖红、夜寐不佳，都说明患者同时具有心火亢盛的证候。

那么，患者心火旺和胃火旺有何联系呢？心在五行中属火，胃在五行中属土，火能生土，因此心火可以助长胃火，胃火也可以引动心火。该患者同时心胃火盛，因此其症既有胃中灼热，同时又可见舌尖碎痛。

[辨证与辨病] 心胃火亢，胃气上逆；糜烂性胃炎。

[治法] 滋阴清热，和胃降逆，清心安神。

[方药]

沙参 15g，麦冬 15g，生石斛 15g，生地 15g，淡竹叶 15g，川木通 6g，生石膏（先煎）20g，川连 6g，炒白术 20g，地骨皮 20g，乌贼骨（先煎）15g，浙贝母 10g，蒲公英 30g，淡竹茹 15g，连翘 10g，酒大黄 3g，炒莱菔子 15g，三七粉（包冲）3g，炒枣仁 30g。

二诊：患者自述服上方 14 剂后诸症大减，此后 1 个多月未犯病，近半月虽有反复，但比以前轻。舌边尖红，脉弦。继服上方，去酸枣仁，加粉丹皮 15g。

后续追访，患者病情稳定，未有发作。

[方义] 方用沙参、麦冬、生石斛，以清心胃之热，养心胃及肺胃之阴；用生地、淡竹叶、川木通，以清心凉血、利尿通淋；用生石膏、黄连、淡竹茹，以泻火降逆而止呕呃；用白术健脾益气而养胃；用乌贼骨、浙贝母，以

制酸收敛、开郁结而止痛；用蒲公英、连翘，以清解胃热、消痈散结；用酒大黄、炒莱菔子，以通腑下气而止呃；用丹皮、地骨皮，以凉血而清虚热；用三七，以散瘀止血、消痈定痛；用炒枣仁，以宁心安神。诸药合用，共奏滋阴清热、和胃降逆、清心安神之效。

三、痢疾

王某，女，48 岁。初诊日期：2014 年 8 月 6 日。

[**病史**] 大便下利脓血 18 年。西医诊为溃疡性结肠炎，久经各大医院诊治而未愈。现大便赤白相间，一天下利 20 余次，里急后重，夜晚手脚心热，如冒火，口干，舌苔薄黄，脉细滑数。

[**病证要点**] 临床诉求，以里急后重、下利脓血、泄下多年、气阴两虚、固摄失职等症为诊治要点。

[**证候分析**]

该证主诉为大便下利脓血 18 年，故病位在大肠。大肠的生理功能为传导糟粕，《内经》云："大肠者，传导之官，变化出焉。"因此，大肠在糟粕的变化过程中很容易出现大肠湿热壅盛的情况。本证，患者大便赤白相间、里急后重，就是明显的大肠湿热证。夜晚五心烦热（手脚心热）、口干、脉细滑数都是湿热下注、热盛伤阴、阴虚内热的表现。

[**辨证与辨病**] 大肠湿热；溃疡性结肠炎。

[**治法**] 健脾和胃，清热化湿解毒，凉血止痢。

[**方药**]

炒白术 20g，炒山药 15g，葛根 15g，炒黄芩 10g，川连 10g，白头翁 15g，马齿苋 10g，败酱草 30g，生地榆 15g，炒槐花 15g，粉丹皮 10g，元胡 10g，炒川楝子 10g，煅龙牡（先煎）30g，诃子 10g，百及 10g。

7 剂，水煎，日 2 次服。

[**方义**] 本方以葛根芩连汤和白头翁汤加减。加用马齿苋、败酱草以加强清热化湿解毒之力；加用生地榆、炒槐花、粉丹皮，以加强清肠热凉血之功。同时用元胡、炒川楝子，以行气助大肠之传导；用煅龙牡、诃子，以涩肠止泻；用白及以止血；用炒白术、山药，以健脾和胃，并防苦寒之剂过度损伤脾胃。诸药配合，共奏清热解毒、凉血止痢之功。

二诊：患者自述服药上方 1 个月后里急后重，下利赤白大减。大便样品检测隐血呈弱阳性。舌红苔剥脱,脉滑细。

[证候分析]

本次患者脉象较一诊时已无数象,说明大肠湿热已大减。但脉之滑象仍存,患者下利症状大有改善,其利下赤白虽减少,然里急后重仍存,表明大肠湿热未尽。本次患者出现舌苔剥脱,说明大肠热盛阴伤之象显现,因此治疗上要兼顾补益肠胃之阴液。

[立法]健脾和胃,清热解毒,凉血止痢,养阴固摄。

[方药]

炒白术 20g、炒山药 15g、蒲公英 30g、连翘 10g、葛根 15g、川连 6g、炒黄芩 10g、白头翁 15g、马齿苋 10g、生地榆 15g、炒槐花 15g、煅龙牡(先煎)各 30g、藕节炭 10g、生石斛 10g、沙参 15g、白及 10g、诃子 15g、乌贼骨(先煎)15g、浙贝母 10g、元胡 10g、炒川楝子 10g。

7 剂,水煎,日 2 次服。

[方义]在一诊方药见效的基础上,二诊方加用蒲公英、连翘,以清热解毒、消痈散结,兼以利尿通淋而止泻;加用沙参、生石斛,以清肺热、养肺胃之阴液。肺与大肠相表里,清肺热即清大肠之热而止泻。加用藕节炭、乌贼骨,以收敛止血止痢;加用浙贝母,以润肺化痰、泄热散结,以防收敛太过。加重诃子用量,以加强涩肠止泻之功。

三诊:患者自述上方服药后效佳,自续抄方服用 1 个月,现已无里急后重感,且大便已无潜血,但有白冻。近 2 天大便干,苔白剥脱,脉细。

[证候分析]

从脉象看较二诊已无滑象,说明大肠湿热的程度大大降低,其他症状且大有改善可以佐证,如大便已不带血、无里急后重等。但舌苔仍有剥脱,且大便干,说明大肠热盛津伤、肠胃阴液不足之征显现。

[立法]清解湿热,凉血止痢,健脾养阴固肠以收功。

[方药]

炒白术 15g、炒山药 15g、沙参 15g、麦冬 15g、生石斛 15g、蒲公英 30g、连翘 10g、葛根 15g、炒黄芩 10g、川连 6g、白头翁 15g、马齿苋 15g、炒槐花 15g、生地榆 15g、败酱草 20g、元胡 10g、当归 10g、诃子 15g、白及 10g、炒莱菔子 15g、炙甘草 6g、大枣 10g。

药后证愈。经追访,未再复发。

［**方义**］方用白术、山药，以健脾益气止泻；沙参、麦冬、生石斛，以滋养肺胃阴津，亦补益肾阴；用蒲公英、连翘，以清热解毒，并祛余热；用葛根芩连汤加炒槐花、生地榆、败酱草，以清肠热而祛肠腑余毒；用当归、诃子，以养血固摄，收敛而涩肠；用元胡、莱菔子，以调畅肠腑气机，消食而除胀；用炙甘草、大枣，以和中养胃，调和诸药。全方共奏和胃健脾止泻，治愈慢性顽固性溃疡性结肠炎久痢而收功。

四、痞满

梁某，女，40 岁。初诊日期：2013 年 10 月 20 日。

［**病史**］患者自述胃炎，疼痛隐隐，末次月经 10 月 18 日，脘凉，畏生冷辛辣油腻食物，食之则脘胀，腹泻，目睑浮，腿轻肿，夜晚加重，性功能有减，舌胖有齿痕，脉濡。

［**病证要点**］临证诉求，以慢性胃炎久治不愈，兼有脘胀，睑浮腿肿等症为诊治要点。

［**证候分析**］

中医认为，脾主为胃形其津液者也。饮入于胃，游溢精气，上输于脾。脾气散精，上归于肺，通调入道，下输膀胱。水精四布，五经并行，合于四时五脏阴阳，揆度以为常也。胃主收纳，然而必须得脾之运化方可发挥其后天之本，气血化生之源的地位。另一方面，《黄帝内经》认为"肌肉之精为约束"。眼睑为脾所主。患者眼睑、小腿浮肿，舌胖有齿痕，脉濡，应责之脾失健运，水气泛滥。"水火者，阴阳之征兆也"，水属阴，夜晚阴生阳降，故水肿夜晚加重。治疗之法，应培土以制水，温阳以化水，补益中焦，健运脾气。

脘胀一证，病位在胃，多由胃阳虚衰，或胃气壅滞所致。胃气壅滞，中焦健运失司，全身气机升降出入失常，故为本虚标实之证，其治法，叶天士在《临证指南医案》中早有详述："人之体，脘在腹上，其地位处于中，按之痛，或自痛，或痞胀，当用苦泄，以其入腹近也。必验之于舌：或黄或浊，可与小陷胸汤或泻心汤，随证治之；或白不燥，或黄白相兼，或灰白不渴，慎不可乱投苦泄。其中有外邪未解，里先结者，或邪郁未伸，或素属中冷者，虽有脘中痞闷，宜从开泄，宣通气滞，以达归于肺，如近俗之杏、蔻、橘、桔等，是轻苦微辛，具流动之品可耳。"患者虚实夹杂，寒热难分，当以轻清流动之品，复其中焦斡旋之能，用厚朴、半夏、生姜、甘草、人参，补三消七。

患者胃炎多年，虽然病者表现为一派阳气不足症状，然炎症发于胃腑，久则必伤胃腑阴津。因此，在温补胃阳、恢复中气的基础上，还应加用沙参、麦冬等养阴之品，以滋养胃阴。故其治法，应以补益阳气为主，兼养胃阴为辅。

[**辨证与辨病**] 脾虚胃弱，土不制水；慢性胃炎，心性浮肿。

[**治法**] 健脾和胃，培土制水。

[**方药**]

生黄芪 10g，党参 10g，云茯苓 15g，炒白术 10g，广防己 6g，沙参 10g，麦冬 10g，生石斛 20g，广木香 6g，砂仁（后下）6g，白蔻仁 6g，乌贼骨（先煎）15g，浙贝母 10g，炒小茴 6g，高良姜 6g，制香附 10g，炒枳实 6g，制厚朴 6g，北柴胡 10g，炒莱菔子 15g，三七粉（包冲）3g，炙甘草 6g。

[**方义**] 方用四君子汤（党参、茯苓、白术、炙甘草）加黄芪、防己，以益气补中、健脾养胃、渗湿制水而消肿；用沙参、麦冬、生石斛，以滋养肺胃、心胃之阴液；用木香、砂仁、白蔻仁，以健脾和胃、温中行气而止痛；用高良姜、制香附，以温中散寒、理气解郁而止痛；用枳实、厚朴、莱菔子，以行气消积、下气除满；用乌贼骨、浙贝母，以制酸、散结开郁而止痛；用三七，以散瘀止血、消肿止痛。一般来讲，乌贝散加三七或白及，为治胃溃疡或胃炎之良药。而加用生石斛，则属滋养胃液胃阴之佳品。全方共奏健脾和胃、培土制水消肿之功。

第四章
肝胆病证

一、眩晕

病案 1

李某，女，29 岁。初诊日期：2012 年 10 月 29 日。

[病史]患者自述头晕目眩，如坐舟车，无晕倒病史；头不痛，汗出清冷，四肢凉，乏力；面色苍白，眼睑色淡，身体酸痛。检查患者血压 80/60mmHg，体重 42kg。舌淡苔薄，脉细。

[病证要点]临证诉求，以眩晕汗多、肢冷乏力、血压偏低、体重过轻等病为诊治要点。

[证候分析]

《黄帝内经》有云："诸风掉眩，皆属于肝。"《景岳全书》在此基础上，提出"无虚不作眩"。"眩晕一证，虚者居其八九；而兼火兼痰者不过十中一二耳。"眩晕一证，有虚有实，实者多因风热上扰，或痰邪干扰清窍等所致，虚者一般多由气血亏虚，不能濡养头面，髓海失养而成。究其原因，劳倦过度、饥饱失时、呕吐伤上、泄泻伤下、大汗亡阳、焦思不释、吐血、衄血、便血、疮肿大溃、金石破伤、失血痛极、男子纵欲、女子崩漏、产后等均可涉及。患者面色苍白，血压低，脉细，且有外伤出血史，故知其眩晕乃气血虚衰所致。气血亏虚，无以濡养上窍，则发为眩晕。虚者补之，治疗因虚而致头眩者，应大补气血，使正气充足，徐徐濡养五脏六腑，则头眩可止。《景岳全书》云："头眩虽属上虚，然不能无涉于下。盖上虚者，阳中之阳虚也；下虚者，阴中之阳虚也。阳中之阳虚者，宜治其气……阴中之阳虚者，宜补其精。"因此在大补气血诸药之中，亦应加入补益肾精之药，如枸杞、熟地，可补而不滞，阴阳协调，兼顾上下。

《温热论》云："面色白者，须要顾其阳气，湿盛则阳微也。"患者面色苍白，身体酸痛，故知阳气虚衰，湿气乘虚而入。湿气阻遏，阳气不通，失于温煦，故畏寒肢冷。故其治疗应以通阳为要，阳气一通，则肢冷得缓。

[**辨证与辨病**] 气血亏虚，清窍失养；低血压病。

[**治法**] 补益气血，温阳通脉。

[**方药**]

生黄芪 15g，党参 10g，麦冬 15g，五味子 10g，炒白术 20g，黄精 15g，生地 15g，熟地 15g，山萸肉 10g，升麻 6g，北柴胡 10g，全当归 15g，鸡血藤 15g，阿胶珠 10g，桑寄生 15g，川断 10g，桂枝 6g，桑枝 30g，生石斛 30g，陈皮 10g，大枣 10g，炙甘草 6g。

7 剂，水煎，日 2 次服。

二诊：药后证大效，原方照服 14 剂而收功。

[**方义**] 证属气血不足，舌淡脉细，故用补中益气汤和生脉散、四物汤加减而取效。药用生黄芪、党参、黄精、升麻、柴胡，以益气健脾升提阳气，固脱止晕；用党参、麦冬、五味子名生脉散，以益气敛汗、养阴生津；用当归、鸡血藤、生熟地、阿胶，以滋阴补肾、养血活血；用桑寄生、川断，以补肝肾，养血强筋；用桑枝、桂枝，以温阳祛风，解肌通利关节，而止周身酸痛。全方共奏补气养血，温通经脉，调理低血压、低血糖之功效。

病案 2

张某，女，57 岁。初诊日期：2014 年 4 月 21 日。

[**病史**] 头晕目眩，反复 7 年余，加重 3 个月。7 年前，患者不明原因出现头目眩晕，轻则闭目即止，重则恶心呕吐，项强目胀，伴有胸闷不适。经各方医治，时有轻重。3 个月前，眩晕加重，伴项强心烦、卧寐不佳，心电图未见异常，血压 160/86mmHg，中年妇女，体型偏胖，舌淡红苔薄，脉弦细缓。

[**病证要点**] 临证诉求，以 3 个月来头目眩晕，伴项强心烦、血压升高等症为诊治要点。

[**证候分析**]

应指出，眩晕发病，或因于虚，或因于痰。如素体阴亏，或情志内伤，长期忧郁恼怒，暗耗肝阴，阴不制阳，肝阳上亢，可发为眩晕。或劳倦过度，饮食不节，脾胃虚弱，气血生化乏源，气血不足，清窍失养，亦可发为眩晕。或先天不足，或久病耗伤，或房劳过度，或年老肾亏，肾精不足，髓海不充，亦可发为眩晕。

嗜食肥甘，脾气失健，痰湿内生，蕴阻中焦，升降失司，清气不能升于上，头面清窍失养，则多可发为眩晕。

眩晕一证，所涉脏腑虽杂，但总以肝、脾、肾三脏为主，然"诸风掉眩，皆属于肝"，故三脏之中，又以肝为重。眩晕病性，虽以痰以虚为多，丹溪倡"无痰不作眩"，景岳谓"无虚不作眩"，但眩晕病机，复杂且多变，风、火、痰、瘀，气血阴阳，相互影响，相互转化，临证之时，要细心求索，探求病机，各司其属。辨清虚实，以定补泻。辨清脏腑，以定病位。辨清标本，以定缓急。

肝阳上亢型眩晕，治当平肝潜阳、滋补肝肾，多以天麻钩藤饮加减，素日可用杞菊地黄丸。气血亏虚型眩晕，治当补益气血、健运脾胃，可选方药较多，大凡能够补益气血者，皆可根据病情加减变化。中气不足、清阳不升所致的眩晕，最为适宜的方药仍然是补中益气汤。肾精不足型眩晕，治当补肾；偏阴虚者，补肾滋阴；偏阳虚者，补肾助阳，多取左归丸、右归丸加减。痰浊内蕴型眩晕，治当燥湿祛痰、健脾和胃，代表方药非半夏白术天麻汤莫属。根据病情变化，于痰阻气机、郁而化火者，也可选用柴芩温胆汤加减。此外，瘀血阻窍，治宜活血化瘀、通窍活络，可用通窍活血汤加减。

余于临证辨证之时，强调首抓主证，并指出"凡属患者最痛苦、最紧急的一组症状和体征，往往即可能是该病变阶段最能反映病变主要矛盾的主证"。围绕主证应先辨外感内伤，对于外感，重在辨清寒热；对于内伤，则重在分清虚实。虚证则应辨清气血阴阳，并进一步落实在脏腑经络，如心气虚、心阴虚、少阴经病证、太阴经病证等。实证则应分清何种病邪为患，引起何种病理变化，并应辨清寒热，分别病位。

余认为："临床辨证的目的，实质上就是要依据中医理论对病变进行定位和定性。"

本例患者，眩晕经年不愈，主证为眩晕。因病程长，反复发作，且无寒热，知为内伤。头目不清，脉象弦缓，知病位在肝。患者素体偏胖，本"肥人多痰湿"之训，推知病因应是痰湿为患。

[**辨证与辨病**] 肝阳亢逆，痰郁清窍；高血压病。

［**治法**］平肝潜阳，化痰息风。

［**方药**］半夏天麻白术汤加减。

生石决明（先煎）20g，珍珠母（先煎）20g，夏枯草15g，明天麻10g，清半夏6g，炒白术10g，葛根15g，地龙15g，杭菊花15g，薄荷（后下）6g，生杜仲15g，川牛膝10g，当归15g，三七粉（分冲）3g。

7剂，水煎，日2次服。

二诊：药后证大愈，再拟上方14剂照服。

［**方义**］方用石决明、珍珠母，以平肝潜阳、清脑明目；方用半夏天麻白术汤，以清肝散郁、化痰息风；用菊花、薄荷，以平降肝阳、疏散风热；用葛根、地龙，以解肌生津、清热通络，专治项强痛、头目眩晕；用当归、三七，以养血活血通络；用杜仲、牛膝，以补益肝肾，兼引血下行而止眩。全方共奏清肝潜阳、化痰息风、通络明目之效。

余治疗眩晕，多以清肝平肝为主，兼顾它脏。补泻并举，当补则补，当泻则泻。对于痰浊上犯之眩晕，则以半夏白术天麻汤为主，随证加减，得心应手，虽不能万举万当，但所失亦不多。

二、中风

张某，男，57岁。初诊日期：2014年4月28日。

［**病史**］患者于40多天前突发脑梗死住院治疗21天，脑干小脑部位基底动脉狭窄，视力曾正常。现视力下降，头晕，血压正常，血压110/85mmHg，乏力，舌淡苔白，脉弦细。

［**病证要点**］临证诉求，以脑梗住院后视力下降为诊治要点。

［**证候分析**］

中风病机，唐宋以前，多宗外风，以"内虚邪中"立论。唐宋以后，则宗内风，如刘完素之"心火暴甚"说，李东垣之"正气自虚"说，朱震亨之"湿痰生热"说，而王履则"以予观之，昔人、三子之论，皆不可偏废。但三子以相类中风之病，视为中风而立论，故使后人狐疑而不能决。殊不知因于风者，真中风也！因于火、因于气、因于湿者，类中风而非中风也"。

中风病因，多由年老体弱，或久病亏损，致使肝肾阴虚，肝阳上亢，而发中风。《景岳全书·非风》认为："皆内伤积损颓败而然。"若饮食不节，嗜食肥甘，过量饮酒，脾胃受伤，脾失运化，痰浊内生，郁久化热，痰热互结，阻滞经络，蒙蔽清窍而发病；或素体肝旺，横逆犯脾，痰浊内生；或肝郁化火，烁液成痰，窜扰经络，蒙蔽清窍，突然昏仆，或半身不遂。《丹溪心法·中风》云："湿土生痰，痰生热，热生风也。"情志所伤，五志过极，心火暴盛，或暴怒伤肝，肝阳暴张，引动心火，风火相煽，血随气逆，上冲犯脑，心神昏冒。或气虚邪中，气血不足，脉络空虚，风邪乘虚入中经络，气血痹阻，而发本病。

应指出，中风一证，病机复杂，虚、火、风、痰、气、血并见，波及心、肾、肝、脾诸脏，且以肝肾阴虚为本。中风辨证，一当辨明中经络或中脏腑，二当辨清闭证或脱证，三当辨分虚实。中风治疗，门诊所见，多为中经络或后遗症患者，中经络之风痰瘀血，痹阻脉络，治当活血化瘀、化痰通络，多以化痰通络等品组方。中经络之肝阳暴亢，风火上扰，治当平肝泻火通络，多以天麻钩藤饮加减。中经络之痰热腑实，风痰上扰，治当化痰通腑，多以星蒌承气汤加减。中经络之气虚血瘀，治当益气活血、扶正祛邪，多以补阳还五汤加减。中经络之阴虚风动，治当滋养肝肾、潜阳息风，多以镇肝息风汤加减。

本例病证，病史简明，且证情脉络清晰。40余天前，经医院诊为脑梗死，并住院治疗，当为中风之中经络。病本为肾阴亏虚、肝阳化风，故可用镇肝息风汤加减试治。

[**辨证与辨病**] 肾阴亏虚，肝阳化风；中风（中经络），脑梗死。

[**治法**] 滋阴潜阳，息风明目。

[**方药**]

生地20g，生首乌20g，元参10g，山萸肉10g，天麦冬各15g，生石斛20g，云茯苓10g，炒苍术10g，菖蒲15g，远志15g，杭菊花15g，薄荷（后下）6g，夏枯草15g，谷精草15g，草决明15g，豨莶草15g，当归15g，青葙子10g，密蒙花10g，生牡蛎（先煎）30g，浙贝母15g。

7剂，水煎，日2次服。

二诊：症大减，视力有所恢复。

后携上方30剂返乡调理，经随访病愈未犯。

[**方义**] 方用生地、生首乌、元参、山萸肉，以滋补肝肾、养阴清热；用天冬、麦冬、生石斛，以养心肝肺胃之阴而生津；用云茯苓、苍术，以健脾渗湿燥湿；用菖蒲、远志、菊花、薄荷，以清头明目、宁神开窍；用草决明、

谷精草、夏枯草，以清肝泻热、明目止眩；用当归、豨莶草，以养血祛风除湿；用生牡蛎、浙贝母，以益阴潜阳、开郁散结；用青葙子、密蒙花，以清肝养血明目。全方共奏滋阴清肝、息风明目之效。故脑梗死亦有所恢复。

三、头痛

病案1

张某，女，57岁。初诊日期：2013年9月12日。

[病史] 头昏头痛多年，头项及项背沉紧，医院诊为神经性头痛；右上臂不完全性骨折（劈裂）2个月余，药控后血压130~140/85~90mmHg。舌淡苔白厚，脉弦缓。

[病证要点] 临证诉求，以头昏、头痛多年，项背沉紧，血压偏高等症为诊治要点。

[证候分析]

《景岳全书》云："凡诊头痛者，当先审久暂，次辨表里。盖暂痛者，必因邪气；久病者，必兼元气。""凡外感头痛，当察三阳、厥阴。盖三阳之脉俱上头，厥阴之脉亦会于巅……至若内伤头痛，则不得以三阳为拘矣。如本经所言，下虚上实，过在足少阴、巨阳。"

头痛一证，临床多见病机分类为风寒头痛、风热头痛、肝阳头痛、痰湿头痛、瘀血头痛、气血虚头痛、肾虚头痛等证型。其中肝阳头痛，多由肝阴不足，肝阳亢逆，风阳上扰清空而发。且常与血压升高有关。

神经性头痛，中医一般归属于偏头痛的范围，多为少阳经气不和，胆火上冲，上扰清窍所致。患者肝阳上亢，胆火上扰清空，故血压升高，头昏头痛多年。太阳经循脊项，并有孙脉通于少阳，故肝胆火热上炎，影响及足太阳经脉，足太阳经脉失和，通利不畅，故现项背沉紧不舒。

中医认为，肾主骨生髓。骨骼的发育与肾精肾阳密切相关，肾精不足，往往会导致骨骼发育不良，质地脆弱，容易骨折，骨折后难以愈合。另一方面，肝肾同源，补益肾精即可以促进肝血肝阴的化生，亦有利于制约上逆之肝阳。故在平肝潜阳的基础上，加入补肾壮骨之品，不仅可以促进骨骼生长，促进伤口愈合，而且有利于缓解头痛。

[辨证与辨病] 肝阳亢逆性头痛；肾虚骨损；高血压病。

[治法] 疏风平肝潜阳，补肝肾而壮骨。

［**方药**］川芎茶调散加减。

川芎15g，夏枯草15g，葛根15g，地龙15g，荆芥3g，防风3g，白芷10g，羌活6g，藁本10g，白芥子3g，当归15g，赤芍10g，杭菊花15g，薄荷（后下）6g，桑寄生15g，川断10g，白及10g，三七粉（包冲）3g。

7剂，水煎，日2次服。

二诊：症减。随症加减，继开上药14剂，回乡继服以收功。

［**方义**］方用川芎茶调散（川芎、羌活、荆芥、防风、白芷、薄荷），以疏风定痛；用菊花、藁本、葛根、地龙，以疏散风热或风寒湿邪，解肌通络；用夏枯草，以清降肝热；用当归、白及、三七，以养血活血止血，生肌而止痛；用补骨脂、寄生、川断、白芥子，以补益肝肾、养血壮骨、通脉续筋、散结止痛。全方共奏疏风平肝潜阳，兼以补肝肾壮筋骨之效。

病案2

武某，男，28岁。初诊日期：2014年1月27日。

［**病史**］头痛发作，动脑则发，口腔溃疡，口气重，目干涩，手足心汗，失眠多梦，苔薄黄，脉缓。

［**病证要点**］临证诉求，以头痛、口腔溃疡、口气重、苔薄黄等症为诊治要点。

［**证候分析**］

头痛一证，至为常见，严重影响患者的生活和工作。《黄帝内经》对头痛的现象和病因病机有着较为明确的记载，如《素问·风论》称头痛为"脑风""首风"，《素问·五脏生成》载："是以头痛颠疾，下虚上实。"

本证病者为青年，工作不久劳累熬夜，用脑过度，内热蕴积在所难免。饮食失节，郁积化热，胃热蕴盛亦属常态。该证头痛发作与动脑思虑关联，当属神经性头痛。且口气为重、口腔溃疡发作，苔呈薄黄，显系心胃火旺、血热蕴盛所致。经久不愈，治未及时，故属阴津阴液亏耗兼及阴虚火旺兼夹。故单清泻心胃火热而不养阴生津滋补阴液则多效不明显。其目干涩，则系心肝阴虚所致。阴不敛阳，故手足汗多，心神不能内藏，故失眠而多梦。由于证来伤及气血，故脉见缓象。所谓"下虚"者，当是阴津、阴液不足是也。

［**辨证与辨病**］阴虚血热，心胃热盛；头痛。

［**治法**］养阴清热，养血以安神，清泄心胃之火。

［**方药**］

沙参 15g，麦冬 15g，生石斛 20g，生地 15g，玄参 10g，山萸肉 10g，生石膏（先煎）15g，知母 10g，炒山栀 10g，粉丹皮 15g，川连 6g，紫草 30g，当归 15g，鸡血藤 15g，红花 6g，生牡蛎 30g，浙贝母 10g，冬瓜仁 30g。

二诊：症减，随症加减，继服上方 2 周而收功。

［**方义**］方用生地、元参、山萸肉，以补肾滋阴降火；用沙参、麦冬、生石斛，以养心胃之阴液；用生石膏、知母、炒山栀以清泻心胃热盛；用粉丹皮、川连，以凉血而清火；用当归、鸡血藤，以养血安神；用生牡蛎、浙贝母，以祛痰而宁心安神；用红花、冬瓜仁，以活血止痛，兼及愈合口腔黏膜溃疡。全方共奏滋阴生津、清泻心胃火热以达清头目而止痛功效。

四、胁痛

于某，男，56 岁。初诊日期：2014 年 3 月 10 日。

［**病史**］血压 135~140/100~105mmHg，胸肋偶痛或发岔气，寐佳，尿黄，便佳，心动缓，舌红苔黄干，脉弦迟。

［**病证要点**］临证诉求，以胁痛血压稍高、苔黄质红等症为诊治要点。

［**证候分析**］

《黄帝内经》即有"胁痛"的明确记载，又明确指出胁痛是肝胆病变。如《灵枢·五邪》说："邪在肝，则两胁中痛。"《素问·热论》说："三日少阳受之，少阳主胆，其脉循胁络于耳，故胸胁痛而耳聋。"《素问·刺热论》亦说："肝热病者，小便先黄，……胁满痛。"

历代医家论治胁痛，对病位没有争议，对病因则代有发挥，《症因脉治·胁痛》说："内伤胁痛之因，或痰饮、悬饮，凝结两胁，或死血停滞胁肋，或恼怒郁结，肝火攻冲，或肾水不足，……皆成胁肋之痛矣。"《类证治裁·胁痛》则将胁痛分为肝郁、肝瘀、痰饮、食积、肝虚等，对临床选方用药，具有指导意义。

胁痛一病，病位明确，主在肝胆。故《景岳全书·胁痛》说："胁痛之病，本属肝胆二经，以二经之脉皆循胁肋故也。"气血不通或不荣则痛，大凡情志不舒，饮食不节，引发气机郁结、瘀血停滞，或湿热蕴结等，不通则痛。或久病耗伤，劳倦过度，引发肝阴不足，不荣则痛，影响肝胆经络，发为胁痛。病者血压升高 140/105mmHg、胁痛、尿黄、苔黄干，证系肝经火热、肝阳亢逆所致。

[**辨证与辨病**] 肝郁气滞化火，肝经不舒；高血压病。

[**治法**] 疏肝清火，利尿泄热。

[**方药**]

北柴胡 10g，炒黄芩 10g，炒白芍 10g，广郁金 10g，制香附 10g，杭菊花 15g，薄荷（后下）6g，夏枯草 15g，葛根 15g，地龙 15g，生地 15g，淡竹叶 15g，川木通 6g，生杜仲 15g，怀牛膝 10g，生石膏 15g（先煎），生甘草 3g。

二诊：症减。上方随症加减，继服收功。

[**方义**] 方用柴胡疏肝散加减（柴胡、白芍、香附），以疏肝理气、宽胸止痛；用夏枯草、生石膏，以清肝胃之热；方用导赤散（生地、淡竹叶、川木通、生甘草），以清利下焦之热，肝胃及下焦热清，血压自当下降；加用葛根、地龙，以解肌舒筋，治其胁痛，亦有降压作用。全方共奏疏肝解郁、清降肝胃下焦郁热、解肌舒筋之效。

五、瘿病

陈某，女，45 岁。初诊日期：2014 年 6 月 1 日。

[**病史**] 结节性甲状腺肿，颈淋巴结节肿大，咽堵，结肠息肉术后，胆红素高，面黄，大便溏泄，日一二行，少腹偶胀，口干，苔薄干，脉细。

[**病证要点**] 临证诉求，以结节性甲状腺肿、颈淋巴结节肿未消、大便溏泄、日二行等症为诊治要点。

[**证候分析**]

瘿病是以颈前喉结两旁结块肿大为主要临床特征的疾病。瘿病古称瘿、瘿气、瘿瘤、瘿囊、影袋，名称繁多，其实则一。以颈前喉结两旁肿大为特征，包括了结节性甲状腺肿和缺碘性地方性甲状腺肿。

瘿病病因，较为明确，主要是情志内伤、饮食及水土失宜，并与体质有密切关系。

瘿病病机，以气滞痰凝血瘀为主，初期多为气机郁滞，水停痰聚，痰气相互搏结。久则气病及血，血脉瘀阻。瘿病病性，以实居多，久病亦可损伤正气，出现气虚、阴虚等虚实夹杂之候。

[**辨证与辨病**] 肝郁化火，痰气交阻，郁结成瘤；瘿病，结节性甲状腺肿、颈淋巴结节肿。

［**治法**］疏肝理气，清泄肝热，化痰散结。

［**方药**］

夏枯草 10g，女贞子 15g，北柴胡 10g，炒黄芩 10g，天花粉 10g，葛根 15g，板蓝根 20g，射干 10g，蒲公英 15g，炙鳖甲（先煎）15g，生牡蛎（先煎）30g，浙贝母 10g，鸡内金 15g，木蝴蝶 6g，川连 6g，陈皮 15g，煅龙骨（先煎）30g，炒苍术 10g，制厚朴 6g，炒莱菔子 15g，炙甘草 15g。

［**方义**］方用女贞子、夏枯草、柴胡，补益肝肾、清肝热而散郁结；用板蓝根、天花粉、射干，以清热凉血、消肿散结；用葛根、黄芩、黄连、煅龙牡，以清热解肌而止利；用平胃散（陈皮、苍术、厚朴、甘草），以燥湿运脾、行气和胃，以祛湿滞；用龙骨、鳖甲、牡蛎、贝母、木蝴蝶，以收敛止泻、化痰软坚散结而利咽；用莱菔子、鸡内金，以下气化痰，消食化滞。全方共奏理气化痰、消瘀散结之功效。

第五章
肾系病证

一、淋证

病案1　石淋

李某，女，63岁。初诊日期：2014年3月24日。

[**病史**] 患者自述去年因小腹疼痛曾在北京某大医院住院，B超检查诊断为膀胱输尿管结石。西医治疗1个月后好转出院。今日因少腹绞痛难忍就诊于国医堂。患者自述小腹灼热疼痛，小便不利，且小便赤涩，曾尿血，血色鲜红。腰痛畏寒，大便正常，饮食尚可，精神一般，睡眠质量差，常夜间因疼痛而醒，难以继续入睡。舌淡苔薄，脉弦。

[**病证要点**] 临证诉求，以小腹灼热疼痛、膀胱输尿管结石、小溲不利而赤涩、并曾尿血等症为诊治要点。

[**证候分析**]

诸般疼痛，不越两条：一是不通则痛；二是不荣则痛。患者西医院确诊为膀胱输尿管结石。结石阻滞气机，气血津液不得正常输布运行，故疼痛，甚则绞痛，乃有形之邪阻滞，不通则痛。究其结石形成原因，问诊得知患者年少之时，常因工作繁忙，口大渴而不得饮水，小便至而不得入厕，长久以往，遂成结石；结石初成之时，以为病小，且经济不富而未治，日久病情恶化，方才就医，如此病史，且不愿手术取石，因闻余之名声，遂不远千里来就诊。

查淋证病因，有膀胱湿热、肝郁气滞、脏腑虚损之别。其病证又有热淋、气淋、石淋、血淋，以及膏淋、劳淋等之分。所谓热淋，其特征为小溲灼热刺痛，小腹拘急；气淋，则为小便滞涩而痛，少腹胀满；石淋，则是尿中夹有砂石，排尿中断或腰腹绞痛；血淋，则见尿中见血或有血丝、血块，排尿刺痛；其他如膏淋、劳淋等，则多属脏腑虚损，其小溲或如米泔水，或如膏脂，或小溲淋漓而腰膝酸软，遇劳则发。

此患者已然确诊为膀胱、输尿管结石，其结石阻滞于膀胱，络脉受损，血随小便而出，故尿中带血；弦主疼痛，脉证相应。气滞血瘀，不通则痛，治应疏理气机，利尿通淋，活血化瘀，以期气行血活，疼痛可解。因此治疗应以清热利尿、行气活血为主，或加用活络效灵丹、失笑散等方剂，标本兼治，既解除病根，也可缓解疼痛。

病在膀胱，"膀胱者，州都之官，津液藏焉，气化则能出矣。"针对膀胱结石，应遵循"因势利导"的原则，通利小便，使结石从小便而出。另一方面，结石阻滞气机，阳气被遏，足太阳膀胱经，行于腰背，故患者亦可表现出腰部酸痛、畏寒等卫阳不伸症状。然此种畏寒终非阳气虚衰之畏寒，其病机当是膀胱气机不利，阳气郁滞，失于温煦所致。其病证治，应采用通利小水之法，小便得利，阳郁得伸，腰痛自除。正如叶天士所云："通阳不在温，而在利小便。"

《黄帝内经》云："七七，任脉虚，太冲脉衰少，天癸竭。"患者已过耳顺之年，体内之阴液不足，虚热当生，若单纯通利小便，则恐邪气不去，虚热更生，故利尿之法尤应细查精详，清代医家尤怡指出："其膏砂石淋，必须开郁行气，破血滋阴。"（《金匮翼·诸淋》）故遵吴鞠通所倡"甘苦合化"之法，攻补兼施，以收清热而不伤阳，利尿而不伤津之效。

总之，治疗膀胱输尿管结石，应以通利小便为主，兼以溶石。小水得下，结石溶化变小，亦有可能随尿液排出。

［**辨证与辨病**］湿浊郁结，气滞血瘀；膀胱输尿管结石。

［**治法**］甘苦合化，通利小便，软坚化石。

［**方药**］

金钱草20g，海金沙15g，鸡内金15g，生牡蛎（先煎）30g，浙贝母10g，生地20g，元参15g，山萸肉10g，淡竹叶15g，川木通6g，瞿麦15g，萹蓄15g，萆薢15g，石韦30g，白茅根30g，元胡10g，乌药10g，滑石粉（包煎）15g，车前子（包煎）10g，红花10g，降香6g，制乳香3g，制没药3g。

[**方义**] 方用金钱草、海金沙、鸡内金，以清热利湿、利尿通淋、溶石排石而止痛；用生牡蛎、浙贝母，以软坚化痰、开郁散结而溶石；用生地、元参、山萸，以益肾滋阴而降火；用瞿麦、萹蓄、萆薢、石韦，以利尿通淋排石；用滑石、车前子，以祛湿利尿；用元胡、乌药、降香，以开郁行气降逆，亦能引石下行；用红花、乳香、没药，以活血散瘀、消肿止痛。全方共奏利尿通淋、消瘀排石之功效。

病案 2 热淋

徐某，女，41 岁。初诊日期：2014 年 3 月 1 日。

[**病史**] 患者自述尿黄、尿热，少腹痛，西医诊断为附件炎；口渴，渴欲热饮；恶寒发热，胃脘隐痛，手足末端欠温；末次月经为 2 月 16 日，口气重。苔黄厚，脉弦细。

[**病证要点**] 临证诉求，以少腹痛、尿黄、尿热、附件炎、恶寒发热、胃痛等症为诊治要点。

[**证候分析**]

《湿热论》云："夫热为天之气，湿为地之气，热得湿而愈炽，湿得热而愈横。湿热两分，其病轻而缓；湿热两合，其病重而速；湿多热少则蒙上流下，当三焦分治；湿热俱多则上闭下壅而三焦俱困矣。"湿属阴，主静；热属阳，主动。湿热相合，阴阳交替，寒热错杂，影响人体气血津液的代谢，造成严重的疾病。患者小腹疼痛、尿黄、尿热，故知湿热阻滞膀胱。治应甘苦合化与淡渗利湿相结合。

患者口臭，乃胃火燔灼，上熏于口所致。火热挟胃中浊气上冲咽喉，自口而出，故口气热臭。治疗之法，当以白虎汤之类，清除胃热，则臭味自去。

火热属阳，既伤阴液，然久亦伤人之阳气，阳气一伤，温养失司，则胃脘隐痛，手足欠温。阳气无以温煦肌表，则恶寒。阳热偏盛，则发热。由于患者胃腑寒热错杂，故过于清热则伤阳，单纯温阳则又能助热，故其治疗应寒热并用，甘苦合化，既清降胃热，又顾护胃津。

少腹部为肝经循行部位，少腹部位灼热疼痛，故知患者肝经郁滞，气郁化火，热灼肝经而发作痛楚。火热内生，煎灼内脏阴液，血热内生则易发附件炎症。肝喜条达而恶抑郁，因此对于肝经火热，则应予疏肝降火之品，以条达肝气、清降火热。肝经条达则火热易清，血热清解则肝经气血循运正常，少腹疼痛，方可舒解。

[**辨证与辨病**] 湿热阻滞膀胱；热淋。

[**治法**] 甘苦合化，淡渗利湿，化瘀止痛。

[**方药**]

生地 15g，淡竹叶 15g，川木通 6g，白茅根 30g，蒲公英 30g，金钱草 20g，海金沙 15g，萹蓄 15g，瞿麦 15g，滑石 20g，丹皮 15g，车前子（包煎）10g，知母 10g，川连 6g，人参 9g，白术 12g，茯苓 15g，元胡 10g，炒川楝子 10g，桑枝 30g，桂枝 3g，宣木瓜 6g，制乳香 3g，制没药 3g，白芷 10g，三七粉（包冲）3g。

[**方义**] 方用导赤散合八正散加减。药用生地、淡竹叶、木通、萹蓄、瞿麦、车前子、白茅根，以清下焦湿热，化解膀胱、尿道和附件热毒；用蒲公英、丹皮、川连、知母，以清热解毒，加强消炎退热之效；用金钱草、海金沙，以清热祛湿、利尿通淋、促消炎肿；用茯苓、白术、滑石，以健脾补气利湿；用木瓜、桂枝、桑枝，以温阳行水、平肝舒络、和中祛湿；用白芷、乳香、没药、三七，以散风燥湿、活血化瘀、消炎止痛。全方共奏清热解毒、祛湿消炎止痛之效。

二、遗精

徐某，男，34 岁。初诊日期：2015 年 1 月 29 日。

[**病史**] 患者自述遗精，平日行走精液甚至自行流出，伴有早泄。左腰酸困，畏寒，如坐水中。左少腹胀，口苦咽干，心中懊侬。曾诊腰椎间盘突出症，西医院诊断问题不大。腰部刺痛，舌淡苔白，脉弦细。

[**病证要点**] 临证诉求，以遗精、早泄、腰酸、畏寒等症为诊治要点。

[**证候分析**]

《景岳全书》云："遗精滑泄，总皆失精之病。虽其证有不同，而所致之本则一。盖遗精之始，无不病由乎心，正以心为君火，肾为相火，心有所动，肾必应之。故凡以少年多欲之人，或心有妄思，或外有妄遇，以致君火摇于上，相火炽于下，则水不能藏，而精随以泄……盖精之藏制虽在肾，而精之主宰则在心。故精之蓄泄，无非听命于心。"所以，遗精一证，主要与心肾二脏密切相关。心属火，肾属水，心火下达肾水，则肾水不寒；肾水上济心火，则心火不亢。心肾相交，水火既济，则全身阴阳平衡，寒热自如。患者遗精严重，平口行走，甚则精液自行流出，并伴有早泄，且有腰酸畏寒等症，故知患者肾阳虚衰为重。肾气亏虚，封藏失固，则精自出。故《景岳全书》又说："初泄者不以为意，至再至三，渐至不已，及其久而精道滑，则随触皆遗，欲遏不能矣。斯时也，精竭则阴虚，阴虚则无气，以致为劳为损，去死不远，可无畏乎。"遗精滑泄病证，得之日久，不仅肾阳亏虚，其肾阴、肾精亦开始匮乏。肾阴亏虚，不能上济心阴制约心火，则可致心火上炎，扰及心神，神志失宁，则发作心中懊恼。由此看来，患者以肾阴阳两虚为主，伴有心火虚性亢逆，心神不宁。

《伤寒论》云："少阳之为病，口苦，咽干，目眩也。"苦为火之味，故口苦一般与肝胆火旺密切相关。患者尚有左少腹作胀，亦应是肝胆经气郁滞之征。

此外，患者西医诊断为腰椎间盘突出症，且有刺痛，应是瘀血阻滞，气血不通而痛。遗精乃患者新病，腰椎间盘突出症乃患者痼疾，应遵循《金匮要略》中"夫病痼疾，加以卒病，当先治其卒病，后乃治其痼疾"的原则，适当加入活血化瘀之品，以缓解患者腰部作痛。

[**辨证与辨病**] 肾阳虚损，肾阴不足，封藏失固；遗精；性功能减退。

[**治法**] 温阳补肾，调控封藏，固涩止遗。

[**方药**]

生地 15g，熟地 15g，元参 10g，山萸肉 10g，桑寄生 15g，川断 10g，菟丝子 15g，粉丹皮 15g，黄连 9g，泽泻 10g，仙灵脾 15g，韭菜子 40g，巴戟天 15g，金樱子 15g，芡实 10g，桑螵蛸 15g，刺猬皮 15g，石榴皮 15g，丹参 15g，制乳香 6g，制没药 6g，炒土鳖虫 10g。

二诊：症大减，携上方 30 剂返乡调理。

[**方义**] 方用生熟地、元参、山萸肉，以滋阴补肾、养血调精、收敛固摄；用桑寄生、川断、菟丝子，以滋补肝肾、强筋骨、益精助阳；用丹参、丹皮、黄连，以养血清热凉血、清心除烦；用泽泻，以渗湿泄热，以防温阳太过，引发相火亢盛。用仙灵脾、韭菜子、巴戟天，以补肾壮阳、益肾精而强筋骨；用桑螵蛸、金樱子、芡实，以补肾助阳、固精止遗；用石榴皮、刺猬皮，以收涩固精，恢复精关调控；用丹参、炒土鳖虫、乳香、没药，以养血和血、活血逐瘀、活络止痛，以缓解腰部刺痛。全方共奏温补肝肾、壮阳益精、调控封藏之效。

三、精癃

栗某，男，57 岁。初诊日期：2015 年 6 月 4 日。

[**病史**] 患者近半年来出现排尿等待，余沥不净，并有尿分叉现象，但无少腹下极及会阴痛，曾在当地医院行 B 超检查，确诊为前列腺增生。现症见：排尿等待，尿后余沥不尽，伴有口苦，舌淡苔白，脉弦滑稍数。

[**病证要点**] 临证诉求，以排尿等待、尿后余沥、诊为前列腺增生为诊治要点。

[**证候分析**]

1. 患者起病隐匿，且病程较长，以排尿等待、尿后余沥不尽、伴有口苦、舌淡苔白、脉弦滑稍数为主，属于里热证，病在下焦，而病变脏腑主要涉及膀胱。足厥阴肝经绕阴器，故病变又涉及肝经。

2. 主证已明确指出排尿等待、尿后余沥不尽、尿分叉等，属于前列腺增生压迫尿道前列腺部所致。

3. 中医认为膀胱具有贮尿排尿功能，湿热蕴结下焦，影响膀胱功能，故出现排尿异常。

4. 口苦属于肝失疏泄，胆汁上逆所致。

5. 舌淡苔白主虚寒，脉弦滑略数主肝经湿热。本病例之舌质、脉象符合湿热下注之诊断。

[**辨证与辨病**] 下焦湿热证；前列腺增生症。

[**治法**] 清热利湿，利尿通淋。

[**方药**] 导赤散合四妙丸、橘核丸加减。

生地 15g，淡竹叶 15g，川木通 6g，生地榆 15g，炒苍术 10g，黄柏 6g，生薏苡仁 30g，滑石粉（包）15g，车前子（包）10g，海金沙 10g，通草 3g，粉丹皮 10g，川连 6g，橘核 10g，荔枝核 10g，炒小茴香 6g，生牡蛎（先煎）20g，浙贝母 10g，生甘草 6g。

7 剂，水煎，日 2 次服。

二诊：症大减。再拟上方 14 剂照服。

[**方义**] 方用导赤散（生地、淡竹叶、木通、生甘草），以清心凉血、利尿通淋；四妙丸去牛膝（黄柏、苡仁、苍术），以清热燥湿、清利湿热下注；方用橘核、荔枝核、炒小茴，以温下元、理气散结、散寒止痛；用地榆、苍

术、滑石粉、车前子，以凉血止血、祛风除湿、利水通淋；用海金沙、通草，以清热下气利水、利尿通淋；用丹皮、川连，以清热凉血、活血散瘀；用生牡蛎、浙贝母，以软坚散结化痰，以防前列腺进一步增生。

四、阳痿

杨某，男，48 岁。初诊日期：2014 年 3 月 3 日。

[**病史**] 患者 3 个月前无明显诱因在夫妻性生活时出现阳痿早泄，开始未予以重视，近期病情加重，随来就诊。现症见：阳痿早泄，腰膝酸软，阴囊潮湿，舌质绛苔黄，脉弦缓。

[**病证要点**] 临证诉求，以阳痿早泄、腰膝酸软、阴囊潮湿、舌绛苔黄为诊治要点。

[**证候分析**]

1. 患者起病无明显诱因，病程已有 3 个月，且病情有逐渐加重趋势。患者表现无恶寒发热、脉浮等表证表现，舌绛苔黄表明内有热象。故属于里热证范畴。

2. 主证已明确指出阳痿早泄，腰膝酸软，阴囊潮湿，病变累及肾和肝。

3. 中医认为"腰为肾之府"，"肾主骨生髓"，肾主生长发育和生殖，故阳痿早泄，腰膝酸软，说明肾气不足，肾阳虚损，封藏鼓动失司。

4. 湿热之邪循肝经下注，故见阴囊潮湿。

5. 舌质绛苔黄腻主湿热内蕴，脉弦主肝。本病例之舌质、脉象符合里蕴湿热兼有肾虚之证，或因肝气郁滞、肝经湿热，郁阻性功能之发挥，以致阳痿早泄。

6. 阳痿病因病机，主要有如下方面，即矽伤太过，纵欲竭精，肾阳衰微阳事不举；或忧思太过，伤及心脾，气血不足，宗筋失养，以致阳事痿软；或忧思郁怒，肝失疏泄，宗筋无能而阳事不举；或饮食不节，聚湿生热，湿热下注，宗筋弛纵而致阳痿。临床所见单纯肾阳虚损、命火不足所致者并不多见。而常见者多为思虑劳伤、情志失调，或肝郁脾虚，运化失常，化生湿热，障碍性事功能发挥所致。该患者阴囊潮湿，舌苔黄、舌质绛，当有湿热内生，郁滞于内，下注宗筋，阻滞房事施泄等，病机兼杂。

[**辨证与辨病**] 肝肾阴虚证兼湿热下注；阳痿。

[**治法**] 疏肝解郁，清热祛湿。

　　[**方药**]

　　北柴胡 15g，炒黄芩 10g，广郁金 15g，炒白芍 10g，制香附 10g，生石膏（先煎）20g，知母 10g，滑石粉（包）15g，车前子（包）10g，炒苍术 10g，桑寄生 15g，川断 10g，菟丝子 10g，仙灵脾 15g，韭菜子 30g，石榴皮 15g，刺猬皮 15g，百合 30g，菖蒲 10g。

　　7 剂，水煎，日 2 次服。

　　二诊：症减，同床一次有好转，上方 14 剂继续调理。

　　[**方义**]方用柴胡、黄芩，以疏肝解郁，清热燥湿；用白芍、香附，以平肝理气解郁；用生石膏、知母，以清气分胃热，兼以泻火除烦；用滑石、车前子、苍术，以利水通淋，健脾祛风除湿，以解阴囊湿疹；用桑寄生、川断、菟丝子，以补肝肾，强筋骨，益精助阳；用百合、菖蒲，以清心安神，开窍醒神；用仙灵脾、韭菜子，以补肾壮阳，固精止遗，强壮性功能；用刺猬皮、石榴皮，以固精缩尿，收涩止泻，以调控精关，缓解遗精早泄。全方共奏疏肝祛湿、补肾壮阳、调控精关开合之功效。

五、不育

　　马某，男，38 岁。初诊日期：2013 年 5 月 20 日。

　　[**病史**]患者结婚 10 年未育，曾在北医三院进行精液检查：A+B=4.28%，头畸形精子占 99.5%。现症见：胃脘冷痛，时有早泄，腰偶酸。舌质淡苔薄，脉弦滑。

　　[**病证要点**]临证诉求，以 10 年未育、精冷 A+B=4.28%、头畸形精子99.5%、脘冷、早泄为诊治要点。

　　[**证候分析**]

　　1. 患者起病隐匿，且病程较长，以胃脘部冷、腰膝酸软、早泄为主症，且精液检查以生殖功能低下为主，属于内伤性疾病，而病变脏腑主要涉及肾、脾、肝。故属于里虚证的范畴。

　　2. 主证已明确指出胃脘冷，说明病变涉及脾胃。但本病例无纳少、便溏、乏力、苔腻等症，故对于脾的运化功能尚无明显影响。

　　3. 中医认为"腰为肾之府"，"肾主骨生髓"，肾主生长发育和生殖，所以腰膝酸软、早泄，说明病变在肾。

　　4. 患者不育病史有 10 年之久，在社会和家庭等多方压力之下，难免心情抑郁，影响肝主疏泄，以致肝郁气滞，气滞则痰凝。该患者精子活力偏低，精子头畸形率偏高，推论其除有先天肾虚或基因问题外，亦当有气滞痰凝因素之可能。

5. 舌淡主虚，脉弦主寒主痛主肝。本病例之舌质、脉象符合里虚寒，兼肝气郁结之诊断。

6. 肾藏精，主生长发育和生殖，肾在体合骨，腰为肾之府。肾阳虚则可致腰膝酸软，时有早泄，且精液检查有精子活动度差，以及精子畸形率高等生殖功能低下表现。肾阳虚不能温煦脾阳，致脾阳虚衰，而脾胃互为表里，所以脾阳虚不能正常温煦濡养胃腑，不荣则痛，故可出现胃脘冷痛、喜揉按等胃腑虚寒表现。

7. 肝主疏泄，喜条达而恶抑郁，长期的精神抑郁不伸，可致肝气郁结。肝郁气滞，宗筋不利，封藏失司，则可影响及生育不能正常发挥。

[**辨证与辨病**] 脾肾阳虚兼肝郁痰凝；不育症。

[**治法**] 疏肝理气，温肾助阳。

[**方药**] 温胆汤合五子衍宗丸加减。

陈皮 15g，法半夏 6g，云茯苓 15g，淡竹茹 15g，炒枳实 6g，生地 15g，熟地 15g，玄参 15g，山萸肉 10g，覆盆子 15g，枸杞子 15g，五味子 10g，车前子 10g，广郁金 10g，肉苁蓉 15g，仙灵脾 15g，韭菜子 30g，九香虫 6g，生甘草 6g。

7 剂，水煎，日 2 次服。

二诊：方药平和，嘱可长期调理服用，故携药 14 剂返乡。

[**方义**] 方用半夏燥湿化痰，以降逆和胃。竹茹清化热痰，可除烦止呕。治痰当理气，气顺则痰消，故以枳实，苦辛微寒，破气消痰，使痰随气下，以通痞塞。用枳实与半夏相配，则气顺痰消，气滞得畅，胆胃得和；用陈皮辛苦而温，以燥湿化痰；用茯苓健脾渗湿，以杜生痰之源，且有宁心安神之效。用枸杞子味甘质润，以滋补肝肾而益精。用覆盆子补肾助阳，以固肾涩精；用五味子，以补肾固精；用车前子，以利湿泄浊，并防诸药滋腻恋邪。用肉苁蓉、仙灵脾、韭菜子、九香虫，以增强温肾壮阳功效。用广郁金，以活血止痛，行气解郁。以甘草为使，益脾和中，协调诸药。诸药共奏疏肝理气、温肾助阳之功效。但不育症中，尤其精子活力偏低，精子头畸形率高之患者，亦非短期能奏效，故当告诉病者，应进一步确诊，用中药调理以缓图之。

第六章
气血津液病证

一、血证

病案 1

魏某，女，66 岁。初诊日期：2014 年 5 月 19 日。

[**病史**] 牙衄，血色鲜红，刷牙则发。喜凉饮，有口气；呃逆，腹胀，食后加重；大便干，2 日一行。舌红苔薄黄，脉细，左细无力。

[**病证要点**] 临证诉求，以牙衄频发、腹胀、口气重、便干、苔薄黄为诊治要点。

[**证候分析**]

1. 辨虚实

（1）患者时发牙衄，血色鲜红，喜凉饮，表明内有邪热动血，血热妄行。患者胃热亢盛，循经上灼，络破血溢脉外，故牙衄。血色鲜红，说明胃热蕴盛，灼液伤津，故喜凉饮。

（2）舌红苔薄黄，表明内有胃热。但脉细无力，表明年老津亏气虚。

2. 辨脏腑

其症现呃逆、腹胀，表明脾胃不和，胃气上逆。大便干燥，多由胃火炽盛，下移肠腑，热积肠胃，腑气不通，则发便干。胃热上冲，气机上逆，则发作呃逆，腹胀。

综合上述分析，本证病位在脾胃。足阳明胃经和手阳明大肠经入上下齿中。故所见的症状均与脾胃相关。但患者年龄偏大，素体当有气虚阴血亏虚之象，故见脉细无力。处方用药不能过分通腑降气，应中病即止，以免再伤气血。

[**辨证与辨病**] 内热蕴盛，胃火上炎；齿衄，牙龈出血。

[**治法**] 清热泻火降逆，理气润肠。

[**方药**]

北柴胡 10g，炒黄芩 10g，炒白芍 10g，陈皮 15g，法半夏 6g，云茯苓 15g，淡竹茹 15g，炒枳实 6g，柿蒂 6g，降香 6g，制香附 10g，制厚朴 6g，川连 6g，沙参 15g，生石斛 20g，生石膏（先煎）15g，焦楂片 6g，炒莱菔子 15g，炒谷芽 15g，瓜蒌仁 30g，酒大黄 3g，元明粉（冲服）3g。

[**方义**] 该方宗黄连温胆汤为主，以清胃热，并辅以降逆消食润肠之品。病属齿衄，但方内并未加用止血之品，而是从病机入手，病属实热证候，故当清热降逆，气降则火自消，热退则齿衄自止。

方用柴胡、黄芩、黄连、生石膏，以清降肝胃火热，疏肝理气；用陈皮、半夏、竹茹、枳实、厚朴、香附，以和胃降逆，宽中理气；用茯苓、白芍，以健脾渗湿，敛阴平肝；用沙参、生石斛、莱菔子、炒谷芽，以养肺胃阴津，降胃气而消食化滞；用酒大黄、瓜蒌仁、元明粉，以润肠通腑而泻胃热；用柿蒂、降香，以降气止呃。全方共奏清热泻火、润肠降逆止呃，而达治疗牙衄之效。

病案 2

张某，女，49 岁。初诊日期：2014 年 1 月 27 日。

[**病史**] 河北医科大学第二附属医院查尿潜血（++），尿蛋白（+），诊为尿血、肾炎待查。自觉疲劳，腰酸困，小便无痛涩，但自感尿不尽，尿意频，腹胀，大便不畅，排便无力，月经不规律。舌淡苔薄，脉细无力。

[**病证要点**] 临证诉求，以尿潜血（++）、尿蛋白（+）、乏力、腰酸困等症为诊治要点。

[**证候分析**]

1. 辨病机

病患尿血，病机应考虑下焦湿热或者气虚不固。患者有疲劳感，表明有气虚。小便无涩痛，可以排除血淋。淋证是以尿频、尿涩痛为主证。

2. 辨虚实

（1）患者 49 岁，年近绝经，天癸将竭，肾气渐虚。

（2）患者自觉疲劳、腰作酸困，并伴有尿不尽，表明肾气不足，气化无力，病位在肾。

（3）排便无力、腹胀，表明中气亏虚，病位在脾胃。脾气不足，运化失职，大肠传导功能减退，故患者排便无力、腹胀。

（4）舌淡苔薄，脉细无力，均为气虚之象。

综上分析，患者并非因单纯下焦湿热而引起尿血，应为脾肾气虚，固摄失司，兼以湿热下注，故患者自感尿不尽，尿意频。且肾气不足，封藏失职，血随尿出，导致患者尿血。

[**辨证与辨病**] 脾肾气虚，湿热下注；尿血，肾炎待查。

[**治法**] 益气补肾，利尿止血。

[**方药**]

生黄芪 15g，生地黄 20g，桑寄生 15g，川断 10g，菟丝子 15g，楮实子 15g，淡竹叶 15g，石韦 30g，川木通 6g，瞿麦 15g，萆薢 15g，萹蓄 15g，蒲公英 15g，白茅根 30g，车前子（包煎）6g，炒土鳖虫 10g，仙鹤草 15g，侧柏炭 15g，地榆炭 15g，棕榈炭 15g，茜草炭 15g，血余炭 15g，白及 10g，生甘草 6g。

14 剂，水煎，日 2 次服。

二诊： 症减，尿潜血有减（＋），携药 30 剂，回乡继服。

半年后随访，尿潜血（－），尿蛋白（－），未再复发。

[**方义**] 方用生黄芪益气升阳，补气摄血；用桑寄生、川断、菟丝子，以温补肝肾，养血益精，强肾固精而缩尿；方用导赤散（生地、淡竹叶、木通、生甘草），以清心凉血，利水通淋；用八正散（瞿麦、萹蓄、木通、车前子、甘草，去大黄、栀子），加蒲公英，以清热解毒泻火，利水通淋；用萆薢、白茅根，以清利下焦湿浊，凉血止血，利水通淋，尤善止尿血；用炒土鳖虫，以舒筋活络而缓腰酸困；用石韦、楮实子，以利水通淋，清热而治尿血，并消尿蛋白；用仙鹤草、白及、侧柏炭、地榆炭、棕榈炭、茜草炭，以收敛凉血止血，侧重在治尿血。且仙鹤草亦有补虚强壮之效。全方共奏益气补肾、利尿止血之功。

病案 3

陈某，男，36 岁。初诊日期：2015 年 6 月 25 日。

[**病史**] 两臂和下肢双侧暗红色斑，连接成片，不痒。西医综合医院诊为过敏性紫癜，反复发作 3 年；大便干燥，2~3 日一行。舌红苔薄干，脉细。

［**病证要点**］临证诉求以过敏性紫癜发作 3 年、大便干燥等症为诊治要点。

［**证候分析**］

该病患经西医诊断为过敏性紫癜 3 年，反复发作。考虑其病机应为两方面，一是血热，迫血妄行，血溢肌肤；二是病程日久，津液亏耗，虚火内炎，灼伤血脉。进一步分析如下。

1. 该患者病程较长，反复发作，应考虑热伤津液，导致阴津缺乏，故见舌红苔薄干、脉细。

2. 大便干燥，2~3 日一行。此为内热蕴盛，煎熬津液。患者阴津不足、肠道失润，故大便干燥。

3. 由于热伤津液日久，津血同源，亦会导致血热内盛，血热煎灼血脉，络破血出而成瘀斑。

4. 患者男性，时值壮年，并见便干腑实，当非虚证。但病已三年不愈，舌红脉细，津亏血虚征现，病当属本虚标实，阴虚火旺，阴虚为本，血热为标。

［**辨证与辨病**］阴虚血热，腑实不畅；过敏性紫癜。

［**治法**］滋阴降火，凉血止血。

［**方药**］

生地 30g，元参 15g，天花粉 15g，五味子 10g，蝉蜕 6g，乌梅 6g，知母 6g，黄柏 6g，野菊花 15g，生石膏（先煎）15g，生地榆 15g，炒槐花 10g，粉丹皮 15g，紫草 30g，当归 10g，仙鹤草 15g，阿胶珠 6g，茜草炭 15g。

7 剂，水煎，日 2 次服。

二诊：症大愈，过敏紫癜未再发作。故携药 14 剂返乡调理。

后经随访证愈。

［**方义**］患者病机为阴虚火旺动血发斑。故治疗当以滋阴清热、凉血止血为主。方用生地、元参、知母、黄柏，以滋阴凉血清热；热不去则血难安，故加天花粉、野菊花、生石膏，以增强清热之力；因本病已伤及血分，故用丹皮、紫草、生地榆、炒槐花，以清血热；用仙鹤草、茜草炭，以凉血止血。津血同源，故用阿胶，以滋阴补血。又因该案例病程较长、且反复发作，推测其多因过敏而复发，故用五味子、蝉蜕、乌梅，以脱敏，控制其复发。

二、内伤发热

病案 1

高某，男，17 岁。初诊日期：2014 年 5 月 1 日。

[**病史**] 近年来，每逢熬夜劳累则发热，面色㿠白消瘦，今年恰逢考试熬夜数周紧张劳累而发热，20 天前发热高达 39.2℃以上，无汗，苔薄白，脉细。

[**病证要点**] 临证诉求，以劳累发热且热势较高为诊治要点。

[**证候分析**]

1. 辨表里

患者病程虽长，且每次发热前并无明显外感病因，多因紧张或劳累而引起，故该患者应属内伤发热。但其热势较高，又非单纯气虚发热。应有紧张劳累郁积，气郁化热，病机虚实兼夹。

2. 辨虚实

患者正值青年，但面色㿠白而消瘦，而且逢紧张劳累则发热，说明患者中气不足，阴火内生，气虚则阳浮于外，故发热，且劳则耗气，故患者紧张劳累后则复发。而且患者脉细，属气血不足，表明气虚发热，损及阴津，兼有阴亏之象。

然病者为青年，长久紧张劳累则气郁，久而发热，或兼外感则内外合邪，而发热高达 39.2℃，则又应考虑内外合邪，又兼实热夹杂。

综上分析，则此患者应为气虚发热兼有阴津不足。

[**辨证与辨病**] 气虚发热，阴液不足，肝郁不舒，虚实夹杂；内伤发热。

[**治法**] 益气清热。

[**方药**] 补中益气汤合白虎汤加减。

生黄芪 10g，党参 10g，北柴胡 10g，炒苍术 10g，怀山药 10g，炒白术 20g，云茯苓 15g，沙参 10g，麦冬 15g，生石斛 20g，生石膏（先煎）15g，知母 10g，炒黄芩 10g，川连 6g，炒山栀 10g，粉丹皮 10g，炒白芍 10g，广郁金 10g，制香附 10g，生甘草 6g。

7 剂，水煎，日 2 次服。

二诊：症大愈，身热未再复发。继服前方 3 剂收功。

[**方义**] 一般来讲，气虚发热，不能用解表药以辛散发表，非甘温之法

不足以除大热，故用补中益气汤健脾益气，以清虚热。又因患者气虚发热日久，耗伤阴津，津不复则热不除，故加沙参、麦冬、石斛等，以滋阴而清虚热；病者青年，劳累多系考试前熬夜所致，压力大，精神紧张，气郁气滞在所难免，气郁久则化热，变生内热蕴盛，此热证当属实证，故加用石膏、知母、栀子、丹皮、香附、郁金，以疏肝解郁、清泄肝胃火热而退热。全方益气滋阴、清热、解郁等药共用而奏效，患者营卫调匀，卫气得以疏泄，故热退身凉而收功。

病案 2

孙某，女，33 岁。初诊日期：2013 年 7 月 1 日。

[**病史**] 产后 3 个月，2 周前偶发热 38.5℃，现手足心热，面色黄浮，腰酸，咽堵，月水未至，自汗，苔薄，脉细滑。

[**病证要点**] 临证诉求，以产后发热、手足心热、面黄浮等症为诊治要点。

[**证候分析**]

1. 辨外感内伤

患者属于产后发热，并非外感病邪所引起之发热，故无恶寒等表证。且患者表现手足心发热而非手背发热。手足心发热多属血虚阴亏内伤发热，内伤发热多表现为低热，故该患者的发热，当属于产后气虚血亏内伤发热。2 周前之发热 38.5℃，当有外感表邪所致，属一时性虚实夹杂而发热。

2. 辨虚实

（1）患者产后 3 个月偶发热达 38.5℃，应是偶感外邪。因妊娠分娩耗伤气血，患者气虚血弱。阴血亏虚变生内热，当是本证，故见手足心发热。

（2）腰酸：腰为肾之府，肾阴不足，腰府失养，可出现腰酸。

综上分析，本病病性属虚。

3. 辨气血津液

（1）咽堵：患者产后气血不足，阴虚火旺，津液不足以上承咽喉，咽喉失养，故患者出现咽部堵涩不适。

（2）产后哺乳，3 个月月水不至。此属产后冲任虚损，气血不足，气血上为乳汁，自当经水不至。

（3）气虚则卫气虚损，卫外不固，腠理疏泄，故自汗。面色黄浮，色黄属脾，虚浮为气不足，此乃气虚脾弱之象。

（4）患者手足心热、脉细滑，当属阴虚火旺之征。

［**辨证与辨病**］气血亏虚，阴虚发热；内伤发热。

［**治法**］益气补血，滋阴清热。

［**方药**］当归补血汤合生脉饮、青蒿鳖甲汤加减。

生黄芪15g，太子参10g，当归10g，五味子10g，生地15g，玄参10g，沙参15g，麦冬15g，生石斛15g，青蒿15g，炙鳖甲（先煎）15g，知母6g，粉丹皮15g，地骨皮20g，北柴胡10g，炒山栀10g，炒枣仁30g，浮小麦30g，炙甘草6g。

二诊：药后证大愈。继服上方14剂而收功。

［**方义**］患者属于气血亏虚导致的内伤发热，故可用当归补血汤和生脉饮益气养血、滋阴生津。针对气血亏虚引起的虚热，则用青蒿鳖甲汤，益阴以退热。

方用黄芪益气健脾；用太子参、麦冬、五味子，以益气敛汗、养阴生津；用生地、元参、沙参、生石斛，以养肺胃肝肾阴津而退热；方用青蒿、鳖甲、丹皮、地骨皮，以滋阴潜阳凉血，清退虚热；用柴胡、山栀，以清心肝之热而除烦；重用炒枣仁，以安神助眠；重用浮小麦，以固表而止虚汗；用炙甘草，以调和诸药。全方共奏益气补血、滋阴清热之功。

病案3

刘某，男，47岁。初诊日期：2015年4月30日。

［**病史**］自诉五心烦热数年，入夜尤甚，手足心热为甚，常影响睡眠，昼时减轻。耳鸣如潮已1年余，口气重，苔薄质稍赤，脉细。

［**病证要点**］临证诉求，以五心烦热、入夜尤甚、耳鸣如潮、口气重为诊治要点。

［**证候分析**］

1. 辨虚实

本案例发病病程较长，症见五心烦热，入夜尤甚，已发作数年，应为肝肾不足，属于阴虚发热，故是虚证。但又有耳鸣如潮、口气重等表现，耳鸣如潮肝胆热，胃热蕴盛则口臭，故又兼肝胆及胃之实热。

2. 辨气血津液

五心烦热，入夜加重，当属阴虚内热无疑。舌质稍赤，则为血热；脉细，又为阴血不足之象。因此患者当为阴虚津亏，心胃肝胆热盛。

3. 辨脏腑

重在对耳鸣的分析。肝胆火热，引发少阳枢机不利，胆火内郁，不得发泄，影响听觉，出现耳鸣如潮。故其证又为肝胆实热。

综上分析，患者证属阴虚为本，兼有肝胆实热。

[**辨证与辨病**] 阴虚火旺，肝胆实热；内伤发热。

[**治法**] 滋阴清热，清肝利胆。

[**方药**] 青蒿鳖甲汤合龙胆泻肝汤加减。

青蒿 20g，炙鳖甲（先煎）15g，生地 15g，元参 10g，沙参 15g，麦冬 15g，生石斛 20g，粉丹皮 15g，地骨皮 20g，北柴胡 10g，炒黄芩 10g，川连 6g，龙胆草 10g，夏枯草 15g，炒山栀 10g，生甘草 6g。

[**方义**] 方用青蒿鳖甲汤，以滋补肝肾，清透虚热。用龙胆泻肝汤和解少阳，以清泻肝胆郁热。方用青蒿、鳖甲、丹皮、地骨皮，以滋阴凉血，养阴清热；用生地、元参、沙参、麦冬、生石斛，以滋养肺胃肝肾阴津阴液；用龙胆草、夏枯草、黄芩、黄连，以清泻肝胆实热郁火；用柴胡、栀子，以和解少阳，清热除烦；用生甘草以和诸药。全方共奏滋阴清热、清肝利胆，以退五心烦热及耳鸣如潮之效。

三、虚劳

病案 1

宛某，男，39 岁。初诊日期：2014 年 5 月 5 日。

[**病史**] 劳累太过，困倦乏力，精力不济，亚健康状态 3~4 年。体检正常。气短，纳呆，自汗，畏寒怕热，眠差。便溏，日一行。舌红苔薄，脉弦缓。

[**病证要点**] 临证诉求，以困倦乏力、气短纳呆、自汗畏寒、便溏眠差等症为诊治要点。

[**证候分析**]

1. 辨气血

患者 3~4 年来因过劳而困倦乏力，精力不济，表明患者气虚不足，故其精力不继。气和血的关系，气能生血，气旺则血足，气虚则血虚，血虚则心神失养，故易出现失眠、心悸、健忘、神经衰弱等症状。

2. 辨脏腑

（1）脾：病者气短，纳呆，便溏日一行，表明病位在脾。劳则气耗，久则脾气虚损，运化失职，则水湿停聚为湿，湿浊困脾，阻滞阳气温煦四肢肌腠，致使机体困倦乏力。

（2）肺：患者气虚日久，脾肺气虚，卫表不固，卫阳不能温煦体表，故患者自汗，畏寒。另气虚日久，气运行乏力亦可导致气郁，气郁久化热，热郁于内，故患者亦怕热。

（3）心：气虚日久，不能生血，以致血虚不能养心，心神失养，故睡眠较差，亦可致失眠多梦。

（4）肺和脾的关系：肺吸入的清气和脾胃运化的水谷精气，是气的重要组成。脾气虚损，可导致肺气不足。肺主宣发肃降，通调水道，亦助脾运化水液，输布全身，防止产生内湿。若脾肺气虚，则气短乏力，自汗，便溏。脾虚失运，湿浊内生，阻滞胃纳腐熟，消化吸收失职，则纳呆食少。

[**辨证与辨病**] 脾肺气虚，营卫失和，湿浊内蕴；虚劳、亚健康。

[**治法**] 益气固表，健脾化湿，养心安神。

[**方药**] 防己黄芪汤、玉屏风散、葛根芩连汤加减。

生黄芪 10g，广防己 6g，防风 3g，炒白术 20g，葛根 15g，炒黄芩 10g，川连 6g，菊花 15g，薄荷（后下）6g，荷叶 15g，百合 15g，菖蒲 30g，茯神 15g，远志 15g，炒枣仁 30g，浮小麦 30g，滑石粉（包煎）15g，车前子（包煎）10g，炙甘草 6g。

[**方义**] 方用玉屏风散（黄芪、防风、白术、甘草），重加浮小麦，以益气固表止汗；用防己黄芪汤（黄芪、防己、白术、甘草）合葛根芩连汤（葛根、黄芩、黄连、甘草），以益气固表，健脾燥湿，清热升阳而止泄利；用滑石粉、车前子，以渗湿利尿而止泄；重用百合，并加菖蒲，以清心安神，除痰开窍。两药同用，可交通心肾，缓解其惊悸虚烦；重用炒枣仁、茯神、远志，以养心安神而助眠；并用菊花、薄荷，以疏风清热，疏利气机，清爽头目，恢复精力。全方共奏益气固表、健脾祛湿、宁心安神之功效。

病案 2

孔某，女，36 岁。初诊日期：2014 年 2 月 10 日。

[**病史**] 患者妊娠后出现气短乏力，面黄晦暗无泽。患者自述口干，目干；头痛，手腕痛；苔薄，脉细。

[**病证要点**] 临证诉求，以妊娠后气短乏力、口干目干、头痛手痛为诊

治要点。

[证候分析]

本案例分析，重在辨析气血阴阳。患者气短乏力，是气虚之象，且面黄晦暗无泽，表明患者以脾气虚为主，而气虚的根本原因在于妊娠后劳累。妊娠过程本就耗气伤血，加之劳累，导致气血虚弱更剧。气虚不能助血运行，可致血液运行不畅，血不能濡润头目和关节，不荣则痛，故见头痛、目干、手腕痛。气虚，特别是脾胃气虚，运化失调，水谷精微生成不足，则可致阴津亏虚。津血同源，血虚则津液亦不足，津液不足，无以上承濡润口唇、目系，故患者可见口干、目干。同时也可由于气血亏虚，不能上养头目，或瘀血内阻，津液不能上濡头面，则亦加重口干目涩。脉细是血虚不足之象。综合分析，该病者应是气阴两虚，气血虚弱。

[辨证与辨病]气血两虚，阴津不足；虚劳（疲劳综合征）。

[治法]益气养血，滋阴清热。

[方药]生脉饮、当归补血汤、四物汤加减。

生黄芪10g，太子参6g，麦冬15g，五味子6g，当归15g，鸡血藤15g，络石藤15g，炒白芍10g，川芎15g，炒白术15g，沙参15g，白芷10g，藁本10g，防风3g，菊花10g，夏枯草10g，薄荷（后下）6g，桂枝3g，桑枝30g。

[方义]方用生脉饮（太子参、麦冬、五味子），以益气养阴生津；用当归补血汤（黄芪、当归），以补气生血；用四物汤（当归、白芍、川芎、生地），以补血安胎行滞而调气血；用鸡血藤、络石藤、桑枝、桂枝，以补血和血，温通经脉，疏风通络，以缓解其头、腕疼痛；用夏枯草、生石斛、菊花、薄荷，以滋阴清肝热，疏风散热，清头明目；加用白芷、藁本，以散风寒而通窍，用治头痛。因其妊娠，固凡活血、通泻、动胎之品，尤当忌用。全方共奏益气养血、滋阴清热安胎之功效。

病案3

孙某，女，62岁。初诊日期：2015年5月21日。

[病史]乏力、头困、沉重不爽月余。易饥，便干，2~3日一行；急躁，手心烦热；血压130/80mmHg，血糖正常。舌红苔黄腻而厚，脉弦滑。

[病证要点]临证诉求，以乏力、头沉困、便干、手心热、苔黄腻厚、脉弦滑为诊治要点。

[证候分析]

1. 辨虚实

（1）病者主诉乏力，但伴随头困沉重不爽，符合湿性重浊、阻遏气机的特点。中焦气机受阻，导致清阳不能上养清窍，因此头重如裹、乏力。

（2）食后易饥、大便干燥，表明脾胃有热，胃热灼津，肠道津液失润，故便干。

（3）急躁和手心烦热，结合患者为老年女性，故判断病证为阴虚内热，病位亦在肝肾。另外血糖正常，可排除糖尿病。

（4）舌红、苔黄腻而厚、脉弦滑，均为湿热内蕴之象。

综上分析，该病证应为本虚标实，虽素有阴虚内热。但证属湿热内蕴困脾。其病位在脾胃，兼及肝肾。

[辨证与辨病] 湿浊内蕴困脾，兼有阴虚内热；疲劳综合征。

[治法] 健脾化湿，疏肝解郁，滋阴清热。

[方药] 三仁汤合白虎汤加减。

炒薏苡仁 30g，杏仁泥 10g，滑石粉 15g，制厚朴 6g，陈皮 10g，炒苍术 10g，北柴胡 10g，郁金 10g，当归 15g，川芎 15g，白芷 10g，杭菊花 15g，薄荷（后下）6g，生石膏（先煎）15g，知母 10g，青蒿 15g，粉丹皮 10g，地骨皮 20g，生石斛 20g，车前子（包煎）10g，鸡内金 15g，炒谷芽 15g。

7剂，水煎，日2次服。

二诊：症减，说明方药有效。继用上方，携药返乡调理。

[方义] 该案例病机以湿热内蕴为主，且湿重于热，故治当以健脾化湿或利湿为主，辅以滋阴清热。治湿当以渗利小便，故用炒薏苡仁、滑石粉、车前子，以利尿祛湿。苦能燥湿，故用陈皮、炒苍术、厚朴，以化中焦之湿；用生石膏、知母，以清中焦湿浊化生之热；用石斛、丹皮、地骨皮，以滋阴清血热，退虚热；用柴胡、郁金，以调畅肝气郁结而降逆；用杏仁以调畅肺之气机，肝升肺降，气机运行通畅，则有利于湿浊内化；用鸡内金、炒谷芽，以消食化滞，助脾胃运化，并防湿浊进一步停聚。全方共奏健脾化湿、疏肝解郁、滋阴清热之功效。

四、自汗、盗汗

病案 1

刘某，男，30 岁。初诊日期：2013 年 11 月 15 日。

[**病史**] 2 年前，患者因劳累过度而出现盗汗，常于夜间汗出湿衣，时发时止，近日患者自诉无明显诱因，盗汗症状加重，故而来诊。患者夜寐盗汗，汗后酸困乏力，自汗偶发，动后加重，恶风，患者自感身体发热。眠差多梦，时感口干口苦。纳尚可，大便干燥。苔黄腻边赤，脉细。

[**病证要点**] 临证诉求，以盗汗、自感身热、便干、苔黄腻为诊治要点。

[**证候分析**]

两年来患者常于夜间盗汗，汗出湿衣，证属于中医之"盗汗"范畴，其病位应在阴津和卫表。

1. 辨虚实

（1）患者病程长，长达 2 年，盗汗日久，且汗出量大，必耗伤正气，损耗阴津。

（2）汗后酸困乏力：乏力是气虚之征，亦说明患者之病并非单纯实证。

综上分析，该患者应以虚证为本。

2. 辨阴阳

（1）盗汗，为阴虚内热，阴不敛阳，卫表夜间不固，津随阳泄所致。

（2）苔黄腻边赤、大便干燥，为阴液亏虚兼有胃热腑实。脉细则属阴虚血亏。

（3）患者自感身体发热，系因盗汗日久，阴津亏损，阴虚则生内热，故见骨蒸潮热。

（4）自汗偶发，动后加重，恶风，系患者盗汗日久，腠理疏泄，阴损及阳，卫表不固，故作自汗。动则加重是气虚之征。此处虽有卫表不固，但是阴虚火旺仍是患者之主证。

3. 辨气血津液

（1）常感口干口苦。说明津液亏耗，阴津不足以上承咽喉，咽喉失于润养，并兼虚火上炎，所以患者自感口干口苦。

（2）汗后酸困乏力，自汗偶发，动后加重，时恶风寒。患者的出汗，和运动与否有关，且汗后出现乏力，则说明患者兼有脾肺气虚。

4.辨脏腑

患者除了因为津液不足导致的阴虚火旺之象外，尚有眠差多梦。说明本案例已病及于心，虚火灼心，心神被扰，阴不敛阳，则眠差多梦。心主血脉，汗为心之液，盗汗日久，阴津亏耗，不能敛神，神不安藏，所以患者发作心神浮越而多梦。

综上所述，盗汗属阴虚内热，自汗多属气虚卫表不固。患者盗汗发作2年、脉细、苔黄腻边赤，病属阴虚火旺、湿热兼杂。证属本虚标实。患者虚火内灼，迫津外泄，故见盗汗。汗为心之液，由精气所化，不可过泄。患者盗汗2年，持续时间较长，耗伤精气日久，阴津耗损，营液不足以濡养筋脉，故见酸困乏力。

[辨证与辨病]阴虚火旺，卫表不固，兼有湿热；盗汗。

[立法]滋阴清热，敛汗固表。

[方药]

生地15g，玄参10g，生石斛15g，天花粉10g，青蒿15g，炙鳖甲（先煎）15g，生石膏（先煎）15g，知母10g，粉丹皮10g，地骨皮20g，生黄芪15g，浮小麦30g，当归15g，阿胶珠10g，陈皮10g，淡竹茹15g，炒莱菔子15g，煅瓦楞子（先煎）25g，杏仁泥10g，炙甘草6g。

14剂。

二诊：药进14剂，盗汗症状改善明显，身热感减轻，纳食增加，未见反酸烧心。恶风寒感减轻，现下肢仍感酸重，苔黄腻渐退，苔变薄白，脉细。

[方药]上方去天花粉、淡竹茹、阿胶珠、当归，加防风、桂枝、独活、炒土鳖虫、桑枝。

开药14剂，携药返乡调理。后经随访，盗汗未再复发。

[方义]患者病机阴虚火旺，治疗若纯用咸寒养阴，则恐其恋邪；纯用苦寒，则易伤阳气。故用青蒿鳖甲汤加减清热养阴，青蒿苦辛而寒，清热透络，引阴分伏热外达；鳖甲咸寒，滋阴潜阳；生地滋阴清热凉血，知母滋阴降火，粉丹皮清热凉血。再予石斛、玄参、阿胶珠、当归，以滋补阴血。石斛味甘、微寒，用之既可养阴泻火，又可固护胃气。有热当以清热，湿热不除则津液难复，故加生石膏、天花粉，以清热泻火；加地骨皮凉血除蒸，加淡竹茹以清热化痰。患者盗汗日久，症状严重，急则治其标，故重加煅瓦楞子、浮小

麦固涩敛汗之品，以增强止汗作用。因患者有神疲乏力气虚表现，故用生黄芪，以益气固表。全方滋阴生津之品甚多，恐滋腻碍胃，故加用炒莱菔子，以消食除胀，用陈皮理气健脾。全方滋阴而不腻胃，清热而不苦寒败胃，患者虚热得以清透，营阴得以补充，故复诊盗汗症大减，苔黄腻退而见薄白，脉仍细。二诊治疗仍以滋阴清热为主，以益气固表为辅。故去天花粉、淡竹茹、阿胶珠、当归，加用防风、桂枝、独活，以加强祛风胜湿作用。并用炒土鳖虫、桑枝，以活血化瘀通络而收功。

病案 2

张某，女，39 岁。初诊日期：2013 年 11 月 23 日。

[**病史**] 患者 1 年前无明显诱因出现盗汗，夜难入寐，寐则汗出，且日间动则全身汗出，自感神疲乏力。1 周前，患者自感自汗、盗汗症状加重，遂来就诊。刻下症：患者盗汗不能止，眠差，难以入睡，睡则多梦，五心烦热，自汗出，头痛。纳差，食后腹胀，大便不成形。患者平素腰膝酸软，偶有腰痛。苔薄脉细。

[**病证要点**] 临证诉求，以自汗、盗汗、五心烦热、腰酸困痛等症为诊治要点。

[**证候分析**]

1. 辨虚实

（1）患者病程长，长达 1 年，夜难入寐，寐则汗出，且伴五心烦热，证属于阴虚内热。

（2）日间动则全身汗出，自感神疲乏力，亦说明患者气虚自汗。该病诚非实证。综上分析，该患者应属虚证。

2. 辨阴阳

（1）五心烦热，盗汗日久，阴津亏损，阴虚生内热，手足心及心口属阴，故五心烦热。

（2）脉细，说明阴血不足。白天亦见动则自汗，说明阴损及阳，亦兼气虚自汗。

3. 辨气血津液

（1）盗汗日久，且汗不能止，必损耗阴津，故而阴液亏虚。

（2）病久发展，日间动则全身汗出，且汗后出现乏力，则说明患者兼有阳气虚损。

4. 辨脏腑

（1）心：患者眠差多梦，睡则多梦纷纭，寤则头痛，头痛绵绵，说明本病已影响及心脑。虚火扰心，心神被扰，失于安藏，故眠差多梦。心主血，汗为心之液，盗汗日久，失液伤血，心脑血虚，不能上荣清窍，脑络失养，则偶发头痛。

（2）肾：患者平素腰膝酸软，偶有腰痛。腰为肾之府，患者肝肾阴虚，腰肌失于荣养，或气血失于畅通，故发腰膝酸软，偶伴腰痛。

（3）脾：纳差，食后腹胀，大便不成形，均说明患者脾气亏虚，运化失职。

［**辨证与辨病**］肝肾阴虚，气血不足，脾肺气虚；盗汗兼自汗。

［**治法**］益气补肾，滋阴降火，养血安神。

［**方药**］

炙黄芪 15g，太子参 10g，炒白术 10g，茯苓 15g，陈皮 10g，升麻 3g，柴胡 10g，五味子 10g，生地 15g，熟地 15g，麦冬 15g，制首乌 15g，玄参 10g，知母 6g，黄柏 6g，青蒿 6g，炙鳖甲（先煎）15g，炙龟甲（先煎）15g，当归 15g，阿胶珠 10g，炒土鳖虫 10g，桑寄生 15g，川断 10g，炒枣仁 30g，浮小麦 30g，炙甘草 6g，琥珀粉（包冲）3g。14 剂。

二诊：症减。继以上方加减调理。

［**方义**］方用补中益气汤、生脉散和青蒿鳖甲汤加减组方。药用补中益气汤（炙黄芪、炒白术、陈皮、升麻、柴胡、太子参、当归），以益气升阳、调补脾胃，主治其中气不足，气虚营卫失司之自汗。其中以黄芪为主，大补脾肺之气而固表止汗。辅用太子参、白术、炙甘草，以益气健脾，佐以陈皮理气和胃，使其补气而不滞胃；用当归以养血和营，使营血有顾。更用少量升麻、柴胡，以升提举陷，并与芪、参有协同作用。加用五味子，则与太子参、麦冬合为生脉散，功能养阴生津、益气敛汗。药用青蒿鳖甲汤（青蒿、鳖甲、生地、知母）去丹皮，加龟甲，以养阴清虚热而止盗汗；用首乌、元参，以补肝肾益精血，滋阴而降火；用知母、黄柏，以滋阴清热而降相火；加用当归、阿胶，以养血补血兼滋阴；用桑寄生、川断、炒土鳖虫，以养血强筋骨、活血而治腰痛；用浮小麦，以清退虚热而敛汗，主治虚汗、盗汗；用炒枣仁、琥珀粉，以补肝宁心，敛汗生津，镇心而安神。全方共奏益气补肾、滋阴降火、养血安神之功效。

病案 3

张某，男，44岁。初诊日期：2014年7月21日。

[**病史**]患者1年前因劳累过度而出现自汗，动则加重，汗后恶风、恶寒。7天前患者自汗症状加重，遂来就诊。刻下症见：日间常自汗出，动则加重。全身汗出，尤以头汗甚。汗后周身酸困。腰膝酸软，伴腰痛。纳可，口干、苦，喜冷饮，口气重。小便黄，大便黏。苔薄黄，脉弦。

[**病证要点**]临证诉求，以自汗恶风、动则加重、喜冷饮、口气重等症为诊治要点。

[**证候分析**]

1. 辨阴阳虚实

（1）患者因劳自汗，汗后恶风、恶寒，周身酸困，表明劳则伤气，气虚，腠理疏泄，卫气不固而自汗出。故《景岳全书·汗证》说："自汗者，濈濈然无时，而动作则益甚。"其鉴别要点是醒时汗出。汗后腰膝酸软、周身乏困，为脾肾不足之象。

（2）患者自汗，发病1年，兼见口干、口苦，喜冷饮，口气重。小便黄，大便黏。苔薄黄，则属阴津亏虚、湿热蕴盛之象。

综上分析，该患者证属虚实夹杂，本虚标实。脾肾不足兼有湿热为患。

2. 辨气血津液

（1）口干口苦，口渴喜冷饮，此乃里热之象，汗多伤津，内热耗伤津液，故而出现津液不足兼有肺胃热郁伤津。

（2）自汗，汗后自觉周身酸困，为汗多伤津，卫气不足，卫阳虚无以温煦肌表所致。阳气者，精则养神，卫阳不足，则汗后自觉周身肌腠酸困不舒。且体内湿浊阻滞经络，经络不畅，则会加重周身酸困之感。

综上分析，劳则气耗，久则耗津，患者病机为气阴两虚兼有内热为患。

3. 辨脏腑

（1）脾胃：症见口臭，脾开窍于口，脾胃湿热，上熏于口，则发作口气为重。大便黏滞不爽：湿性黏滞，湿热阻滞大肠，则现大便黏滞不爽。

（2）肾：患者平素腰膝酸软，伴有腰痛。腰为肾之府，患者肝肾阴虚，腰府肌肉经络不畅，故腰膝酸软。经络阻滞，不通则痛，故偶伴腰痛。

[**辨证与辨病**]气虚津伤，湿热内蕴；自汗。

[**治法**]益气生津，清热利湿。

[方药]

生黄芪 10g，白术 10g，防风 3g，生地 15g，元参 10g，生石斛 20g，煅龙骨（先煎）30g，桑寄生 15g，川断 10g，炒土鳖虫 10g，生石膏（先煎）15g，知母 10g，炒山栀 10g，粉丹皮 15g，川连 6g，浮小麦 40g，生甘草 6g。

7 剂。

二诊：症减，上方续服 14 剂。

[方义] 方用玉屏风散（黄芪、白术、防风）加煅龙骨、浮小麦，以益气固表、收敛止汗；用生地、元参、桑寄生、川断、炒土鳖虫，以滋阴清热、补肝肾强腰膝、舒筋而止痛；用生石膏、知母、山栀、丹皮、川连，以清肺胃内热；重用煅龙骨、浮小麦，以收敛固脱、益气养心而止汗。全方取效在于益气滋阴与清泻实热之品同用而奏效。

五、消渴

卢某，男，34 岁。初诊日期：2015 年 6 月 11 日。

[病史] 患者 2 年前于某三甲医院诊断为"2 型糖尿病"，空腹血糖 7.2~8.0mmol/L，餐后血糖 8.8~10mmol/L，体重 80kg，父亲患糖尿病。刻下症：目赤，目干涩，口干喜凉饮，未述其他不适，舌红苔黄燥，脉弦细。

[病证要点] 临证诉求，以清热滋阴、降糖止渴为诊治要点。

[证候分析]

患者青年男性，先天禀赋过盛，过食肥甘，形体偏胖。《素问·奇病论》载："此肥美之所发也，此人必数食甘美而多肥也。肥者，令人内热，甘者，令人中满，故其气上溢，转为消渴。"内燥伤肺，阴津不足，则治节失常。痰湿过盛，不能布化，津不上承，口咽失润，故口干喜饮；胃腑燥热，阳盛津亏，故喜凉饮；燥热上扰于目，故目赤。燥热伤津日久，津血不足，故目干涩。舌红苔黄燥，脉弦细，为气阴亏虚、燥热偏盛之征。糖尿病之病机，主要在于燥热偏盛，伤及阴津，以致阴津亏虚。其标本关系在于阴虚为本，燥热为标。主要涉及肺、胃、肾三脏病变，且三脏之间，病机变化，常相互影响。临证所见，肺燥阴虚，津液失于输布，则伤及胃肾，导致胃失濡润，肾失滋养。胃热燥盛，亦可灼伤肺津，耗伤肾阴。反之肾阴亏耗、阴虚相火亢盛，阴虚火旺，亦可上炎肺胃。故肺燥、胃热、肾虚，每多互见。多饮、多食、多尿之症；每多兼杂。

[**辨证与辨病**] 气阴亏虚，燥热偏盛；消渴（2型糖尿病）。

[**立法**] 益气养阴，清热润燥。

[**方药**]

生黄芪20g，元参15g，炒苍术15g，生地20g，葛根15g，丹参15g，天花粉15g，沙参15g，天麦冬各15g，生石斛30g，生石膏（先煎）20g，知母10g，炒山栀10g，川连6g，炒黄芩10g，黄柏6g，夏枯草15g，龙胆草10g，青葙子10g，密蒙花10g。

7剂，水煎，日2次服。

二诊：糖尿病药后症减，空糖降至7.4mmol/L，餐后5.9mmol/L。目干涩、目赤症状明显好转。舌红苔薄黄，脉弦细。

[**方药**] 上方去炒苍术、生石斛、密蒙花。改为生地30g、生石膏30g。

14剂，携药返乡调理。

[**方义**] 学生通过对余治疗消渴病病案进行过统计，发现余治疗消渴的常用方药为：生黄芪、炒苍术、生地、元参、葛根、丹参、沙参、天麦冬、生石斛、天花粉、生石膏、知母、炒山栀、川连、炒黄芩、黄柏，此基础方之组合出于消渴方（《丹溪心法》）、增液汤、玉液汤、玉泉丸、白虎汤、黄连解毒汤加减，用以滋阴清热、降糖止渴。并常重用生黄芪，因其益气之力较强，有助气化，促使血糖转化，亦可助脾气上升，并输布津液至全身，润泽脏腑。余临床治疗消渴病多年，发现该病临床表现多以中消为主。对于消渴病之上消为病，多以基础方加减二陈汤、麻杏石甘汤，以清肺化痰、养阴润燥。下消病则易侵及肝肾，诱发目病或肾病，故多在基础方上加减知柏地黄丸，以滋肾健脾、清热养阴。该患者一诊时，余在基础方上加用密蒙花养肝血润燥、青葙子祛肝经风热、龙胆草清泻肝火，共奏清肝明目之功，并防糖尿病眼病之发展。二诊患者目赤、目干涩明显好转，苔亦由黄燥变为薄黄，说明肝胃热象有所好转。然消渴病后期常易引发目疾，故仍需继用滋阴清肝泻火之品。因而去密蒙花，留青葙子、龙胆草，以继续祛风热、清肝泻火而明目，并加大生地和生石膏的用量，以增强清热养阴润燥之力。全方合用，收效亦佳。

六、癌病

病案 1

冯某，女，45 岁。初诊日期：2014 年 5 月 5 日。

[**病史**] 患者 4 年前因宫颈癌先后接受 3 次放射治疗，现发现肿瘤转移至盆腔乙状结肠、直肠窦处。患者每于午后低热，体温 37.2~37.4℃，伴五心烦热，自汗出，活动后加重，腹胀，肛门下坠感，纳差，寐不安，便血，血色鲜红，小便可。舌红苔薄黄，脉细。

[**病证要点**] 临证诉求，以原发宫颈癌放疗术后，现继发肿瘤盆腔转移，午后低热，并影响肠腑，累及传导，发作腹胀肛坠，便血等症为诊治要点。

[**证候分析**]

本例低热发作均在午间，兼见五心烦热、自汗出；有腹胀，纳差，肛门下坠感，舌红苔薄黄，脉细。具体分析如下。

1. 辨热：每次发热时间较固定，且无外感等明显诱因。该病例每于午间低热，热势不明显，因久患癌瘤，加之放疗热毒侵体，耗津伤血，致阴血不足；而午间阳气旺盛，但阴不制阳，致阳气相对亢盛，阴虚阳亢，故发为低热、五心烦热，此均符合内伤发热中阴虚内热之体征。苔薄黄，则为兼有少许湿热郁滞。

2. 辨汗："阳加于阴谓之汗"，久病则脏腑阴阳长期失于调理，营卫失和，腠理不固，疏泄失常则汗液自行外泄。又因阴阳失调，阴虚则难以敛阳，阳不入于阴，则夜寐不安。且汗为心之液，气虚腠理难固，心液外泄过度，则自汗频出。心阴心血不足以濡养心神，更是加重眠差。该患者稍加活动则会耗气动血，自汗症状加重，更是佐证本例符合气虚自汗之病机表现。

3. 辨气机升降：腹胀、纳差，多因中焦气机升降出入失常而致。此时的清阳该升不升，浊阴当降而未降，清浊交混，停滞中焦，碍阻脾胃运化功能，气血生化乏源，更加重气虚表现，气虚则升举乏力，更兼湿热下注，表现于外则有肛门下坠感，符合中气不足兼杂湿热下注之表现。

4. 辨病性：中医认为年过四十，则阴气自半，该患者久病伤正，又放疗有热毒入血，移热于肠，阴虚血热，损伤肠络，迫血妄行，故见便血、血色鲜红，当属湿热夹杂。可见癌病之证情错综复杂，病性并非单纯本虚，亦兼邪实，多为虚实夹杂之候。

5. 辨舌脉：舌红主阴伤血热，脉细为气血亏虚之象。本病例舌脉符合气阴两虚，兼有血热证候表现。

［**辨证与辨病**］气阴两亏，中气下陷，兼夹血热；癌病（宫颈癌术后盆腔转移）。

［**立法**］益气升提，养阴清热，凉血止血。

［**方药**］补中益气汤、生脉饮合青蒿鳖甲汤加减。

生黄芪 10g，炒白术 15g，太子参 10g，升麻 6g，银柴胡 10g，麦冬 10g，五味子 15g，青蒿 20g，知母 10g，制鳖甲（先煎）15g，制龟甲（先煎）15g，粉丹皮 15g，地骨皮 20g，生石斛 20g，生地 15g，淡竹叶 15g，川木通 6g，蒲公英 30g，白头翁 15g，马齿苋 15g，败酱草 30g，炒枳实 6g，制厚朴 6g，白及 10g，浮小麦 30g，炒莱菔子 15g，生甘草 6g。

二诊：症减，低热退，肛坠感稍轻，便血止。携上药 30 剂返乡调理。

［**方义**］药用生黄芪、炒白术、升麻益气升提，升阳举陷；用青蒿、知母、地骨皮、银柴胡、粉丹皮以凉血养阴退热；用制鳖甲、制龟甲，以滋阴潜阳、软坚散结；用太子参、麦冬、五味子、生石斛，以益气养阴生津；加用浮小麦止汗退热，以增黄芪、五味子固表敛汗之效；加用蒲公英、马齿苋、白头翁、败酱草，以清热解毒、凉血消痈，并清解下注肠中之湿热，防止热毒继续下移，以缓解排便之肛门坠痛。

肿瘤，证属中医癥瘕积聚范畴，无论术前、术后或转移，均大伤人体气阴。故益气养阴、滋阴凉血、软坚散结，诚为肿瘤后期治疗用药之大法。余临证体会，活血化瘀，或破血消癥，或用有毒之虫类药物，以毒攻毒，不论术前或术后，均诚非所宜。

病案 2

周某，男，60 岁。初诊日期：2013 年 9 月 2 日。

［**病史**］患者 2013 年 3 月 7 日行直肠癌切除术 + 化疗术后，现 3 次化疗已完成。诉脘腹胀满，纳食不香，痰多白黏，眠差，大便干秘，4 日未行。望其形体消瘦，舌红苔黄厚，脉细数。

［**病证要点**］临证诉求，以肿瘤术后，化疗损及气阴，热毒内盛，影响纳化，腑气不通为诊治要点。

[**证候分析**]

1.直肠癌切除术联合放疗术后，出现脘腹胀闷不舒、纳食不香、便秘，应为何？

（1）从病因来看，癌瘤旧疾的发生本就可致机体阴阳气血失调，现又有手术过程中的损耗气血，加之化疗药入血之毒副作用，更加扰乱机体的正常气机升降运动，故导致腹胀、纳差、便秘等气机升降失调病证表现。

（2）从病位来讲，脘腹属中焦，胀满乃气机阻滞之征，脾胃又为中焦主要脏腑，此病例虽无伤食、嗜食寒凉等发病诱因，亦无胃痛、恶心呕吐等胃病症状，虽仅见纳差、腹满表现，亦提示胃之腐熟障碍，脾之运化受阻，故中焦气机阻滞已影响到脾胃。脾之升清、胃之降浊气机失调，则肠腑传导失职，糟粕推行无力，故见大便难下。其病位亦与大肠相关。

（3）从病理产物来说，气机的升降出入，有赖于脾升胃降功能协调。若脾虚则运化失职，水液代谢失常，聚液成饮为痰，停滞中焦故见脘腹胀满。中焦气机阻滞，腐熟运化失职，因而纳食不香。痰浊阻于气道，则痰多白黏。

（4）从病机而论，中焦之痰浊久聚，蕴而化热，加重阴液损耗，肠道津液亏虚，则为肠燥，大便秘结；痰热蕴于中焦，阻滞气机，肠腑推动迟缓，腑气不通，故大便数日难解。舌苔黄厚，即为痰热腑实之典型舌象。

2.此案例病性如何确定？该病虽以痰热腑实之实证为主，但细究之，亦有正气不足、阴津亏耗本虚之象。应如何理解？肿瘤为患，初期多以邪实为患，但以正虚为本。首先患者已年过花甲，肾气本已不足，肾主一身之元阴元阳，年老正气已衰不可否认，此时罹患直肠癌病，又经手术、化疗之治，伤阴耗血，必更损正气，以致机体衰弱。望其形体，由于脾虚气血津液生成乏源，不足以充养肌肤筋骨，肌肉失养，故见形体消瘦。阳入于阴则寐，病者眠差，提示除痰郁化热、痰热扰心外，亦不能排除气阴两亏不能敛阳，心神浮越不能内藏而不寐。津液生成不足，耗损过度，阴液不足以滋养润泽肠道，故肠燥便秘。气血不足，阴液亏虚，无以充实脉道，故脉细。阴虚内热，加之又有痰热内蕴，故见脉数。

综上分析，根据其病因、病机及临床表现，本案例病位在脾胃大肠，病性属本虚标实，以腑实为标。治疗理应扶正祛邪为主，并应顾护阴津。

[**辨证与辨病**]气血亏损，痰热阴伤，腑气不通；癌病（直肠癌术后）。

[**立法**]益气养阴生津，理气化痰，通腑泻热。

［**方药**］沙参麦冬汤合二陈汤加减。

太子参 10g，麦冬 15g，五味子 10g，沙参 15g，生石斛 30g，生地 15g，元参 15g，天花粉 10g，陈皮 15g，法半夏 6g，炒白术 15g，北柴胡 10g，制香附 10g，炒枳实 6g，制厚朴 6g，焦槟榔片 6g，瓜蒌仁 30g，郁李仁 10g，酒大黄 2g，降香 6g。

二诊：大便通，腑气畅，纳化开，脘腹痞胀减，上方携药 14 剂返乡，随访效佳。

［**方义**］方用生脉散（太子参、麦冬、五味子），以益气养心、气阴双补；用沙参、天花粉、生石斛，以养肺胃阴液、兼消肿毒；用生地、元参，以滋肝肾之阴、凉血清热；用陈皮、半夏、炒白术，以理气化痰、健脾补虚；用柴胡、香附，以疏肝理气；用炒枳实、制厚朴、酒大黄（少量），以通腑降气，使气机下行；用焦槟片、降香，以行气消积；重用瓜蒌仁，加用郁李仁，以润肠通便，恢复传导纳化之能。全方共奏益气养阴生津、理气化痰、通腑泻热之效。故药后症减，病者满意。

病案 3

肖某，女，53 岁。初诊日期：2015 年 3 月 9 日。

［**病史**］患者于 2014 年 11 月 21 日因子宫内膜癌在某大医院行子宫全切 + 双附件切除术，术后未作化疗。现时有烘热汗出，时有心悸，急躁易怒，夜间盗汗，面色不荣，周身乏力，纳差，眠差，大便干，小便可。术后绝经。舌红苔黄，脉弦滑。

［**病证要点**］临证诉求，以妇科肿瘤术后，气阴两亏，正气不足，应以恢复机体气血津液功能为诊治要点。

［**证候分析**］

1.病证特点分析：此病例属于妇科肿瘤，区别于其他肿瘤，当从肝肾论治。女子以血为重，其行经、孕育、胎产、哺乳过程，无不耗血。论其气血关系，多属于气有余而血不足，故妇科病常由情志所伤而发。先师刘奉五创立妇科病"治肝八法"，重视肝与脏腑和冲任的关系。指出"肝能生养五脏六腑。如果肝的功能失常，发生肝气、肝火、肝风或肝寒时，则五脏六腑必受其贼害"（《刘奉五妇科经验》）。肾为先天之本，主司封藏，女子以肝肾为先天，肝主藏血，乙癸同源，精血可相互转化，故妇科相关疾病多从肝肾论治。

2.病因病机分析：患者女性，现年逾五旬，更年时至，其天癸竭，任脉已虚，太冲脉衰，本就为肾精亏虚之体，加之 3 个月前妇科手术伤耗，气阴更虚。机体肝肾之阴互通，乙癸同源，肾阴亏虚，则水不涵木，肝木失养，阴不制阳，相火妄动，故见烘热汗出、口苦咽干、盗汗等主证表现。

肝为刚脏，体阴而用阳。肝主疏泄，喜条达而恶抑郁，与情志关系密切。本例患者平素性情急躁，乃由肝气疏泄太过，气有余而化火所致。患者素体阴虚，无以制约阳气，其相火不宁，虚火妄动，故见烘热汗出而心烦。肾阴亏虚，肾水不足，无以上济心火，心肾不交，故见心悸眠差。患者纳差、面色不荣，提示该病已影响及脾胃功能。脾主运化，胃主受纳腐熟，术后气血阴液大亏，其受纳腐熟运化无力，气血精微生化乏源，气血虚亏无以濡养四肢九窍，故见周身乏力。气血虚损，无以上荣于面，心血不足无以宁心安神，故见面色不荣、心悸眠差。

[辨证与辨病] 肝肾亏虚，阴虚火旺；肿瘤术后、围绝经期综合征。

[立法] 益气养阴，补益肝肾，滋阴降火。

[方药]

女贞子 15g，夏枯草 15g，生黄芪 15g，黄精 15g，生地 20g，元参 10g，山萸肉 10g，沙参 15g，麦冬 15g，生石斛 30g，青蒿 15g，制鳖甲 15g，知母 10g，黄柏 6g，粉丹皮 15g，地骨皮 20g，百合 30g，菖蒲 10g，茯神 15g，远志 15g，炒枣仁 30g，浮小麦 40g。

7 剂，水煎，日 2 次服。

二诊：症减，围绝经期阴阳失调表现渐平。携药 30 剂返乡调理。

后经随访，生活正常，癌病未见复发。

[方义] 方用女贞子、黄精、山萸肉，以滋补肝肾；用知母苦寒而润，以滋肾阴。用黄柏苦寒泻相火而坚阴，两者相须而用，以滋阴降火。用青蒿、鳖甲、地骨皮、粉丹皮，以养阴退虚热而除烦；用沙参、麦冬、生石斛，以益胃生津；针对心烦气躁、眠差，故酌加茯神、远志、百合、酸枣仁，以养心安神助眠。

进一步分析，本例为癌病术后中年女性患者，其癌痛等原发病症状不明显，而以围绝经期肝肾阴虚内热症状为主，治疗以补益肝肾、滋阴降火而取效。以上分析中亦见有乏力、面色不荣等气血不足表现，但治法中并未刻意强调益气补血。细究之，其气血不足根源，仍在于患者阴液不足，阴虚火旺的体内大环境失调，影响及脾胃运化、腐熟、纳化功能所致，故首要治法则应滋阴降火、润燥除烦，以恢复脾胃正常的气化活动、气机运动，以治病求本。然补益气血用药大多甘温或滋腻，此阴虚火旺之候，若大补则不宜耐受，且易引发虚火妄动，癌瘤余邪亦易扩散生变，故暂不宜用。对于妇科肿瘤患者，考虑女性多忧思愁虑，常有情志不畅、气机郁结表现，余强调在益气滋阴，以及养肝、柔肝、调肝等治疗外，亦应予以情志疏导，则有助于疾病的治疗与恢复。临床诸如乳腺癌、肝癌等病证，阴虚火旺，肝失疏泄，情志极度抑郁、恐惧，亦可参照此思路治疗。

　　临床所见的肿瘤患者中多为手术、放疗或化疗后，前来求治中医药调理。对此类患者，余认为，癌瘤患者，素有旧疾，其癌瘤本身即极易损耗精血津液，耗伤正气。正本不足，而今又受手术损伤，进一步损耗正气，扰乱其气机，且又有术后放疗之热毒灼炼，或化疗药物之耗伤气血，放化疗虽可抑制亢盛之癌瘤邪毒，但亦极易进一步耗损阴阳气血。故患者多有体倦乏力、低热、汗出、纳差、日渐消瘦等气血亏虚、阴津不足等虚证表现，故其治疗多以益气养阴退热、滋阴清热除烦、理气健脾、补益脾胃等法调治。肿瘤术后及时配合中药调节，则能扶正祛邪，尽快恢复机体气化、气机的正常。气血生化逢源，正气得复，机体抗御外邪能力得增，则亦可改善其生活质量。若术后失于中医药调理，养护失常，正气愈虚，则极易变生他病，或可影响其术后恢复，以及患者之生存质量。

第七章
皮肤病

一、痤疮

张某，女，23 岁。初诊日期：2013 年 12 月 21 日。

[**病史**] 面部痤疮发作一年半，局部伴有硬结及少许白脓，伴轻微疼痛。伴口渴。末次月经 12 月 2 日，月经量少，无痛经。舌苔薄黄，舌尖赤。脉滑细数。

[**病证要点**] 临证诉求，以面部化脓性痤疮顽固不愈为诊治要点。

[**证候分析**]

痤疮为病，多因平素嗜食肥甘厚味，体内湿热内盛，血热成毒，热毒内蕴肌肤，肉腐成脓所致，故可表现为局部红肿热痛，伴有硬结，或发成脓白头等表现。《灵枢·痈疽》云："营卫稽留于经脉之中，则血泣而不行，不行则卫气从之而不通，壅遏而不得行，故热。大热不止，热胜则肉腐，肉腐则成脓。"血分有热，壅滞于局部体表，则可出现皮肤红疹、肌肤发热等火热表现。营卫稽留于局部，气血不通，不通则痛。气血瘀滞，郁久则化热，热毒郁于肌肤如面部或胸背，则表现为局部肌肤硬结，或红肿热痛。热毒日久则肉腐，则可见局部白头成脓。

热盛则伤阴，阴液受损则可出现口渴。热毒煎熬阴液，营阴受损，则月经量少，若热毒过于亢盛，煎熬血液成块，则可出现月经夹有血块、色黑等瘀血表现。舌苔黄、舌尖赤，脉滑细数，均为体内血分有热的表现。

[**辨证与辨病**] 血热蕴结，热毒内盛；化脓性面皮脂腺炎（痤疮）。

[**治法**] 清热凉血解毒，清化湿热。

［**方药**］

生地榆 20g，炒槐花 20g，野菊花 15g，忍冬藤 15g，连翘 15g，蒲公英 30g，大青叶 15g，败酱草 30g，青黛 10g，粉丹皮 15g，紫草 30g，冬瓜皮 30g，生石斛 20g，土茯苓 15g，苦参 15g，白鲜皮 10g，皂角刺 3g，酒大黄 3g，黄柏 6g，红花 10g，桑白皮 15g，生甘草 6g。

7 剂，水煎，日 2 次服。

二、三诊后，证大愈，携药 14 剂返乡，嘱继服上药，至新痤不发，旧痤痊愈。随访痤疮未再复发。

［**方义**］药用生地榆、炒槐花，以凉血消肿；用忍冬藤、连翘、蒲公英、野菊花，以清热解毒、消肿散结；用大青叶、青黛、败酱草，以清热凉血、解毒消斑；用粉丹皮、紫草，以清热凉血、解毒透疹、活血散瘀；用土茯苓、苦参、白鲜皮，以清热解毒、祛湿止痒；用皂刺、红花，以活血化瘀、消肿托毒溃脓；用酒大黄、黄柏，以清下焦湿热并降相火；用桑白皮、生甘草，以泻肺消肿而洁肤，并调和诸药。全方共奏清解内外热毒、凉血消痤、清降相火之功。临床消痤，确有良效。

二、疖肿

杨某，女，36 岁。初诊日期：2014 年 2 月 5 日。

［**病史**］面生疖肿 2 个月，局部红肿，发热疼痛，面红，伴口干欲饮冷，饮后可缓解。小便黄赤，无涩痛。便干，3~4 日一行。末次月经 1 月 24 日~28 日。舌赤苔薄黄腻，脉弦滑数。

［**病证要点**］临证诉求，以面疖肿、红肿热痛、便干、苔黄腻为诊治要点。

［**证候分析**］

疖肿，是发生在肌肤浅表部位、范围较小的急性化脓性疾病。在中医病证中属于疮疡范畴。常因内郁湿火，外感风邪，两相搏结，蕴阻肌肤所致。疮疡内治法总则为消、托、补三法。

该患者面生疖肿 2 个月，正气不甚虚，故表现为面红、疮疡局部红肿热痛、小便黄赤、舌红苔黄等一派火热邪毒内炽之象，仍可耐受攻伐，邪热在里宜清，故其治疗仍以八法中之清法和消法为主。

热盛则阴伤，里热炽盛，耗伤津液，机体欲饮水自救，故表现为大渴引饮，并喜冷饮，饮水机体津亏暂得恢复，故饮水自救，大渴可稍缓解。心主血脉、神志，火热毒邪内炽于血分，则心经热盛，心火炽盛，扰动心神，神魂不宁，则可致烦躁失眠。心与小肠相表里，心热移于小肠，则小便短少赤涩。热盛灼津，大肠津液亏虚，无水行舟，则便干秘结。

[**辨证与辨病**] 血分热毒内蕴，热盛津伤；多发面部毛囊炎疖肿。

[**治法**] 清热凉血解毒，兼以滋阴。

[**方药**] 仙方活命饮加减。

金银花 15g，连翘 15g，蒲公英 30g，苦地丁 10g，大青叶 15g，败酱草 30g，青黛 10g，生地 15g，元参 10g，天花粉 15g，紫草 30g，粉丹皮 15g，穿山甲 6g，皂刺 6g，当归 15g，丹参 15g，红花 10g，瓜蒌仁 30g，火麻仁 10g，酒大黄 3g，生石斛 30g，炒莱菔子 15g，黄柏 6g。

7 剂，水煎，日 2 次服。

二诊：证大愈。继用上方加减，进药 14 剂而愈。

[**方义**] 方以仙方活命饮加减，药用金银花、连翘、公英、地丁，以清热解毒，用治热毒疮痈；用生地、元参、黄柏、紫草、丹皮、天花粉，以滋阴清热、凉血活血、解毒透疹、消肿排脓；用大青叶、败酱草、青黛，以清实热而消斑、解毒排脓；用山甲、皂刺、红花，以托毒活血、消肿溃疮；用当归、丹参，以养血和血；重用生石斛以养胃之津液；用酒大黄、黄柏，以清降相火；重用瓜蒌仁，加用火麻仁，以润肠通便。腑气得通，则热毒随腑气下行而解，疖肿亦随之而消。全方共奏清热凉血解毒、滋阴活血、消肿愈疮之效。

三、粉刺

苏某，女，27 岁。初诊日期：2013 年 6 月 15 日。

[**病史**] 粉刺多年，好发于前额、面颊，伴瘙痒，局部有硬结、白头。平素喜食海鲜发物。口干，食纳正常，二便可。末次月经 6 月 1 日，无痛经、夹块。舌红苔白黄微腻，脉弦滑缓。

[**病证要点**] 临证诉求，以面生粉刺多年，有硬结、白头、影响面容观瞻为诊治要点。

[**证候分析**]

粉刺是以颜面、胸、背等处生丘疹如刺，可挤出白色碎米样粉汁为主要临床表现的皮肤疾病。好发于颜面、颈、胸背部或臀部，常于饮食不节、月经前后加重。多因素体阳热，肺经蕴热，或过食肥甘厚味，助湿化热，或脾虚湿浊内停，郁久化热，湿热上蒸于头面所致。

此证多因血分湿热，热毒壅于头面经络，加之相火亢盛所致。血分湿热宜清宜利，肾中相火则宜清泻。该患者前额、面颊多发粉刺，前额、面颊为阳明胃经、少阳胆经所过，符合嗜食肥甘厚味，湿热蕴结肝胆、脾胃病机，固治疗需同时兼清肝胆、胃经湿热毒邪。粉刺伴瘙痒，为局部风热表现，正如《医宗金鉴·外科心法要诀》载"肺风粉刺"所说："此证由肺经血热而成。"血热邪毒内盛，则易伤津耗液，故可表现为口渴。然体内因有湿邪为患，故饮必不多。

[辨证与辨病] 辨证诊断为血分湿热邪毒，肺经风热；疾病诊断为粉刺。

[治法] 清热凉血，解毒燥湿，疏散风热。

[方药]

生地榆 20g，炒槐花 20g，野菊花 15g，忍冬藤 15g，连翘 15g，蒲公英 30g，苦地丁 10g，大青叶 15g，败酱草 30g，青黛 10g，粉丹皮 15g，紫草 30g，土茯苓 15g，苦参 15g，白鲜皮 10g，皂角刺 6g，酒大黄 3g，黄柏 6g，桑叶 15g。

7 剂，水煎，日 2 次服。

[方义] 粉刺，多由风热熏蒸，蕴阻肌表，或湿热内蕴，化生热毒，郁于肺脾胃肠等经脉所致，其证多发为如刺样丘疹，并分泌如碎米样白色粉液，若感染化脓，则转发为疖肿脓疡。其病机变化多在气分和血分。其组方药用生地榆、炒槐花、野菊花，以清肝降火、清热解毒、凉血消肿，兼以疏散风热；用忍冬藤、连翘、蒲公英、地丁，以清热解毒凉血、消痈散结；用大青叶、败酱草、青黛，入心、胃、大肠、肝经，以清热凉血、清肝泻火，并消痈排脓；用丹皮、紫草，以清热凉血、活血散瘀消肿；用土茯苓、苦参、白鲜皮，以清热燥湿、解毒止痒；用皂刺以消肿托毒溃疮。全方共奏清热凉血、解毒消肿之功效。

四、湿疹

白某，女，30 岁。初诊日期：2015 年 5 月 25 日。

[病史] 湿疹 3 年，分布于手臂、腹股沟、右膝内侧，伴瘙痒，破则出血。

末次月经 5 月 4 日。舌质红苔薄黄微腻，脉弦细滑。

[病证要点] 临证诉求，以湿疹病久、瘙痒出血为诊治要点。

[证候分析]

湿疹多由于禀赋不足，饮食失节，或过食辛辣刺激荤腥动风之品，脾胃受损，失其健运，湿热内生，又兼外感风邪，内外两邪相搏为患，风湿热邪浸淫肌肤所致。

该患者湿疹好发于腹股沟、腿内侧，为足太阴脾、足厥阴肝经所过之处，证属肝脾两经湿热蕴结。体表皮肤瘙痒，属于风邪为患，正如《医宗金鉴·血风疮》指出："此证由肝、脾二经湿热，感受风邪，袭于皮肤，郁于肺经，致遍身生疮。形如粟米，瘙痒无度，抓破时，津脂水浸淫成片，令人烦躁、口渴、瘙痒，日轻夜甚。"湿疹为病，在里湿热则宜清、宜化、宜利，在皮肤游移之疹邪，则宜疏、宜散，如此则内外湿热疹邪可分消疏散，诸邪自祛而湿疹得痊。

[辨证与辨病] 肝脾湿热，外兼风热；过敏湿疹。

[治法] 内服药物清热凉血解毒，疏风燥湿脱敏；外用药物收湿活血，解毒消疹。

[方药]

内服药：生地榆 20g，炒槐花 20g，野菊花 15g，金银花 10g，连翘 10g，蒲公英 30g，大青叶 15g，败酱草 30g，青黛 10g，粉丹皮 15g，紫草 30g，土茯苓 15g，苦参 15g，白鲜皮 6g，五味子 10g，蝉蜕 6g，防风 3g，乌梅 6g，当归 15g，黄柏 6g，三七粉 3g。

外洗药：苦参 15g，白鲜皮 15g，黄柏 15g，红花 15g，大黄 15g，芒硝 15g。水煮熏洗患处，每日多次。

药经二诊，共服药 14 剂，大效。

[方义] 湿疹，为中医皮外科常见病证，多由风、湿、热毒之邪，郁阻于肌肤，导致皮损，发作为瘙痒糜烂、流滋，或结痂等症的皮肤疾患。并常与过敏病变相关。由于其浸淫遍体，滋水漫多，故又称为"浸淫疮"。如《诸病源候论》说："浸淫疮是心家有风热，发于肌肤，初生甚小，先痒后痛而成疮。汁出浸溃肌肉，浸淫渐阔，乃遍体。"以丘疹为主者，又称之为"血风疮"或"粟疮"，如《医宗金鉴》所说："遍身生疮，形如粟米，瘙痒无度，搔破时，津脂水，浸淫成片。"一般来说，湿热之邪，郁阻部位多与经络循行及其分布

相关，本病例多由湿热郁于肝、脾两经，故需清利肝脾湿热、燥湿解毒为主。风热散见体表，直需疏风清热，同时予以酸收，则瘙痒自止。湿邪黏滞缠绵，单用药物口服恐难速效，故予药物外洗以活血收湿敛疮，并直达病所。诸药合用，符合《内经·至真要大论》的"湿淫所胜，平以苦热，佐以酸辛，以苦燥之，以淡泄之"之旨，则效如桴鼓。方药分析，如上述案例，不再重复。须要指出者，方用五味子、蝉蜕、乌梅，以酸涩收敛、疏散风热而透疹止痒，则是过敏煎的主要组成。其外洗方，为经验效方。药用苦参、黄柏、白鲜皮，以清热燥湿、解毒疗疮、杀虫止痒；用红花，以活血化瘀、消肿止痛；用大黄、芒硝，以凉血解毒、行瘀破积、泻热消肿软坚。全方共奏清热凉血、疏风燥湿、活血解毒之功效。

五、银屑病

孙某，女，37岁。初诊日期：2013年7月22日。

[病史]手指关节间皮肤如疹疥，色白，伴瘙痒，搔起可见白皮，抓之有薄膜样出血点。协和医院诊断银屑病关节炎（手指关节）。末次月经7月12日。舌红苔薄黄，脉弦细滑。

[病证要点]临证诉求，以手指关节发生银屑病牛皮癣为诊治要点。

[证候分析]

银屑病，多由素体营血亏虚，血热内蕴，化燥生风，肌肤失养所致。初期多因素体蕴热，外感邪气入里化热，或恣食肥甘辛辣、荤腥发物，伤及脾胃，郁而化热，内外合邪蕴于血分，血热生风而发病；热蕴日久则生风化燥，肌肤失养，瘙痒无度。

该患者银屑病生于手指关节，多为脾胃湿热蕴毒、肌肤失养所致。肌肤失于濡养，血热化燥生风，则皮肤瘙痒无度，兼夹湿邪则皮肤溢液黄白，病程迁延不愈。正如《医宗金鉴》所说："此证总因风湿热邪，侵袭皮肤。"因此皮肤可见红斑，上可见散在银白色鳞屑，伴瘙痒，病程迁延。

[辨证与辨病]脾虚湿盛，血热化燥生风；银屑病。

[治法]清热解毒祛湿，凉血活血祛风。

[方药]

生地榆15g，炒槐花15g，野菊花15g，金银花10g，连翘10g，蒲公英30g，炒山栀10g，粉丹皮15g，紫草30g，青黛10g，土茯苓15g，苦参15g，白鲜皮 10g，生地 15g，当归 15g，红花 10g，五味子 10g，蝉蜕 6g，防风 3g，生甘草 6g。

[**方义**] 湿热郁于肌肤局部，日久成毒，热毒内盛，则需清热解毒为法，同时燥湿利湿，湿去则热毒无以依附，邪热毒邪易解。血分热毒日久，每多化燥生风，局部皮肤失于濡养，则需清热凉血养血，血分热毒得解，肌肤重得濡养则风自平，如此则合"治风先治血，血行风自灭"之旨。其方药分析，如以上痤疮及湿疹案例，故不再重复。之所以加用五味子、蝉蜕、防风，在于银屑病患者多为过敏体质，故用之以脱敏祛风，从而有助于改善体质，以增药效之发挥。

六、带状疱疹

李某，男，29 岁。初诊日期：2014 年 6 月 30 日。

[**病史**] 右后腰带状疱疹 5 天，局部红斑，累累如串珠，局部瘙痒，不痛。舌红苔薄黄，脉弦细滑数。

[**病证要点**] 临证诉求，以后腰带状疱疹发病 5 天、局部瘙痒、苔薄黄、脉见滑数为诊治要点。

[**证候分析**]

带状疱疹相当于中医"蛇串疮""缠腰火丹"，是以皮肤上出现红斑、水疱或丘疱疹，累累如串珠，排列成带状，或沿一侧周围神经分布区出现，局部刺痛的皮肤病患。多因情志内伤，肝气郁结，久而化火，肝经火毒蕴积所致。

该患者疱疹沿腰间皮肤神经区分布，局部红斑、瘙痒，是为风火毒热内蕴所致。火热毒邪内盛，郁于局部肌肤，则肌肤色红赤，夹风则局部皮肤可见瘙痒。舌红苔黄、脉弦滑数，均为肝经火热毒邪内炽的表现。

[**辨证与辨病**] 肝经热毒，外兼风邪；带状疱疹。

[**治法**] 清肝解毒，活血疏风。

[**方药**]

夏枯草 15g，龙胆草 10g，炒山栀 10g，炒黄芩 10g，北柴胡 10g，广郁金 10g，金银花 10g，连翘 10g，大青叶 15g，败酱草 20g，知母 10g，黄柏 6g，粉丹皮 15g，紫草 30g，天花粉 10g，炒白芍 10g，生牡蛎 30g，浙贝母 10g，白芷 10g，丹参 15g，红花 10g，制乳香 6g，制没药 6g，三七粉（包冲）3g。

［**方义**］肝经热毒内炽，外夹风邪为患，治宜清泄肝火、解毒祛风，取表里双解之意。同时辅以软坚散结之品，以促进局部毒邪清解、活血疏肝、疏通经络，则气血和调，病症易于痊愈。方用夏枯草、龙胆草，以清泄肝经湿热郁火；用金银花、连翘，以清热解毒、疏风散热；用柴胡、黄芩、郁金、山栀、黄柏，以疏肝解郁、清热燥湿、凉血解毒；用天花粉、知母、白芍，以滋阴泻火、敛阴润肤；用丹皮、紫草，以清热凉血、解毒透疹；用大青叶、败酱草，以清热解毒、凉血消斑；用生牡蛎、浙贝母，以祛痰浊、泄热散结。用白芷、乳香、没药、三七粉，以散风消肿止痛。全方共奏清肝泄热、凉血解毒、活血疏风之效。

第八章
妇科疾病

一、月经先期

王某，女，38岁。初诊日期：2014年6月29日。

[**病史**] 患者主诉结婚2年，未孕，月水前提，末次月经2月4日。面黄，小便利，大便秘结难下，头晕目眩，目冒金星，广东某医院检查Hb偏低，宫后位。舌苔薄白、有齿痕，脉细。

[**病证要点**] 临证诉求，以月水前提、不孕、头晕目眩、苔薄齿痕、Hb偏低为诊治要点。

[**证候分析**]

月经前期，实则因于血热，虚则因于气虚。实者，热邪深入营血，耗血动血，月经不期而至；虚者，脾气虚衰，统摄功能低下，冲任失司，血液不循常期，经血提前而至，故见月经前潮。患者面黄、脉细，故知其月经前期，实因脾气虚亏、统摄失职所致。调理应补脾益气，脾气充足，则天癸方能准时。

患者头晕目眩，Hb偏低，甚则眼冒金星，昏仆欲倒，故知病久，气血亏虚严重，体内气血不足，无以上承濡养脑窍。临证治法，应急予补气养血为要。

脾气亏虚，中气不足，中医一般分为上气不足和中气虚陷两种病机。上气不足，则上部官窍失养，目眩、耳鸣、咽干等症可现；中气虚陷，则主要表现为脏器位置下移，如子宫下垂、胃下垂、阴挺等。患者宫后位，乃中气不足，冲任虚损，筋脉松弛，不足以维持子宫体位所致，治之应予大剂补益中气药物，并应加用升麻、柴胡等上提之品，标本兼治，以复子宫体位。

不孕，乃患者就诊的主要诉求，也是气血亏虚导致的主要病症。女子二七天癸至，任脉通，太冲脉盛，月事以时下，故有子。胎元须得女子气血以养方成。患者气血亏虚，自身形体官窍尚不足以濡养，冲任失调，难以成胎，正如《景岳全书》所云："万物生成之道，惟阴与阳，非阳无以生，生者神其化也；非阴无以成，成者立其形也。人有阴阳，即为血气，阳主气，故气全则神旺；阴主血，故血盛则形强。人生所赖惟斯而已。然人之初生，必从精始。""血即精之属也。但精藏于肾，所蕴不多，而血富于冲，所至皆是。盖其源源而来，生化于脾，总统于心，藏受于肝，宣布于肺，施泄于肾，灌溉一身，无所不及。故凡为七窍之灵，为四肢之用，为筋骨之和柔，为肌肉之丰盛，以至滋脏腑，安神魂，润颜色，充营卫，津液得以通行，二阴得以调畅。凡形质所在，无非血之用也。是以人有此形，惟赖此血。"冲为血海，任主胞胎，气血虚亏，冲任不足，难以施化，则胎孕难成。故本例治疗惟以补益气血为法，加用白术、砂仁、桑寄生等健脾益肾之品，促其男女之精相合，胎元一结，则自能安然发育成胎。

便秘一证，皆为热证。或阳热结于胃腑，煎灼津液，阳胜阴虚，或阴血亏虚，阴虚而热，肠道失润而便秘难下。辨便秘之病因，伤寒温病虽同出一门，若论治法则大异。本例患者气血亏虚，忌承气类峻下之剂，故以肉苁蓉、火麻仁、郁李仁等品润肠通便，以期阴血津液得以恢复，则大便得润而自下。

［**辨证与辨病**］气血亏虚，肾气不足；不孕证，便秘。

［**治法**］补益气血，温养肾气，润肠通便。

［**方药**］

生黄芪 15g，升麻 6g，炒白术 15g，陈皮 10g，北柴胡 10g，太子参 10g，麦冬 15g，五味子 10g，当归 15g，鸡血藤 15g，阿胶（烊化）10g，桑寄生 15g，川断 10g，菟丝子 10g，仙灵脾 20g，韭菜子 30g，九香虫 6g，炙甘草 6g，肉苁蓉 15g，火麻仁 30g。

携药 14 剂，返乡调理。

后继服前方 30 余剂。2 年后再诊他病，告知其已怀孕生子。

［**方义**］方用补中益气汤（黄芪、白术、陈皮、升麻、柴胡、当归、太子参、甘草），以益气健脾、养护冲任、升提中气、调控宫位。用麦冬、五味子、太子参，以益气养阴生津、固摄冲任；用当归、鸡血藤、阿胶，以养血

滋阴、益冲调经；用桑寄生、川断、菟丝子，以温补肝肾、助阳护养冲任；用仙灵脾、韭菜子、九香虫，以益肾壮阳助孕、促结胎元；用肉苁蓉、火麻仁，以补肾益精、润燥滑肠而通便。用炙甘草，以调和诸药。全方共奏益气补血、温养肾气、调固冲任、促孕结胎、润肠通便之功效。

二、月经先后无定期

于某，女，29岁。初诊日期：2014年6月25日。

[**病史**] 月水前后不定期，偶月潮2次，色暗有块；偶发痛经，易怒，烦躁；末次月经6月2~6日，左偏头痛。舌淡苔薄，脉弦细。

[**病证要点**] 临证诉求，以月经紊乱、前后无定期、易怒烦躁、偏头痛等症为诊治要点。

[**证候分析**]

中医认为，女子以肝为先天。女子月事的正常与否与肝经密切相关。张景岳说："经血为水谷之精气，和调于五脏，洒陈于六腑，乃能入于脉也。""在男子则化而为精，妇人则上为乳汁，下归血海而为经脉。但使精气无损，情志调和，饮食得宜，则阳生阴长，而百脉充实，又何不调之有？苟不知慎，则七情之伤为甚，而劳倦次之。又或为欲不谨，强弱相凌，以致冲任不守者，亦复不少。""凡人有衰弱多病，不耐寒暑，不胜劳役，虽先天禀弱者常有之，然以气血方长，而纵情亏损，或精血未满，而早为斫丧，致伤生化之源，则终身受害，此未病之先，所当深察而调之者也。"

患者月经前后不定期，乃肝气郁滞，不能发挥正常疏泄功能，冲任失调所致。疏泄失常，气机郁滞，气滞则血瘀，故月经色暗有块。肝主疏泄，肝气不舒，郁而化火，故易怒、心烦。调理之法，宜应疏解少阳枢机。

在神志方面：心主神志，肝主疏泄。人的精神、意识和思维活动，虽然主要由心主宰，但与肝的疏泄功能亦密切相关。血液是神志活动的物质基础。心血充足，肝有所藏，则肝之疏泄正常，气机调畅，气血和平，精神愉快。肝血肝阴充足，制约肝阳，使勿过亢，则疏泄正常，使气血运行无阻，心血亦能充盛，心得血养，神志活动方能正常。患者肝气郁滞，阴血亏虚，间接导致心神失养，因此心烦一证，其调理应清心火与养肝阴相结合，方可事半功倍而取效。

调经之法，张景岳集百家学问，成一家之言。提出"若欲调其既病，则惟虚实阴阳四者为要。丹溪曰：'先期而至者，血热也；后期而至者，血虚也。'王子亨曰：'阳太过则先期而至，阴不及则后时而来。'其有乍多乍少、断绝不行、崩漏不止，皆由阴阳盛衰所致。是固不调之大略也。然先期而至，虽曰有火，若虚而挟火，则所重在虚，当以养营安血为主。矧亦有无火而先期者，则或补中气，或固命门，皆不宜过用寒凉也。后期而至者，本属血虚，然亦有血热而燥瘀者，不得不为清补；有血逆而留滞者，不得不为疏利。总之，调经之法，但欲得其和平，在详察其脉证耳。若形气、脉气俱有余，方可用清、用利。然虚者极多，实者极少，故调经之要，贵在补脾胃以资血之源；养肾气以安血之室。知斯二者，则尽善矣。若营气本虚而不知培养，则未有不日枯而竭者。不可不察也。凡经行之际，大忌寒凉等药，饮食亦然。"本案例以党参、当归等调理脾胃、补益气血，以熟地、枸杞等补益肾气，可谓深谙此理，读张景岳之书，用景岳之法，而不守景岳之方，是谓得景岳大家之本意。

［**辨证与辨病**］肝郁气滞，冲任失调；月经先后不定期。

［**立法**］疏肝解郁，养血调经。

［**方药**］

北柴胡 10g，炒黄芩 10g，炒白芍 10g，党参 6g，广郁金 10g，制香附 10g，夏枯草 15g，元胡 10g，生地 15g，熟地 15g，当归 15g，鸡血藤 15g，川芎 15g，枸杞子 20g，益母草 15g，高良姜 6g，炒小茴 6g，白芷 10g，三七粉（包冲）3g。

上方 7 剂于每月行经前 1 周服用。调理数月，月水来潮周期，方始规律。

［**方义**］方用柴胡疏肝散及小柴胡汤加减（北柴胡、黄芩、白芍、党参、川芎、香附、炙甘草），以疏肝解郁调经。用生熟地、枸杞子、当归、鸡血藤、川芎、益母草，以补肾养血、活血调经；用高良姜、炒小茴，以温暖下元、调养冲任；用元胡、白芷、三七，以行气活血、调经止痛。全方共奏疏肝解郁、养血调经之效。

三、崩漏

郑某，女，43 岁。初诊日期：2015 年 6 月 25 日。

［**病史**］患者自述月经不规则出血，用西药后方能行经，但月水来潮仅 3 天，血量少。末次月经 5 月 21 日～6 月 4 日，淋漓不止已 14 天，但血量极少。

不发热，自汗出，泄泻日 1~2 次，右少腹胀痛或隐痛。苔白腻、舌质暗、舌底静脉紫而粗大，脉弦滑。

[病证要点] 临证诉求，以月经淋漓出血 14 天、自汗出、少腹痛为诊治要点。

[证候分析]

关于崩漏病证的认识，一般目前有两种看法。一是认为凡属"妇女不在行经期间，阴道大量出血，或持续下血，淋漓不断者，称为崩漏"，并界定为"崩漏是多种妇科疾病所表现的共有症状，如功能失调性子宫出血、女性生殖器官炎症、肿瘤等所出现的阴道出血，都属于崩漏范畴"。一是根据中医传统认识和历代医籍所载，界定崩漏病证应属月经病证范畴，而属于其他病证的似崩似漏的妇科下血，由于妇科检测技术的进展，已被确诊为它病者，应排除在外，不在中医崩漏病证之内，只有西医妇科学之"无排卵性功能失调性子宫出血"，仍属于中医崩漏病证范畴。

关于崩漏的病因病机，《诸病源候论》首列"漏下候""崩中候""崩中漏下候"，并着重指出"崩中漏下是由劳伤血气，气血俱虚，脏腑损伤，冲任二脉虚损之故"（《诸病源候论·妇人杂病诸候·漏下候》）。由是强调了气血不足，冲任不固，气虚统摄失职病因病机的重要意义。

崩漏的病证分类，临床常见者为如下方面。

1. 肾气虚损：多由先天肾气不足，或房劳或多产损伤肾气，或久病伤损及肾，或年届七七，肾气虚亏，以致封藏失司，冲任不固，经血失制，子宫藏泻失常，发为崩漏。本案例经常月经不规则出血，或用西药方能来潮，但亦仅见 3 天，血量较少。而诊前末次月经见血又淋漓不断，已至 14 天，诚属肾气不足、冲任失其固摄调控之职所致。然因何更年未至，又伤及冲任，发作淋漓不断漏下之证？推论其为农村妇女，或因其产育过多，或房室劳伤，损及冲任，冲任失固等所致。因属隐私，故未明记病案。

2. 气血不足：多由素体脾虚，或饮食劳倦，损伤中气，中气虚陷，统摄无权，冲任失固而经血淋漓漏下。本病例妇科患者主诉自汗出，泄泻日 1~2 次。气虚或阳虚则自汗。脾气虚损，运化失职则泄泻。脾气失于统摄，影响及冲任功能失司，故发漏证，症见经血淋漓不止。

3. 冲任瘀滞：多由七情不遂所伤，或经期、产后，经血未尽又感寒、热，因而成瘀。瘀阻冲任，血不归经，发为漏证。亦有气血大虚，气虚血迟，虚中夹瘀，或久漏而成瘀者。本例患者，虽属漏证。但其舌质暗、苔白腻、舌底静脉粗大色紫，脉见弦滑，又当属兼有血瘀湿阻。故兼发作少腹隐痛。

此外，临床形成崩漏病证的血热妄行病因病机，因不属于本病讨论范畴，故不再赘述。

综上分析，本例崩漏病机（功能性子宫出血），当属脾肾不足，气虚失于统摄，影响及冲任固摄失职为患，兼有瘀血内阻。

［**辨证与辨病**］脾肾不足，冲任不固，兼血瘀；崩漏，功能性子宫出血。

［**立法**］益气健脾补肾，养血止血调经。

［**方药**］

生黄芪 15g，太子参 10g，云茯苓 15g，炒白术 20g，炒山药 30g，桑寄生 15g，川断 10g，当归 15g，丹参 15g，益母草 10g，川芎 10g，陈皮 10g，炒苍术 10g，炒薏苡仁 30g，侧柏炭 10g，地榆炭 10g，棕榈炭 12g，葛根 15g，炒黄芩 10g，川连 6g，煅龙骨（先煎）30g，煅牡蛎（先煎）30g，制乳香 3g，制没药 3g，三七粉（包冲）3g。

7 剂，水煎，日 2 次服。

二诊：症大减。继服上方月余，达 30 剂，月水来潮，方归平复。

［**方义**］方用生黄芪、太子参，以补气升阳摄血、养阴固表止汗；用炒白术、炒山药，以健脾益气、补肾固精、缩尿而止泻；用桑寄生、川断，补肝肾、调冲任、行血脉、续筋骨，以止崩漏下血；用当归、丹参、川芎、益母草，以补血养血、和血活血，并行血中之气；用陈皮、苍术、炒薏苡仁，以化湿和胃、健脾渗湿；用侧柏炭、地榆炭、棕榈炭，以凉血止血、固冲收敛，以止冲任封藏失摄之崩漏下血，颇为效验。药用葛根芩连汤，以升发脾胃清阳之气，清热燥湿而止泄利。加用煅龙牡，以增收敛固脱之效。用制乳没、三七粉，以活血、散瘀、止血、定痛，用治崩漏下血，最为适宜。三七的药理实验证实，其止血作用能缩短其凝血时间，并可降低毛细血管的通透性，增加毛细血管的抗力，从而达到其止血效用。总之，全方合用，共奏益气健脾补肾、养血止血调经之功效。上述病案，亦属佳效实例。

四、不孕症

李某，女，31 岁。初诊日期：2014 年 4 月 28 日。

［**病史**］结婚 7 年未孕，当属不孕症。月水不调，经水淋漓，周期后衍，

体胖 85kg，泄泻日 4~5 次，末次月经 4 月 14 日，已行经 7 天而不止，曾服黄体酮 1 年。舌淡苔薄黄，脉弦细。

［病证要点］临证诉求，以泄泻、月水不调、周期衍长、婚后不孕为诊治要点。

［证候分析］

女子胞的主要功能为主持月经和孕育胎儿。患者结婚 7 年不孕（并未采取避孕措施），月经先后不定期，月水淋漓而周期长，推论其病机，应属冲任失司，女子胞功能紊乱。

女子胞功能的正常发挥依靠肾中精气、"天癸"的作用，并与冲任二脉密切相关，同时离不开心、肝、脾三脏的辅助协调。该患者病程已长达 7 年，所以其病机应属多脏器及冲任经脉功能紊乱。

月经先后不定期，经水淋漓且周期长，常见的病机有肝郁肾虚，疏泄封藏失职，导致冲任气血功能紊乱；或心脾两虚，气血不足，冲任失盈，以致经水先后不定。脉弦细，说明患者既有气血不足，难以充盈脉道，又肝郁气滞，故脉仍有弦象。且不孕已发作 7 年，病程较长，必然已累及肾精不足，可见病位涉及肝、脾、肾三脏。泄泻每日 4~5 次，"无湿不作泄"，而且患者泄泻次数较多，又有前分析的气血不足证候，所以应为脾气虚弱、湿浊下泄。

体重 85kg，肥胖的病机一般是痰湿内蕴，即所谓"肥人多痰湿，瘦人多虚火"，其病机演变多因长期饮食失调，过食肥甘厚味，导致脾运失健，助湿生痰，痰湿流注机体，形成肥胖；或劳倦伤气，饮食不节，脾气受损，即《杂病源流犀烛》所谓："谷气胜元气，其人肥而不寿。"结合前述脾气虚的病机，说明其肥胖系脾气虚，无力运化水湿，形成痰湿停积脂，储于体内，因而肥胖超重。同时痰湿作为病理产物聚于体内，阻滞气血运行，导致冲任失调，故又可致月经不调，或胎孕难成。

末次月经 4 月 14 日，行经 7 天，4 月 23 日月水又至，则证属脾虚不能统血，冲任失调发展至失于固摄所致。

根据上述分析，该患者病位在肝、脾、肾，为了掌握其发病过程的主要矛盾及矛盾的主要方面，故仍需将肝、脾、肾三脏之生理功能和病机，及其相互关系加以讨论如下。

1. 肝与脾：肝主疏泄，藏血；脾主运化，生血、统血。肝与脾的关系主要表现在疏泄与运化互用，藏血与统血相互协调。月经的正常产生离不开血液的正常运行，而在血液运行方面，肝脾共同调节血液，脾主运化而生血，血足则肝有所藏；肝主疏泄，可促进脾之运化，以助血液化生。肝藏血以调节血量，则血海藏泄有度；脾统血，则可防止血溢脉外。肝脾调和，方能保证冲脉血海的功能正常。患者的病机，在于肝郁脾虚，其疏泄与运化、藏血与统血的失调，当为重点。

2. 肝与肾：肝藏血，肾藏精；肝主疏泄，肾主封藏。肝与肾的关系主要表现在精血同源、藏泄互用和阴阳互资上。肝主疏泄和肾主封藏之间具有相互制约、相互为用的关系。肾中精气充盛，天癸产生，冲脉"血海"藏泄有度，则女子月经按时来潮。肝气的疏泄，促进了女子正常行经；肾气的封藏固摄，则可防止精血妄泄。所以，女子行经是肾气闭藏和肝气疏泄相互协调的结果。进而推之，患者月经先后不定期，冲脉"血海"，藏泄无度，致使月水淋漓，周期不定，应属肝失疏泄和肾失封藏相互影响的结果。

3. 脾与肾：肾为先天之本，脾为后天之本。肾主水，脾运化水液。脾与肾的关系主要表现在先后天相互资生及水液代谢方面。

脾肾主司水液代谢。肾主水，主持调节全身水液代谢，肾之气化促进脾气对水液的运化。脾主输布津液，则肾升清降浊之气化得以实现。两者协调，则水湿、痰饮得化，肥胖不易增生。该患者脾肾素虚，无力运化水湿，形成痰浊积湿停于体内，导致肥胖增生，以致冲任郁滞，胎元难结而不孕。

[辨证与辨病] 肝脾肾失调，痰湿内蕴，冲任失职；原发不孕。

[立法] 益气健脾止泻，养血疏肝，调经止血。

[方药]

黄芪 15g，炒白术 20g，升麻 6g，炒山药 20g，生地 15g，元参 10g，山萸肉 10g，桑寄生 15g，川断 10g，葛根 15g，炒黄芩 10g，川连 6g，当归 10g，仙鹤草 15g，白及 10g，北柴胡 6g，炒白芍 10g，侧柏炭 15g，棕榈炭 15g，茜草炭 15g，藕节炭 15g，血余炭 15g，生三七粉（包冲）3g。

7 剂，水煎，日 2 次服。

二诊：症大减，血止。后宗上方加减，继续调理。

[方义] 组方用药以补肾填精和健脾养血为主，选用六味地黄丸和芪术四物汤加减，同时考虑其为经间期异常出血，首应防其血流过多进一步损伤

正气。应以止血为要，故多选用炭类药如藕节炭、侧柏炭、棕榈炭、茜草炭、血余炭等，以求迅速止血取效。同时加用柴胡、白芍，以理气疏肝，防止气滞血瘀；用三七粉，以达止血而不留瘀。它如药用桑寄生、川断，以补肝肾、养血强筋而行血脉。诚如《妇人良方》之"续断丸"，即用以治崩漏经血过多而获良效。用当归、仙鹤草，以补血养血、收敛止血；用葛根、黄芩、黄连、升麻，以升发脾胃清阳之气，清热燥湿而止泻利。诸药合用，共奏益气健脾止泻、养血疏肝、调经止血之功效。

五、乳癖

赵某，女，21 岁。初诊日期：2013 年 4 月 28 日。

[**病史**] 2013 年经医院 B 超诊断乳腺小叶增生有结节。患者时发乳房隐痛，按之有硬结，月经来潮则小腹隐痛，少腹和手足均凉，易怒，末次月经4 月 5 日，血量多，色正有血块。舌质绛、苔薄白，脉弦滑缓。

[**病证要点**] 临证诉求，以乳房隐痛，按之有硬块，诊为乳腺小叶增生结节为诊治要点。

[**证候分析**]

1. 主证特点：主诉为乳腺小叶增生结节 1 年。乳腺增生，在中医学中归属于"乳癖"范畴。明代陈实功在《外科正宗》中描述乳癖曰："乳癖乃乳中结核，形如丸卵，或重坠作痛，或不痛，皮色不变，其核随喜怒消长，多由思虑伤脾，恼怒伤肝，郁结而成。"从病理形态到临床特征都对乳癖进行了准确的论述，为历代医家所推崇。《疡科心得集·辨乳癖·乳痰论》中对乳癖的描述是："有乳中结核，形如丸卵，不疼痛，不发寒热，皮色不变，其核随喜怒而消长，从名乳癖……"纵观诸多医家对该病的描述，其病因病机大多为饮食不节、劳倦思虑伤脾，脾失健运；或郁怒伤肝，肝气郁结，气滞血瘀；或痰湿内蕴，瘀血、痰浊有形之邪互结，积聚乳络，日久而成包块。所以在辨证时首先要明确该患者的乳腺增生应是一个慢性病理变化演变的结果，故其病机常是虚实错杂、寒热相兼。

（1）患者行经时小腹隐痛，且少腹和手足均冷，隐痛属虚，少腹冷属肝寒，手足均冷，说明阳气不足，不能布达四末，故患者当属阳气虚损，尤以肝脏与胞宫虚寒为甚。

（2）行经时易怒，且其脉有弦象，说明尚有肝气郁滞的病机，故所见前述之手足均冷，可能还有肝气郁滞，阳气不能疏达之故。

（3）月经来时量多，有可能是气虚，冲脉失摄，不能调控血液，导致血液离经过多；亦或血热迫血妄行，行经过快所致量多；或瘀血阻络，导致血不循经，因而行经出血量多。结合之前的分析，患者病证以属寒属虚为主，故其月经来时量多，有可能是一时性气虚、冲任失调所致。但亦不排除瘀血阻络等病理因素。

（4）行经时挟有血块，是有瘀血征象，结合前述之肝寒病机，且病者年轻，阳气不会过于虚甚，故此瘀血的产生当属寒凝血滞。

（5）脉见滑象，说明有痰湿兼杂。

2. 病机分析

（1）阳气是构成和维持人体生命活动的物质基础之一，对人体有多种生理功能，如推动、温煦、防御、固摄、气化、营养等功能。该患者阳气不足，无法发挥其温煦四肢和少腹的功能，所以行经时小腹隐痛且少腹和手足均冷；同时阳气不足，统摄血液失职，冲任失于调控固摄，故致月经过多；气虚则运行和气化水液代谢失职，可致痰湿和瘀血病理产物积聚体内。

（2）肝主疏泄，性喜条达而恶抑郁，患者易怒，则更易伤肝而致气滞，气滞则推动津液或血液循行无力，更易形成痰凝或血瘀，积于人体，则可形成各种结节或肿块。

（3）该患者乳腺增生的病因病机，应是郁怒伤肝，肝气郁结，气滞血瘀；气虚生湿，痰湿内蕴；瘀血阻络，行经血块；最终演变为瘀血、痰凝等有形之邪互结，积聚乳络，日久增生而成包块。

［**辨证与辨病**］气滞血瘀，痰结乳络；乳癖（乳腺增生结节）。

［**立法**］行气暖肝，化痰消瘀散结。

［**方药**］

全瓜蒌 20g，薤白头 15g，法半夏 6g，天花粉 15g，冬瓜仁 30g，生石斛 30g，蒲公英 30g，连翘 10g，北柴胡 10g，炒黄芩 10g，炒白芍 10g，广郁金 15g，生牡蛎（先煎）30g，制鳖甲（先煎）15g，浙贝母 15g，元胡 10g，乌药 10g，桂枝 6g，桑枝 30g，生甘草 6g，三七粉（包冲）3g。

14 剂，水煎，日 2 次服。

二诊：症减，继用上方加减 14 剂，乳房隐痛消失，乳腺增生结节消退而收功。

［**方义**］方用瓜蒌薤白半夏汤，源于《金匮要略》，具有行气解郁、通阳散结、祛痰宽胸之功效，在临床上通常用来治疗冠心病、心绞痛引起的胸痹病证。然中医素有"同病异治，异病同治"之论，此患者乳腺增生为病，其病位在乳房，发病在胸部，而胸痹的病位也在胸部；该方适应证胸痹的病机中有痰，而乳腺增生的病理因素中亦有痰凝；且该患者的病机亦为肝气郁滞，更须行气解郁；病性属寒，且有结节，则须通阳散结。《长沙药解》中记载："薤白，辛温通畅，善散壅滞，故痹者下达而变冲和，重者上达而化轻清。"说明薤白具有散结的作用。《名医别录》中记载："半夏能消心腹胸膈痰热满结。"《本经逢原》记载："瓜蒌实，润燥开结、荡热涤痰。"可见此三药均有很强的化痰散结功效，尤适用于本证。所以余常用瓜蒌薤白半夏汤治疗乳腺增生，即取其适应的病机，而不局限于胸痹、心绞痛的治疗。

该方组合，另用天花粉、冬瓜仁、生石斛，以养胃生津、利气降浊、滋阴除热、消肿散结；用蒲公英、连翘，以清热解毒、消痈散结；用柴胡、炒黄芩、炒白芍、郁金，以柔肝平肝、疏肝解郁、清热泻火、行气化瘀而止痛；用制鳖甲、生牡蛎、浙贝母，以泄热化痰开郁、软坚散结；用元胡、乌药、三七，以活血行气止痛，适用于肝气郁滞、血瘀诸痛，颇有良效。用桂枝、桑枝，以温通胸阳、通利肌腠、疏解痰浊痹阻血脉而止痛。全方共奏行气暖肝、温通血脉、化痰消瘀散结之功效。

六、盆腔炎

徐某，女，40 岁。初诊日期：2013 年 4 月 2 日。

［**病史**］主诉少腹隐痛，脘腹胀，矢气出则舒。末次月经 3 月 11 日，咽痛，心烦，胃冷痛，口干苦。舌淡红、苔薄中心黄，脉弦。西医诊断为慢性盆腔炎。

［**病证要点**］临证诉求，以慢性盆腔炎、少腹隐痛、脘腹胀、咽痛等病症为诊治要点。

［**证候分析**］

1. 主证特点：本案例发病与脾、胃关系密切，病程长。

（1）少腹隐痛，少腹两侧为肝经所过之地，故病位属肝，少腹隐痛多属肝经寒滞。脉诊显示为弦象，口苦，为肝郁胆气上逆。表明该病例有肝郁气滞，或肝寒病机。

（2）脘腹胀，矢气出则舒，说明胃肠道有气滞征象。而舌苔中心薄黄，舌苔中心属脾胃，色黄表示有热，患者自述胃脘部有冷痛感，说明患者脾胃证属寒热错杂。

（3）心烦的病机有心火炽盛、胃肠燥热、肝胆郁热等。患者心烦，其病机应属胃肠寒热错杂所致，因其舌象并无舌尖红赤的心火亢盛征象，亦无心烦兼胁胀表现。

2.病机分析

（1）中医学没有盆腔炎病名，其证候属于中医学的"带下病""妇人腹痛""热入血室""产后发热""癥瘕"等范畴。其发病主要与经期、产后摄生不慎，病邪侵袭胞宫、胞脉，郁久化热，致使胞脉气血运行受阻，进而瘀滞不通，最终形成慢性盆腔炎症。

（2）胃为水谷之海，主受纳、腐熟饮食水谷，胃气以降为顺。寒邪直中于胃，郁遏胃阳，阻滞胃部气血正常运行，故胃脘冷痛。寒性收引凝滞，肝经寒滞，则可致气血阻滞，不通则痛，发为少腹隐痛。然肝郁气滞，"气有余便是火"，肝火犯胃，亦可导致胃中亦有热象，故综合前两部分之分析，患者当属肝胃不和、寒热错杂。

［**辨证与辨病**］肝胃不和，寒热错杂，气滞寒凝。

［**立法**］疏肝和胃，温中理气止痛。

［**方药**］

北柴胡10g，炒黄芩10g，炒白芍10g，生石斛15g，党参10g，云茯苓15g，炒白术10g，沙参15g，锦灯笼10g，炒枳实6g，制厚朴6g，炒山栀10g，射干10g，高良姜6g，制香附10g，炒小茴香6g，元胡10g，冬瓜仁30g，败酱草30g，炒莱菔子15g。

二诊：药后症大减，再拟上方14剂，携药返乡调治。后经随访，慢性盆腔炎未再复发。

［**方义**］方用小柴胡汤去半夏（柴胡、黄芩、白芍、党参），疏肝理气和胃，以消心烦脘腹胀满；用党参、白术、茯苓、枳实、厚朴，以健脾益气降逆、顺气下行；用良姜、香附、元胡、小茴香，以温下元而散脘腹寒凝、理气止痛；用沙参、射干、山栀、锦灯笼，以生津利咽、清热除烦；用冬瓜仁、败酱草、生石斛，以清热利湿、解毒消炎，专祛盆腔湿热而止痛，兼以养胃生津。重用炒莱菔子，则可促腑气下行，以使少腹痛得缓。全方共奏疏肝和

胃、温中理气止痛、缓解慢性盆腔炎之功效。

七、癥瘕

病案 1

杨某，女，23 岁。初诊日期：2016 年 7 月 4 日。

［**病史**］患者 2 年来月经不调，不用西药黄体酮则月水不至。2015 年 2 月去医院检查，诊为多囊卵巢综合征。末次月经 2016 年 6 月 12~19 日，量多，色暗有血块（本次月经来潮未用西药），少腹凉。苔薄脉细。

［**病证要点**］临证诉求，以多囊卵巢综合征、月水不至、停经 2 年、少腹凉为诊治要点。

［**证候分析**］

1. 辨表里：患者是多囊卵巢综合征，属于妇科内伤杂病，其临床脉症可见如下特点。

（1）"有一分恶寒，便有一分表证"，患者无恶寒表现。

（2）苔薄，但并非表证的薄苔，而是正常的舌薄。

（3）脉细，而非表证之脉浮。

故此时患者并非表证，妇科杂病本属内伤，应为里证。然而性质是寒是热？则应进一步辨析。

2. 辨寒热

（1）行经时少腹凉。

（2）舌苔不黄。

（3）脉不数。

综上所述，患者无热证表现，却有某些寒证表现，故病性应属里寒。

3. 辨虚实

（1）脉细：多为气血亏虚所致。亦有可能是实证，多为湿浊困阻脉道，血行阻滞，充盈脉道不足，导致脉见细滑。本病例为多囊卵巢综合征，应属肾精不足，且患者无其他湿困征象，其病机应为精血不足，脉道失充，故其脉应指细小，所以其病机属虚。

（2）月经来时量多：多是气虚，冲任失于固摄，导致经血过多。也有可能是血热迫血妄行，而致经行量多。或是瘀血阻络，导致血不循经，而致经行量多。综合之前的分析，患者病机以虚寒为主，故其月经来时量多，有可能是气虚，冲任失于调护固摄，以致经血过多，但亦不排除有某些瘀血阻络因素。综上分析，则此病例证属虚寒无疑。

4.辨脏腑：多囊卵巢综合征（PCOS），是以长期无排卵和高雄激素血症为主要特征的内分泌紊乱性疾病，以月经稀发或闭经、不孕、多毛和肥胖等为主要表现。根据多囊卵巢综合征（PCOS）的临床表现及证候特征，中医将其归属于"月经失调""闭经""不孕"等范畴，而从卵巢多囊性增生改变来看，又应属于中医学"癥瘕"范畴。对于此病的临床证治，余认为本病应与肝、脾、肾等脏腑功能失调及痰凝、血瘀等病机关系密切，临床以虚实夹杂的本虚标实证最为常见。故应再从肾、肝、脾进一步分析如下。

（1）肾：针对多囊卵巢综合征（PCOS）而言，其病位主要在肾，它是以肾主生殖功能障碍为主的疾病。《素问·上古天真论》指出："女子七岁肾气盛，齿更发长；二七而天癸至，任脉通，太冲脉盛，月事以时下，故有子。"女子月事、孕育，必以肾气盛为前提，肾气盛则能使肾中阴精气化，天癸充盛，其月水方能按时来潮。若肾之元阴元阳不足，气化乏力，天癸后滋无源，精血不能旺于冲任血海，血海充盈无度，则经水不应月而至，可致月经不调、停经、闭经等证。少腹寒凉，应属肾阳不足、肝脉寒滞。

（2）肝：肝主藏血，为经血之源，冲脉起于胞中而通于肝，与女子月经来潮密切相关。此患者月经来时量多，且色暗有血块。应为肝藏血功能失调，其病机演变应为肝肾不足、血海乏源，故发作2年月水不潮。末次月经量多有块，则又属肝郁气滞，冲任不调，兼有瘀血。

（3）脾：脾主统血，可统摄血液在脉中运行而不溢出脉外。此患者月经来时量多，应为脾气虚弱，冲任失司，统摄失职，故经血量多。但是，此患者并无其他脾虚症状，诸如脘腹胀满、纳呆便溏、舌淡脉虚等症，故可辨证脾虚应为次要病机。

［**辨证与辨病**］肝肾不足，兼有瘀血；多囊卵巢综合征。

［**立法**］温补肝肾，化瘀调经。

［**方药**］

生地15g，熟地15g，元参15g，山萸肉10g，桑寄生15g，川断10g，菟丝子10g，云茯苓15g，怀山药15g，全当归15g，炒白芍10g，川芎10g，丹参15g，阿胶（烊化）6g，艾叶6g，益母草15g，高良姜6g，制香附10g，炒小茴香6g，仙灵脾15g，韭菜子30g，九香虫6g。

7 剂，水煎，日 2 次服。

二诊：药后症减，继用上方，月水自然来潮。

［**方义**］方用生熟地、元参、山萸肉、山药、桑寄生、川断、仙灵脾、韭菜子等品，以滋补肾之阴阳，并配以用四物汤加阿胶，以补血养肝，再加香附疏肝行气，以合肝体阴用阳之意。由于患者有少腹凉之肝寒征象，故配用高良姜、炒小茴香、艾叶等，以温下元，调冲暖宫，并祛少腹肝肾之寒。用益母草、丹参，以养血和血、活血化瘀而调经，既能消多囊卵巢之瘀，又能疏解补血填精药之壅滞；用韭菜子、仙灵脾、九香虫，以益肾壮阳、温养冲任，当有助卵泡成熟，恢复月水正常来潮。全方共奏温补肝肾、化瘀调经、促卵泡成熟之功效。病者药后月水自然来潮，当属药证相符，药效属实。

病案 2

孙某，女，47 岁。初诊日期：2016 年 9 月 3 日。

［**病史**］2012 年 8 月 6 日体检发现子宫肌瘤 1.1cm×1.0cm，心电图诊：V_4~V_6 ST 段有低平改变。偶发心悸气短，左胸闷，头顶痛，记忆力减退，夜则手足心热，两手乏力，口苦。末次月经 4 月 8 日，量多，色暗有血块。泄泻每日 1~2 次，苔薄黄，脉细数。

［**病证要点**］临证诉求，以子宫肌瘤、手心热、心悸、气短等症为诊治要点。

［**证候分析**］

1. 子宫肌瘤，发病 4 年，多方求治未效。心理压力过大，肝郁气滞痰凝，因而痰结血瘀，发作肌瘤。

2. 头顶痛。头顶即颠顶，为足厥阴肝经所过之处。口苦、苔薄黄，说明肝郁化热、肝胃火盛。入夜手足心热，即五心烦热，加之脉细数，说明内热伤阴、阴虚内热。

3. 泄泻每日 1~2 次，因前有肝郁内热病机，故认为应是土虚木乘所致。

4. 左胸闷、心电图 ST 段改变，说明心供血不良，故其病位还应在心。心主血脉，推动血行，若心气不足，血脉推动乏力，则会导致气虚血瘀。

5. 2012 年 8 月 6 日体检，始见子宫肌瘤 1.1cm×1.0cm。对于子宫肌瘤的认识，中医学认为属于癥瘕、积聚范畴。癥瘕、积聚多为气滞血瘀。瘕聚多为气郁痰凝。肌瘤应属良性肿物，故应是痰结血瘀所致。其病位在胞宫，一般而言疾病初起以实证居多，病程日久，则易损伤正气，亦可转化为虚实夹杂病证，故肌瘤病机应属痰瘀阻滞胞宫。

6. 患者行经量多、色暗、有血块，应属瘀血阻络、血不循经，同时亦不能忽略其脾虚气不摄血、冲任失摄之病机变化。且病者年已 47 岁，当属围绝经期将至之期，故亦应顾及肝肾精血不足之病机变化。

［**辨证与辨病**］心脾气虚，痰瘀留滞；子宫肌瘤。

［**立法**］补肾益气，养心补血，软坚散结。

［**方药**］

生首乌 20g，女贞子 15g，生地 15g，元参 10g，太子参 10g，麦冬 15g，五味子 10g，茯苓 15g，粉丹皮 10g，夏枯草 10g，紫草 30g，生石斛 20g，当归 15g，鸡血藤 15g，葛根 15g，炒薏苡仁 30g，车前子（包煎）10g，煅龙骨（先煎）15g，生牡蛎（先煎）15g，浙贝母 10g，莪术 6g，炙甘草 6g。

7 剂，水煎，日 2 次服。

二诊：证减，嘱续服上方，缓图疗效。

［**方义**］药用首乌、女贞子，以补肝肾益精血，兼清虚热；用生地、元参、生石斛，以滋养肾阴、胃阴而清虚热；用太子参、麦冬、五味子，以益气养阴生津；用当归、鸡血藤、葛根，以补血生津、活血通络；用薏苡仁、茯苓、车前子，以祛湿利尿而止泻；用粉丹皮、夏枯草、紫草，以凉血清肝热；用生牡蛎、浙贝母、莪术，以软坚散结、化痰破瘀而抑制肌瘤。全方共奏补肾益气、养心补血、化痰软坚、破瘀散结，以达抑制肌瘤进一步增生之效。

附 篇

刘燕池教授学术思想与临证思维的总结研究

（博士后传承论文优选）

第一章
刘燕池教授学术源流及观点

一、刘燕池教授生平简历

刘燕池教授 1937 年出生于北京，1956 年毕业于北京师大附中，同年考入北京中医学院（现北京中医药大学）中医系（六年制），系统地学习了中医理论和临床知识。1962 年毕业，成为北京中医学院首届毕业生。1962 年 9 月至1976 年 4 月，在内蒙古医学院（现内蒙古医科大学）中医系担任教师，主讲《内经讲义》《中医学概论》《中医基础学》《中医妇科学》，任中医基础教研室主任。1972 年起任中医系副主任，同时在附属中蒙医院从事门诊和病房医疗工作。

1976 年 5 月至 1978 年 11 月，任煤炭部地质局医务室负责人，进行门诊，并为煤炭部司局级以上干部进行医疗保健。

1978 年 12 月至今，刘燕池教授调任北京中医学院任中医基础教研室主任。1984 年任基础部副主任；1990 年任基础部主任、基础所所长；1992 年享受国务院特殊津贴；1996 年任基础医学院院长、基础理论研究所所长；1998 年任基础医学院顾问。先后主讲《中医学基础》《中医基础理论》《实验中医学基础》《中医基础理论专论》等课程。任教授、主任医师、博士生导师、博士后临床学术经验传承合作导师，2009 年荣获人事部、卫生部和国家中医药管理局颁发的荣誉证书，并获重奖。并曾任校教学督导组副组长，现任研究生院督导。

在国内外出版论著和教材 45 部，发表论文 60 余篇。荣获国家教委科技进步三等奖、北京市先进教育工作者奖、市优秀教学成果一等奖、市高等教育精品教材奖。

二、刘燕池教授的学术成就

刘燕池教授从事中医基础教学和临床50余年，在中医理论和临床均卓有建树。

（一）理论贡献

刘燕池教授从事中医基础教学和科研50余年，系统构建并完善了中医学基础理论体系。

（1）1979年至1987年，主持编写《中国医学百科全书·中医基础理论卷》，撰写了中医学的哲学基础唯物观、恒动观、辨证观和整体观条目，确立了中医学正确的认识论和方法论，纠正多年来所谓的"朴素的唯物论"和"自发的辨证法"等误谬和不实观点，从而统一了中医界对中医理论体系的正确思维。

（2）1982年至1983年，主持编写全国统编五版《中医基础理论》教材，发掘、构建和完善了中医学的基础理论体系，并创新编写了"病机"章节，弥补其理论体系的不足，为中医病机学说的构建和深化发展，在结构和层次上奠定了基础。在教学中应用至今，颇受推崇。

（3）1986年曾发表专论"五行学说的制化和胜复"（中医杂志，1986年7月），充实于主编的北京市高等教育精品教材《中医基础理论》（2004年学苑出版社）及刊授、自考等若干教材中，发掘和补充了五行学说的"制化"和"胜复"调节内涵，阐释了"五行系统结构理论体系"的内在调控机制，从而提升了五行调节效应"胜至则复"和"制则生化"的理论认识和应用价值。

（4）2003年由于SARS、禽流感等新型热病的流行，涉及中医教材"疠气"病因的论述过于简略，因而在2004年主编的北京市高等教育精品教材（学苑出版社）中，拓展了中医病因学"瘟疫邪气"内容，并适时增补了"瘟疫""寒疫"和"湿热疫"等疫病发生类型及特点，提出其应属于春温湿热疫病范畴，证属"春温伏湿"。实践证实，其论断是科学的，临床应用是有效的，从而受到温热病临床同道的欢迎。

（二）临床经验

1. 学术观点

内科疾病多宗家学，倡丹溪学说和吴鞠通观点，力主滋阴凉血、清热生津、理气化痰、开郁散结为法而取效，对辛燥、温补及益火之论多持审慎观点。妇科临床多师承北京妇科名医刘奉五思想。

2. 临床主治

肝病、肾病、冠心病、胃肠病、咳喘、过敏性疾病、妇科杂证，以及肿瘤术后和各种虚证的调理，效验声誉俱佳。

（三）学术传承

（1）2002年成为全国第三批、第四批师带徒中医药专家学术经验继承指导教师。

（2）2009年成立"北京市3+3人才培养刘燕池名医传承工作站"。

（3）2011年成立国家中医药管理局"全国名老中医药专家刘燕池传承工作室"。

（4）2012年成为北京中医药大学研究生院博士后流动站临床学术经验合作导师。

（5）2013年成立北京中医药大学"名医工程刘燕池传承工作室"。

三、刘燕池教授学术思想的形成

（一）肝病、热病师承家学

刘燕池教授出身中医世家，其祖父刘伦正公（1892~1974年）早年毕业于河北定县师范学校，幼读经典，医承家学。在原籍农村做乡村医生，并开药铺。刘伦正一生简朴，留与后代的既无经典名方，又无奢华家产，只有踏踏实实做人的家风及治病救人的儒医理念。

其父刘玉初公（1913~1984年），河北定州人。先生生前多才多艺，于20世纪30年代毕业于北平国立艺专国画系，师从齐白石，为其得意弟子。齐老曾赠予"吾门门客三千辈，愿汝终身作替人"的诗句，对先生的画作予以高度赞扬。刘玉初公中医学术幼承家学，并私淑北京四大名医萧龙友。于大学期间，曾被允于周末侍诊于萧老诊所，面聆教诲，获益良多。先生生前曾任教于北京中医进修学校，为北京市第一届、第二届西医学习中医班讲授温病学课程，受到好评。后调任北京积水潭医院中医科，为该院名老中医。先生学术推崇吴鞠通《温病条辨》，临证思维熔温病与伤寒于一炉，疗效卓著，颇受好评。

先生从 1962 年始致力于肝病研究。在肝病的治疗上，力倡"清解"和"清化"。强调肝为刚脏，肝气、肝阳易亢易逆，应以泄为补，不宜大量应用人参、黄芪等温补之品，以免湿热蕴盛。先生认为慢性肝炎（无黄疸型肝炎）应以疏肝理气、滋养肝阴肝血为要。刘燕池教授继承了其父治疗肝脏疾病的临证思路，以清解清化、养血凉血柔肝为主，慎用温热之药。即使用到疏肝理气的柴胡、陈皮等药物，处方中也必要配合滋阴养血的药物，比如白芍、赤芍、丹皮、当归等。这与刘教授在日后临床所形成的"滋阴清热"的临证思想非常吻合，或许正是父亲的这一观点潜移默化地启迪了刘燕池教授临证思维的形成，并为其日后学术思想体系的构建奠定了基础。

先生留下临床经验方剂 2 个，分别为治疗黄疸型肝炎的"肝甲饮"和治疗无黄疸型肝炎的"肝乙煎"。①"肝甲饮"由茵陈、金钱草、板蓝根、橘叶、佩兰、青皮等药物组成，其功效为清热解毒、化湿退黄。主治黄疸型肝炎，转氨酶升高，胆红素指数升高等病证。若面目黄染，茵陈可重用至一两或二两，加强利湿退黄之力，并加用酒大黄、栀子、黄柏以清热利湿；肝区隐痛，则加用丹参、芍药活血化瘀止痛。②"肝乙煎"由金钱草、海金沙、鸡内金、茵陈、佩兰、橘叶、青皮、虎杖、白花蛇舌草、垂盆草、凤尾草、叶下珠等药物组成。功效为清肝化湿、解毒降酶。主治无黄疸型肝炎（包括慢性乙型肝炎或丙型肝炎等），以及转氨酶升高、病毒指标升高等病症。如临床兼见胁胀，可加柴胡、郁金、制香附以疏肝行气消胀；若见胁痛，可加丹参、赤芍以活血化瘀止痛；若大便稀溏，可加茯苓、炒白术健脾除湿。这两个经验方至今仍然是刘燕池教授治疗肝脏和胆囊类疾病的常用方剂，在临床上对降低转氨酶、胆红素升高，确实有很好的疗效。

（二）妇科师承刘奉五

刘燕池教授在 1961 年 10 月由北京中医学院、北京市中医院推荐正式拜师于清末太医院御医韩一斋传人北京妇科名医刘奉五。

刘奉五（1911~1977 年），北京人，北京名医。生前曾任北京中医医院妇科主任、北京市中医学会妇科组组长。先生幼年熟读中医经典，拜清末太医院御医韩一斋为师。

1. 韩一斋的学术思想

韩一斋，名善长，晚号梦新，北京人。生于 1874 年，卒于 1953 年，享年79岁。韩氏少年考入太医院医学馆学习,并拜太医院院判李子余为师。4年后毕业,供职于太医院,任恩粮。辛亥革命后,于府右街石板房胡同寓所悬壶济世,每日患者盈门,门庭若市,在京行医50余年颇负盛名。

韩氏治病重视肝郁,治虚损分五脏,治血证降逆化瘀,治呕吐重升降补泻。他主张治虚损要结合脏腑生克关系,全面分析。在治疗过程中,总以稳妥轻灵为务,切不可急速求功,用药过猛,顾此失彼,反而有害。韩氏认为,治病必须详审病情,凡标本皆虚者则当补,标本皆实者宜当泻。有标实而本虚,或本实而标虚,有舍本从标,有舍标从本。他说:"凡降者必先升,但升者不使过高,降者宜求其缓。降其蕴邪,驱其滞热,升其不足,以补其正,斯为得之。"治病欲想降(攻),必先考虑升(补)。用升法宜当求其适合,不可升之太过。久病或虚弱者,使用通降法时,尤宜缓和稳妥,不可过急过猛,恐其病去正伤。所用通降之法,是指内有蕴热停滞,故当驱之。所云升其不足,指正虚清阳不能上升,故当补之。对于久病重病,邪实正虚之人,攻补两难,必须审察标本虚实,采用兼顾并筹之法,灵活运用,多能取效。

韩一斋医术精湛,门人弟子甚众,刘奉五为其大弟子。

2. 刘奉五的学术思想

刘奉五先生24岁悬壶京华,并曾应北平国医学院孔伯华院长聘请,讲授中医妇科学。刘奉五先生为妇科大家,其学术思想主要有以下几点。

(1)论妇科治肝八法:肝为五脏六腑之贼,表明肝能生养五脏六腑。肝肾同源,相互滋养;肝主疏泄,脾主运化;肝肺共同调节气机,肝与心共同参与血的调节。肝以血为主,以气为用,体阴用阳,因此肝气太过与不及均会导致疾病,出现肝气、肝火、肝风、肝寒等证。在此病理基础上,刘奉五先生提出了治肝八法:疏肝调气法、清肝泻火法、清热平肝法、抑肝潜阳法、镇肝息风法、养血柔肝法、化阴缓肝法、暖肝温经法。

(2)重视肝、脾、肾与冲任二脉的关系:刘奉五先生提出"冲任二脉不能单独行经",认为冲任二脉是附属于肝、脾、肾三脏的两条脉络。在临床上,月经病、带下病和妊娠病都是由于冲任二脉失调所致,但没有药物直接能归冲任二经,必须通过调理肝、脾、肾三脏,通过脏腑经气输布到冲任,进而治疗多种妇科疾病。

(3)妇科血证的治疗经验:妇科疾病中多见各种血证,血的生成、循环、调节与心、肝、脾三脏关系密切，而且靠气的推动才能运行，得寒则凝滞，得温则流通，得热则妄行。针对临床常见的血证有血瘀、血热、血寒和血虚，刘奉五先生提出了治血八法：活血化瘀法、破瘀散结法、养血活血法、清热凉血法、养阴化燥法、温经散寒法、益气养血法、滋阴养血法。

（4）小柴胡汤治疗热入血室：热入血室指妇女正值月经或月经将尽，或者产后气血虚弱、血海空虚之际，感受外邪余热，与正气相争，搏结于血室，表现为时发寒热、经水适断、经血不畅等胞宫受阻之象，或者热入血分，迫血妄行，导致经血淋漓不尽或崩漏。刘奉五先生以小柴胡汤加减治疗热入血室，还特别喜欢在小柴胡汤中加用生地、丹皮、青蒿、地骨皮，以凉血清热养阴治疗崩漏。

刘燕池教授拜师刘奉五先生后，随师侍诊左右，全面总结和继承了刘奉五先生关于妇科病治疗的宝贵临床经验。目前在刘燕池教授处应诊的患者中，妇科病患者人数排在第2位。其诊治的病证包括月经不调、闭经、痛经、不孕症、先兆流产、慢性盆腔炎、经间期出血、产后抑郁、子宫内膜异位症、卵巢囊肿、子宫肌瘤、妇科恶性肿瘤等，疗效非常好。刘燕池教授非常喜欢用小柴胡汤配合滋阴清热凉血的药物治疗妇科疾病，亦经常在刘教授的处方中看到刘奉五先生创制的经验方"瓜石汤"的踪影。该方由瓜蒌、石斛、玄参、麦冬、生地、瞿麦、车前子、益母草、马尾连、牛膝组成，主要功效为滋阴清热、宽胸和胃、活血通经。在临床主要用于阴血内热引起的月经稀发、后错或闭经。刘燕池教授在瓜石汤的基础上，筛选出生地、元参、沙参、麦冬和石斛，构成滋补肺阴、心阴、胃阴、肾阴的组合药物，广泛应用于临床各科疾病的治疗，获得较好的临床疗效，并形成了自己特有的学术思想和用药规律。

（三）滋阴清热师承朱丹溪

刘燕池教授认为自己的学术思想形成与北京地区的自然环境、人文特点密切相关。北京地区位于华北平原的北部，背靠燕山，西南有永定河，具有北方地区的典型特点，属于温带大陆性季风气候，因此四季分明，干燥少雨。而北京作为首都，是中国政治、经济、文化、科研、教育和国际交往中心。这种自然环境和人文环境的特点形成了北京人特有的体质，以及北京地区特有的疾病谱。刘燕池教授创造性地继承了金元四大家之一朱丹溪的"滋阴生津凉血"理论。朱丹溪滋阴凉血、清相火的流派观点与其生活时代的环境与疾病谱是分不开的。刘教授认为现代社会中中高层收入人群的生活普遍是阴津易耗状态,即机体"阳常有余,阴常不足"。其形成与当前北京地区的生活状态和朱丹溪时代元朝大都或南京类似,主要体现在以下几个方面。

1. 现在的北京已超越元大都的繁华,生活方式和大都相似,其医药需求应有相似性

元世祖忽必烈于公元 1267 年定都北京,1272 年命名为大都。元大都是当时世界罕见的第一国际大都市,其规模巨大,居民众多,是世界瞩目的政治、经济和文化中心。生逢世祖盛世的黄文仲在《大都赋》中引以为豪地说:"论其市崖,则通街交错,列巷纷纭,大可以并百蹄,小可以方八轮。街东之望街西,仿而见,佛而闻;城南之走城出而晨,归而昏。"当时,忽必烈采取了鼓励大都商业发展的减税政策,加上大都作为京师的优势,城市经济发展很快,城内有各种集市 30 多处,其中最重要的是地处全城中心的钟鼓楼商业区。这些繁华的商业区,有米面皮帽市、缎子市、鸡鸭市、铁市、马羊市、骆驼市等。此外大都又是全国各地以及外国商人前来贸易的重要场所。实际上,元朝的大都已成为天下财富的集散地,城内城外,熙熙攘攘,一片繁忙。黄氏在《大都赋》描写道:"文明为舳舻之津,丽正为衣冠之海,顺则为南商之薮,平则为西贾之派。天生地产,鬼宝神爱,人造物化,山奇海怪,不求而自至,不集而自萃。是以吾都之人,家无虚丁,巷无浪辈。计赢于毫毛,运意于蓰倍。一日之间,一巷之内,重毂数百,交凑阛阓,初不计乎人之肩与驴之背。虽川流云合,无鞿而来,随销随散,杳不知其所在。至有货殖之家,如王如孔,张筵设宴,招亲会朋,夸耀都人,而费几千万贯。其视钟鼎,岂不若土芥也哉。"其盛大景象可见一般。与这种繁荣富足的经济优势相适应,必然是社会生活的多样化、复杂化,并随之带来的审美心理结构的变化,文艺向普通民众的日常生活靠拢,戏曲、小说等通俗艺术兴起,勾栏文化发达。于是,商业中心同时形成了娱乐中心。亦如黄氏《大都赋》中所描写的:"他方巨贾,远土渴宦",终日沉溺于勾栏瓦舍,"乐以消忧,流而忘返"。因此可以概见,元大都在形成政治、经济中心的同时,也成为文化娱乐中心。黄氏在《大都赋》中接下去描写道:"华区锦市,聚四海之珍异;歌棚舞榭,选九州之芬。……复有降蛇搏虎之技,援禽藏马之戏,驱鬼役神术,谈天论地之艺,皆能以蛊人之心而荡人之魂。是火烈山,车之轰也;怒风搏潮,市之声

也；长云偌道之尘也；殷雷动地，鼓之鸣也。若夫歌馆吹台，侯园相苑，长袖轻裙，危弦急管，结春柳以牵愁，凝秋月而流盼，临翠池而暑清，寒绣幄而雪暖，一笑金千，一食钱万。"可见，大都商业的繁荣极大地推动了剧艺文化，也就是元曲的发展。元曲是盛行于元代的一种文艺形式，包括杂剧和散曲。在大都，活跃而有名的元曲大家就有关汉卿、马致远、王实甫，这也从侧面反映了元大都贵族士大夫沉溺于声色犬马中，生活无节和娱乐过度的真实情况。北京是政治经济文化中心，餐饮业、娱乐业发达，起居节奏快、压力大，表现出生活无节制的特点，与元大都繁盛之时的生活方式有相似之处，因此刘燕池教授认为其疾病谱系、病机特点、发病侧重及医家用药等方面，亦应有其相似之处。

2. 现在的北京和元大都的饮食习俗相似，因饮食不节致病亦有其相似性

当代北京人的生活水平较高，饮食中肉、蛋、奶、酒等的摄入量显著偏高。刘教授认为这种生活习俗或状况恰与元朝时大都的状况类似。

元代疆域辽阔，多民族融合生活在大都。元大都城大都茶楼、酒馆林立，大都以外的城市及乡镇，酒肆、茶坊、饭店（主要出售主食）也相当普遍。元代的宴会之风甚盛，元朝统治者喜欢开宴会，国家大事都在宴会上讨论决定，促进了饮食文化的发展使之丰富多彩。此外蒙古族属于游牧民族，以畜牧为主要生计，嗜食肉食，特别是羊肉，是元代宫廷饮食的主要特色。即使喝粥，也是要和肉、奶煮在一起食用。乳类饮食也是元朝蒙古人的主要饮食，喜用其所饲养的牛、马、羊、骆驼等家畜的乳类加工成饮食物。当时蒙古人的饮食主要为马乳与牛羊酪。嗜酒也是元朝蒙古族的饮食特点，这是由其自然环境和社会条件决定的。综上可以看出，元朝大都蒙古人的饮食肉、奶、酒的摄入量非常高，和现代人的饮食习惯确实有相似之处。

另外，在《饮膳正要》中针对元代皇帝饮食中过分追求五味的现象，忽思慧提出了"五味偏走"的学说，也能反证出元朝宫廷饮食追求五味偏嗜的特点。这一学说源于《黄帝内经》中某些观点，如"味过于酸，肝气以津，脾气乃绝；味过于咸，大骨气劳，短肌，心气抑；味过于甘，心气喘满，色黑，肾气不衡；味过于苦，脾气不濡，胃气乃厚；味过于辛，筋脉沮弛，精神乃央"。忽思慧对此有所发展，他根据一些病例指出："多食咸，骨气劳短，肺气折，则脉凝泣而变色。肝病禁食辛，宜食粳米、牛肉、葵菜之类。"这些观点，完全符合西医学的观点。生活在北京的人们，由于生活节奏快、工作压力大、体育活动少，这些因素都容易让人产生郁热；而现代人们又特别嗜食辛辣的川菜、湘菜，或者过度进补。这种饮食习惯，并不适合北京干燥的气候，反而会耗阴伤津，导致阴虚火旺，疾病丛生。因此刘燕池教授临证时刻注意固护阴津，以滋阴清热凉血为基本原则。

3. 尊崇朱丹溪的"阳有余阴不足"理论观点

朱丹溪的理论著作以《格致余论》为主，其中"阳有余阴不足论""相火论"是其理论核心。他认为："气常有余，血常不足。故人之生也，男子十六岁而精通，女子十四岁而经行，是有形之后，犹有待于乳哺水谷以养，阴气始成而可与阳气为配，以能成人，而为人之父母。古今必近三十、二十而后嫁娶，可见阴气之难于成，而古人之善于摄养也。"他认为"男子六十四岁而精绝，女子四十九岁而经断。夫以阴气之成，止供得三十年之视听言动，已先亏矣。人之情欲无涯，此难成易亏之阴气，若之何而可以供给也"。恰如《内经》中所说："年至四十阴气自半而起居衰矣。"因此在治疗中，丹溪秉承刘河间的"凡病多主火化"，主张滋阴降火，尝试用知柏滋阴补肾。刘燕池教授临床思维尊崇丹溪思想，常以滋阴生津降火而取效。我侍诊左右，亲临所见，亦深以为然。更难得的是丹溪在其《养老论》中，继承了刘河间"阴虚阳实"的观点，认为"人生至六十、七十以后，精血俱耗，平居无事，已有热证。何者？头昏，目惨，肌瘁，溺数，鼻涕，牙荡，涎多，寐少，足弱，耳聩，健忘，眩运，肠燥，面垢，发脱，眼花，久坐兀睡，未风先寒，食则易饥，笑则有泪，但是老境，无不有此"。认为老年人平素就是阴精亏虚，"而况人身之阴难成易亏。六七十后阴不足以配阳，孤阳几欲飞越"，因此不能用热药养其真气，虽"乌附丹剂其不可轻饵也明矣"，"至于饮食，尤当谨节。夫老人内虚脾弱，阴亏性急。内虚胃热则易饥而思食，脾弱难化则食已而再饱，阴虚难降则气郁而成痰，至于视听言动，皆成废懒。百不如意，怒火易炽。虽有孝子顺孙，亦是动辄扼腕，况未必孝顺乎！所以物性之热者，炭火制作者，气之香辣者，味之甘腻者，其不可食也明矣。虽然肠胃坚厚、福气深壮者，世俗观之，何妨奉养，纵口图快一时，积久必为灾害。由是观之，多不如少，少不如绝，爽口作疾，厚味措毒，前哲格言，犹在人耳，可不慎欤！"说明老年人脾胃虚弱，阴精亏虚，不仅不能使用温燥剂，而且禁忌酒肉油腻、煎炸食品，日常适宜茹淡饮食。刘燕池教授在临诊时经常嘱咐中老年患者的话也是"粗茶淡饭，牛奶鸡蛋，适当运动"。这与朱丹溪的滋阴和老年养生的观点完全一致。刘燕池教授是在继承前辈先贤临证经验的基础上，辨证论治，整体恒动，倡导滋阴清热凉血，是其最重要的学术观点。

根据刘燕池教授近50余年的临床体会，其主张要构建燕京医学流派的沿革体系，应以刘河间、朱丹溪、叶天士、吴鞠通、张锡纯、孔伯华等医家为主线进行研究发掘，并旁及京华诸家，此确属中肯之论。

4. 北京地区多发病、常见病的病机特点

天时、方域和人事等因素为"三因制宜"临床论治的重要方面，且在方药的取舍、获效的快慢及愈后的调养等方面，具有重要意义。刘燕池教授认为北京地区病证的一般特点有如下几方面。

（1）近若干年来，北京地区气候干旱而少雨雪，春夏干热，秋冬干寒，空气中水分缺少。其病机特点是多影响肺胃和肺咽，致使上焦失调，多发肺胃、肺咽燥热之证。肺胃津亏则脘痞灼热，高血压易发；肺咽失润则咽痒气逆，且易受风热之邪外袭。

（2）北京地区生活水平提高过快，四方美食汇聚京城，辛热炙烤，肥甘厚味，与水土习性诚属不宜，容易伤及中焦，导致脾胃失和，气机升降失调。辛辣厚味则易化生痰湿或燥热，伤及胃津，或阻滞纳运。若"以酒为浆"，则更伤胃液，导致湿热内蕴中焦，则腐熟呆滞，运化失职，或肠腑不通，变生气机上逆，或清气不升，浊气失降。若湿浊郁结成热毒，则膏粱之变，肤生疔肿，故调理中焦病变，亦应注重清解湿热而生养胃津。

（3）肝为刚脏而司疏泄，胆为阳腑而藏泻胆汁，以助消化。近年来，北京地区发展过快，生活工作压力过大，情志不得舒解，因此肝郁气滞，或肝阳亢逆病证多生。气滞郁久则化生肝胆火热；欲火伤阴则相火亢逆，肝火上炎。肝气能调控血脉，肝热蕴久则变生血热或血郁、痰凝，故肝胆病病机除了疏肝利胆、畅达气机外，更应养血柔肝而生津，活血化瘀而祛痰软坚，阻断有形病变之内生发展。

（4）肾为先天之本，内寓元阴、元阳，与性功能和生殖泌尿系统功能相关，若饮食不节或纵欲过度，久则伤及肾气、肾精，累及肾阳肾阴虚损。肾阴不足则相火妄动，精关不固，则封藏、固摄失职，多发阳痿、早泄、梦遗、滑精等证。故滋补肾阴、肾精，固摄肾气、温补肾阳，又是当代男科、生殖、泌尿等系统疾病的重要原则。

（5）肾主藏精益智生髓，为元气之本、生命之门，故补肾填精，当属临证治疗老年病、慢性病的基本原则，从而有益于病证的康复。此外，大肠为传导之官，若属老年病、虚弱病之便秘，亦应滋阴润燥或养血润燥，不宜峻下通导，再伤大肠之津。

第二章
刘燕池教授临证经验总结及验案分析

为了更好地总结刘燕池教授临证的经验，我们用access软件建立了数据库，分为病案信息和方药信息两部分，病案信息包括诊室地点、患者姓名、性别、年龄、就诊时间、初诊（复诊）、地域、西医病名、中医病名、中医证候、症状、病位、病性、治法、方名和剂数。而方药信息包括药物、剂量、单位、煎煮方法和炮制方法。一方面我们希望通过侍诊总结刘燕池教授的临证思维和用药规律，另一方面我们也要利用数据库去挖掘那些隐性的临床用药规律，为刘燕池教授的临床辨证思维规律提供客观依据。

在该数据库中，我们收集整理了刘燕池教授2010年到2013年的门诊病例1976人次，其中因脾胃疾病而就诊的人数为278人次，占总人数的14.1%，这也从侧面反映了脾胃为后天之本，正如金元时代著名医家李东垣在其《脾胃论》中而言："内伤脾胃，百病由生。"生活中的饮食不节、过食肥腻、忧思过度、偏食偏嗜、饥饱不均等都可能伤及脾胃。因妇科疾病而就诊的有277人次，占总人数的14%。这和刘燕池教授的临证特色有关，其师承于北京妇科名家刘奉五先生，在妇科疾病的诊治中有独到的经验和特色。涉及皮肤病有264人次，占到就诊人数的13.4%；涉及肺系疾病的有234人次，占到就诊人数的11.8%；泌尿系相关疾病231人次，占到就诊人数的11.7%；肝胆疾病有205人次，占就诊人数的10.3%，其余还有心系、脑系、内分泌、五官科和骨关节疾病等。因此整理总结刘燕池教授在上述疾病的用药规律及特点，对总结传承刘燕池教授的临床学术经验非常重要。

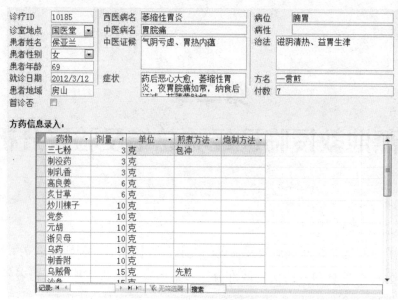

图 1 刘燕池教授门诊数据库

表 1 就诊人群疾病分布及百分比

病种	人次	比例
脾胃	278	14.1%
妇科	277	14.0%
皮肤	264	13.4%
肺系	234	11.8%
泌尿	231	11.7%
肝胆	205	10.3%
心脏	160	8.1%
脑、神经	115	5.8%
内分泌	105	5.3%
五官	46	2.3%
其他	36	1.8%
骨关节	25	1.3%

一、刘燕池教授治疗脾胃疾病临证经验与验案分析

在 2010 年到 2013 年的 1976 人次门诊病案，其中脾胃疾病 278 人次，占

全部病例的 14.1%，是就诊人数最多的一类疾病。就诊人群中，以胃脘部疼痛或胃脘闷胀不舒为刻下最为痛苦的症状而就诊者有 164 例，占消化系统就诊人数的 59%。通过问诊发现有 158 人次皆有不同程度的胃炎患病史，其中又以慢性浅表性胃炎为多，其他可见胃或十二指肠溃疡、糜烂性胃炎，以及单纯消化不良等病因导致的胃脘痛。除了胃脘痛以外，刘燕池教授诊治的脾胃疾病还包括便秘、泄泻、食道炎等疾病。

（一）脾胃疾病用药特点与规律

在 278 人次病案的处方中，用药频次最高的 10 味药有白术、石斛、陈皮、茯苓、黄芩、枳实、黄连、沙参、莱菔子、厚朴。药物组合中也多是这 10 味药的两两组合（表 2）。这 10 味药物包括健脾、理气、清热、滋阴、消食 5 组，恰好反映了刘燕池教授治疗脾胃类相关疾病的基本思路。表 3 是 278 张处方中所用药物的归属分析，其用药特点也和表 2 基本一致，多了化湿、渗湿的药物，表明脾胃虚弱或过食肥甘导致脾湿内蕴也是脾胃类疾病中很重要的一种病机。具体而言，刘燕池教授喜用炒白术补气健脾以扶养胃气，生石斛养阴清热、益胃生津从而顾护胃阴，用陈皮调理中焦阻滞的气机，用柴胡以疏解肝气、解郁以止气滞之胃脘疼痛。由此可以看出"护胃气、益胃阴，疏肝郁、理气机"是刘燕池教授治疗脾胃病的主体思路。刘燕池教授喜用沙参、麦冬、生石斛，为其养阴清热、益胃生津的常用必备药对，在很多处方中都有体现。当有胃热蕴盛、胃中嘈杂不舒、舌红苔黄者，刘燕池教授喜用炒黄芩、黄连以清热燥湿和胃。当脾胃气虚，出现纳呆、腹胀、便溏，用党参、炒白术、云茯苓、广木香、砂仁补益脾胃之气并行气醒脾；若兼有食积气滞、胃脘胀闷不舒者，加莱菔子、制厚朴、炒枳实，以消食化积、降气除满。

表 2　脾胃常用药物和药物组频次

序号	药物（频次）	药物组合（频次）
1	炒白术（175）	沙参，生石斛（136）
2	生石斛（171）	云茯苓，炒白术（123）
3	陈皮（168）	陈皮，炒白术（122）
4	云茯苓（154）	云茯苓，陈皮（114）
5	炒黄芩（152）	炒枳实，陈皮（111）
6	炒枳实（142）	陈皮，生石斛（109）

序号	药物（频次）	药物组合（频次）
7	川连（140）	川连，炒黄芩（108）
8	沙参（137）	生石斛，炒白术（108）
9	炒莱菔子（136）	法半夏，陈皮（107）
10	制厚朴（127）	制厚朴，炒枳实（103）

表 3　脾胃常用药物归属分类

药物类别	个数	比例	药物（频次）
解表药	2	6.5%	柴胡（156），葛根（84）
清热凉血	8	20.3%	炒山栀（99），知母（72），炒黄芩（152），黄柏（48），川连（140），生地（68），粉丹皮（84），生石膏（83）
泻下药	1	1.8%	酒大黄（68）
芳香化湿	3	7.4%	炒苍术（53），砂仁（91），厚朴（127）
利水渗湿	2	5.5%	云茯苓（154），车前子（49）
理气药	4	12.7%	制香附（68），陈皮（168），枳实（144），木香（86）
消食药	1	5.8%	炒莱菔子（136），鸡内金（40），焦榔片（39）
止血药	1	2%	三七粉（72）
活血祛瘀	2	2.9%	广郁金（37），元胡（70）
化痰止咳平喘药	4	8.3%	浙贝母（60），瓜蒌仁（47），法半夏（112），淡竹茹（87）
制酸药	1	1.6%	乌贼骨（58）
补虚药	9	25.1%	生石斛（171），生黄芪（47），炒白术（175），沙参（137），麦冬（98），党参（96），炙甘草（84），炒白芍（75），当归（41）

（二）脾胃疾病临证经验

1.以通降为顺

脾胃类疾病多伴有胃脘不适，或胀或痛，嘈杂、嗳气、纳呆等症状。其病因多与饮食不节、情志失调、感受外邪，或脾胃虚弱有关。病机在于脾不升清，则出现脘腹胀满、泄泻，胃不降浊，则见呃逆、呕吐、反酸。因此治疗脾胃疾病就是要恢复脾胃的升降。刘燕池教授在临证时经常说："哪有那么多虚啊？您这么年纪轻轻的，就虚了，那还了得？您这是气郁在那了。"很多按脾胃虚弱而误治的患者，经过刘燕池教授的升提和降之法而恢复。常用的升提药物有生黄芪、葛根、升麻、柴胡。和降的药物有枳实、青皮、陈皮、厚朴、川楝子。

2. 辨证与辨病相结合

刘燕池教授从不排斥西医学的进展，在辨证的基础上与辨病相结合。比如西医诊断为溃疡者，多与幽门螺杆菌感染有关，因此会在处方中加用清热解毒杀菌药物，比如蒲公英、板蓝根，取其苦寒健胃杀菌的作用。如果患者胃酸过多，则相应加乌贼骨、煅瓦楞子以制酸；如果胃酸减少，则酌加山楂、乌梅以助酸。如果病理提示肠上皮化生者，则加生薏苡仁、白花蛇舌草等具有抗肿瘤作用的药物。

3. 注重滋阴清热

由于胃为多气多血之腑，而且现代人生活压力大，体内多有气郁血瘀、痰凝，容易郁而化热，损伤阴津。因此脾胃病在迁延的过程中，食积、气滞、寒凝、湿热、脾亏、津伤诸多因素皆可交阻于胃络，使胃病缠绵难愈或是反复发作，使病情变得更加复杂。久病必耗阴血，虽然刻下症未必以胃阴亏虚为主，但治疗时应时刻注意保护胃气，顾护胃阴。如果只是对刻下症治疗，症状可能暂时缓解，但有可能气阴耗伤更加厉害，反而容易反弹。刘燕池教授喜用沙参、麦冬、生石斛滋阴生津，并善于根据临床患者胃腑气阴耗伤的情况而随症加减，其用量多在 10~20g。

（三）典型医案

1. 胃脘痛

侯某，女，69岁。初诊日期：2012 年 2 月 13 日。

[**病史**] 后半夜胃脘痛伴恶心，食则痛止。于武警总医院 3 次胃镜检查诊为慢性萎缩性胃炎伴重度肠化。现口气重，口干，口苦。苔少且薄黄，脉细。

[**诊断与辨证**] 萎缩性胃炎。气阴亏虚，胃热内蕴。

[**治法**] 滋阴清热，益胃生津。

[**方药**] 生地 15g，玄参 10g，沙参 15g，麦冬 15g，生石斛 15g，广木香 6g，砂仁 6g，炙黄芪 15g，党参 10g，云茯苓 15g，炒白术 15g，乌贼骨 15g，

炒莱菔子 15g，浙贝母 10g，粉丹皮 10g，川连 6g，陈皮 10g，淡竹茹 15g，炒枳实 6g，元胡 10g，白及 10g，炒山栀 10g，炙甘草 6g。

7 剂，每日 1 剂，水煎服。

二诊：2012 年 2 月 20 日。萎缩性胃炎，夜晚胃脘灼痛，药后痛较轻。苔薄黄，脉细。

［**方药**］沙参 15g，麦冬 15g，生石斛 15g，广木香 6g，砂仁 6g，炒莱菔子 15g，浙贝母 10g，粉丹皮 10g，川连 6g，陈皮 10g，淡竹茹 15g，炒枳实 6g，元胡 10g，炒山栀 10g，乌贼骨 15g，白蔻仁 6g，藿香 15g，佩兰 10g，制香附 10g，法半夏 6g，三七粉 3g。

7 剂，每日 1 剂，水煎服。

三诊：2012 年 3 月 19 日。药进 14 剂，后半夜恶心症消失，然仍胃脘痛，纳食可缓解。苔薄，脉细。

［**方药**］沙参 15g，麦冬 15g，生石斛 15g，党参 10g，炙黄芪 10g，云茯苓 15g，炒白术 15g，怀山药 15g，炒枳壳 10g，煅龙骨 30g，煅牡蛎 30g，广木香 6g，砂仁 6g，北柴胡 10g，元胡 10g，炒白芍 10g，制香附 10g，制厚朴 6g，乌贼骨 15g，浙贝母 10g，炒川楝子 10g，冬瓜仁 30g，三七粉 3g。

7 剂，每日 1 剂，水煎服。

四诊：2012 年 3 月 26 日。萎缩性胃炎，胃脘痛证减，纳食后缓解，苔中心薄黄，脉细。

［**方药**］沙参 15g，麦冬 15g，生石斛 30g，炙黄芪 10g，党参 10g，云茯苓 15g，炒白术 15g，炒山栀 10g，乌贼骨 15g，浙贝母 10g，制香附 10g，炒黄芩 10g，当归 10g，炒白芍 15g，炒川楝子 10g，北柴胡 10g，三七粉 3g。

7 剂，每日 1 剂，水煎服。

体会：该患者以后半夜胃脘部灼痛伴恶心为主诉就诊，伴有口干、口苦，且口气重。胃镜检查诊断为萎缩性胃炎伴重度肠化。中医诊断应为胃脘痛，证属胃气阴亏虚，兼有胃热蕴盛，胃气上逆。治疗以养阴清热、益胃生津、和胃降逆止痛为要。处方中以一贯煎和生石斛、玄参为主，以滋养肝胃之阴，生津清热；再以香砂六君子汤健脾和胃，补益脾胃。患者伴有恶心、胃脘灼热疼痛，口干口苦，口气重，取黄连温胆汤之意，加炒山栀、川连、淡竹茹、枳实以清解胃中蕴热，降气止逆。对于胃脘部疼痛，刘燕池教授喜用乌贝散（乌贼骨、浙贝母）加元胡以和肝敛酸而止痛；乌贼骨与白及相须而用（乌及散），收敛止血生肌，可以预防并治疗胃出血。丹皮清热同时亦可凉血活血，最后以三七粉3g收尾，三七有化瘀止血、活血止痛之效，被公认为治血证之良药，有"止血而不留瘀，化瘀而不伤正"的特点。萎缩性胃炎病程长，必有留瘀，因瘀而又有出血的可能，因此治疗时需考虑活血、止血，刘教授对三七粉的少量长期应用，更是体现了他的既病防变思想。

2. 泄泻

医案 1

吴某，男，41岁。初诊日期：2011年12月4日。

[**病史**] 脘腹痞胀，泄泻日3~4次，目赤干涩。苔薄黄，脉弦细、右滑。

[**诊断与辨证**] 泄泻。脾气虚弱，湿热内蕴。

[**治法**] 升提脾气，清热祛湿。

[**方药**] 葛根15g，生黄芪10g，升麻10g，党参10g，云茯苓15g，炒白术20g，炒黄芩10g，川连6g，炒苍术10g，陈皮10g，生甘草3g，炒山栀6g，薄荷6g，密蒙花10g，青葙子10g，杭菊花10g，夏枯草15g，生石斛15g，煅龙骨30g，石榴皮10g，炒薏苡仁30g。

7剂，每日1剂，水煎服。

二诊：2011年12月11日。药后7剂，原泄泻日3~4次，发作2~3年大愈，晨泄2次成形，目干咽干，喜凉饮，苔薄，脉弦细。

[**方药**] 川连6g，龙胆草6g，密蒙花10g，青葙子10g，炒山栀10g，射干10g，知母10g，炒黄芩10g，云茯苓10g，柴胡10g，泽泻10g，车前子10g，夏枯草15g，生地15g，炒白术15g，桑叶15g，生石膏15g，生石斛15g，当归15g，葛根15g。

医案 2

刁某，女，78岁。初诊日期：2012年4月8日。

[**病史**] 泄泻10余日，每日一行，有矢气。每便则矢气频出，少腹每逢矢气出则隐痛，苔薄，脉细，子宫脱垂Ⅲ度。

[**诊断与辨证**] 泄泻。脾胃气虚，失于固摄。

[**治法**] 益气健脾。

[**方药**] 生黄芪20g，炒白术20g，桂枝3g，川连6g，升麻6g，炙甘草6g，北柴胡10g，党参10g，葛根15g，车前子10g，炒黄芩10g，诃子10g，石榴皮10g，当归10g，炒白芍10g，元胡10g，炒川楝子10g，云茯苓15g，

炒莱菔子 15g，煅龙牡各 30g。

7 剂，每日 1 剂，水煎服。

二诊： 2012 年 4 月 15 日。泄泻 10 余日，药进 7 剂大愈，腿乏亦缓。已有汗出。子宫脱垂Ⅲ度，发病 8 年，未曾治疗，苔薄，脉细。

[**方药**] 上方加黄精 15g，刺猬皮 15g，续服 7 剂。

体会： 泄泻是以排便次数增多，粪便稀溏或完谷不化，甚至泻出如水样的病证。感受外邪、饮食所伤、情志不调、禀赋不足或久病，脏腑虚弱均可导致泄泻产生。但其基本病机为脾胃虚弱和湿盛，导致肠道功能失调而发生泄泻。正如《医宗必读》中说："无湿不成泻。"湿可夹寒、夹热、夹滞。久泻多虚，多因脾虚不运而生湿，湿邪困脾加重脾虚，二者交织为病。刘燕池教授在治疗泄泻时，常以葛根、升麻、生黄芪、柴胡提升脾气；葛根芩连汤中的黄芩、黄连能清热燥湿而止泄痢；以参苓白术散中党参、白术、茯苓健脾补中渗湿，以泽泻、车前子利水渗湿；以煅龙牡收敛固涩而止泻，以石榴皮、诃子、刺猬皮等药涩肠固精止泻。一方之中，同时兼顾升提、健脾、清热、渗湿、收涩等，对脾虚湿盛的泄泻非常有效。

3. 便秘

刘某，女，43 岁。初诊日期：2012 年 4 月 8 日。

[**病史**] 呃逆便秘不畅，脘腹胀痞，乏力易怒起急。末次月经 3 月 25 日。苔薄，脉弦滑。

[**诊断与辨证**] 便秘。肝郁化火，腑气不通。

[**治法**] 疏肝清热，润肠通便。

[**方药**] 北柴胡 10g，炒山栀 10g，炒黄芩 10g，炒白芍 10g，法半夏 6g，薄荷 6g，炒枳实 6g，制厚朴 6g，广郁金 10g，制香附 10g，杭菊花 15g，云茯苓 15g，沙参 15g，全当归 15g，生石膏 15g，陈皮 15g，淡竹茹 15g，炒莱菔子 15g，生石斛 15g，瓜蒌仁 30g，生甘草 6g。

7 剂，每日 1 剂，水煎服。

二诊： 2012 年 4 月 15 日。药后证大愈，呃逆便秘缓解。情志舒展，乏力亦减，苔薄脉细。

[**方药**] 干姜 3g，炒枳实 6g，法半夏 6g，制厚朴 6g，薄荷 6g，生甘草 6g，广郁金 10g，制香附 10g，炒白芍 10g，炒白术 10g，北柴胡 10g，知母 10g，炒山栀 10g，炒黄芩 10g，杭菊花 15g，陈皮 15g，淡竹茹 15g，云茯苓

15g，生石膏 15g，全当归 15g，炒莱菔子 15g，生石斛 15g，生地 15g。

7 剂，每日 1 剂，水煎服。

体会： 便秘时粪便在肠内滞留过久，秘结不通，或周期延长或粪质干硬；或粪质不硬，但排出不畅。其根本原因在于大肠传导失司，如胃热津亏，肠失濡润，导致大便秘结；肺脾气虚，则传送无力，导致排便不畅。现在患者多压力大，容易气郁上火，导致便秘。刘燕池教授喜用黄连温胆汤加减。如果热盛，加强清热的力量，比如栀子、生石膏、知母等。同时增加滋阴生津的药物，比如当归、白芍、生石斛、生地等药物以濡润肠道，也可配合通调气机的厚朴、枳实，以及消食下气的莱菔子，润肠通便的瓜蒌仁、火麻仁等，通常药到病除。如果便秘还不能缓解，刘燕池教授喜欢额外给予患者 3g 玄明粉，单独冲调到煎药中，中病则止。

二、刘燕池教授治疗妇科疾病临证经验与验案分析

在 2010 年到 2013 年的 1976 人次门诊病案，其中妇科疾病 277 人次，占全部病例的 14%。其中 83 人次以月经病前来就诊，占 30%；其次是不孕症和妇科炎症，各有 29 例和 24 例，分别占 10.5% 和 9%；再而是围绝经期综合征和乳腺增生，分别有 18 人次和 15 人次，各占 6.5% 和 5.4%。其余与妇科相关疾病或症状包括产后抑郁、流产、妊娠、阴痒、子宫内膜异位症、子宫肌瘤等。

在妇科疾病的诊治中，刘燕池教授承继其师北京名医刘奉五先生，因此其临证思路、经验与用药特点多与刘奉五一脉相承。

（一）妇科疾病用药特点与规律

在 277 人次门诊病案的处方用药中，用药频率最高的前 4 味药是生地、玄参、当归、粉丹皮，分别出现 215 次、150 次、137 次、125 次。其余主要的药物有柴胡、川芎、炒白芍、香附、川断、三七粉（表4）。从这几味药可以看出，刘教授在妇科疾病的治疗过程中最为重视的是清热凉血。刘教授认为，现代环境及生活压力造成人们普遍比较浮躁，且大多数人嗜食辛辣厚味，这导致邪热内蕴比较严重。热蕴于内入营入血，动血耗血；邪热内蕴扰乱气机，气机阻滞又易化热。"气为血之帅，血为气之母"，因而在清热凉血为首要的基础上更佐以行气活血之品。表5 为妇科常用药物归属分析，补虚药和清热药占的比例最大，表明妇科疾病多有虚实夹杂、正虚邪恋之象。其次是活

血化瘀和理气药物最多，反映了妇科疾病多以气血失调、气机升降失常而导致热、瘀、痰交结在一起的病机。

表4　妇科疾病常用药物及药对频次表

序号	药物（频次）	药物组合（频次）
1	生地（215）	当归，生地（119）
2	玄参（150）	粉丹皮，生地（101）
3	当归（137）	川芎，生地（97）
4	粉丹皮（125）	桑寄生，川断（88）
5	柴胡（118）	山萸肉，生地（85）
6	川芎（110）	川芎，当归（84）
7	白芍（99）	制香附，生地（80）
8	香附（94）	川断，生地（78）
9	川断（91）	元参，生地（78）
10	三七粉（89）	川芎，当归，生地（77）

表5　妇科疾病常用药物归属分类

药物类别	个数	比例	药物（频次）
解表药	2	4.5%	桂枝（44），柴胡（118）
清热凉血	14	28.7%	夏枯草（51），天花粉（41），淡竹叶（37），炒山栀（36），炒黄芩（87），黄柏（48），川连（47），生地（215），玄参（150），粉丹皮（125），赤芍（59），紫草（55），蒲公英（38），地骨皮（41）
祛风湿药	1	2.5%	桑寄生（88）
利水渗湿药	2	3.2%	云茯苓（72），泽泻（44）
理气药	3	4.8%	制香附（94），陈皮（41），九香虫（36）
止血药	1	2.5%	三七粉（89）
活血祛瘀药	8	13.6%	川芎（110），益母草（78），广郁金（74），鸡血藤（61），元胡（49），丹参（42），制没药（37），制乳香（37）
化痰止咳平喘药	1	1.4%	浙贝母（49）
软坚散结药	1	1.6%	生牡蛎（58）

药物类别	个数	比例	药物（频次）
补虚药	18	33.6%	生黄芪（83），炒白术（74），怀山药（40），川断（91），仙灵脾（别名：淫羊藿）（68），韭菜子（67），菟丝子（55），肉苁蓉（44），当归（137），炒白芍（99），首乌（89），熟地（41），阿胶珠（30）生石斛（87），炙鳖甲（55），麦冬（54），沙参（51），女贞子（39）
益气补精收涩药	2	3.7%	山萸肉（86），五味子（46）

（二）妇科疾病临证经验

1. 虚证以滋阴补肾为主

肾为先天之本，藏精，主人体生长发育和生殖功能，正如《素问·六节藏象论》中所言："肾者，主蛰，封藏之本，精之处也。"《素问·金匮真言论》云"肾开窍于二阴"说明肾气充盛，开合有度，月经才能按时而下。开而不合，则见崩漏；合而不开，则至月经稀发、闭经等症，由此刘燕池教授认为妇科疾病的关键在于肾。治病应求之于肾，以求根本。在临床实践中，对肾精不足导致的闭经刘燕池教授多以五子衍宗丸及二仙汤加减补精益肾；对肾阴虚导致的月经先期、崩漏等多以六味地黄丸或知柏地黄丸加减。

2. 善用疏肝、清肝

除肾脏之外，刘燕池教授特别重视肝脏在妇科疾病的地位。肝为刚脏，主藏血，主疏泄，体阴用阳，如同黄元御在《四圣心源》中所言："风木者，五脏之贼，百病之长"，表明肝在调和脏腑功能中占据枢纽地位。肝脏功能正常，气血调和，则其他脏腑功能正常；肝脏功能失常，不论是肝气、肝风、肝火，必然导致其他脏腑功能异常。清·叶桂在《临证指南医案·淋带》中也提到"女子以肝为先天"，更进一步说明在妇科疾病中肝脏的功能对其他脏腑功能的影响非常大。女子肝气易于郁结，郁结日久，则易生痞满、痰饮、瘀血，甚则积聚；郁而化火，易伤及阴津；郁而化风，游走三焦，则全身出现不适症状。此外，现代人压力大并多有嗜食辛辣厚味的习惯，均会使邪热内蕴更加严重。因此在治疗妇科常见病时，刘燕池教授善用疏肝、清肝之法，喜用滋阴清热、凉血活血的药物，而甚少温阳、助阳。即使明确肾阳亏虚的患者，刘燕池教授处方之中也会稍加滋阴的药物。常用的调肝方剂有丹栀逍遥散、柴胡疏肝散、清经汤等。针对肝气不舒则疏肝理气，喜用瓜蒌、郁金、川楝子；肝火旺盛则清热平肝，喜用桑叶、菊花、黄芩、栀子等；肝阳上亢则应用生地黄、玄参、女贞子、旱莲草等。

3. 倡化痰软坚散结、凉血化瘀

女子易生郁结，日久则痰凝血瘀，因此多见乳腺增生、子宫肌瘤等证，宜化痰散结和活血化瘀同治。在治疗瘀血之证时，刘燕池教授也多用粉丹皮、赤芍、郁金等凉血活血，以免热蕴于内，动血耗血。而软坚散结化痰药喜用生牡蛎、浙贝、鳖甲、皂角刺等药物。刘燕池教授用药频率最高的4味药是生地黄、玄参、当归、粉丹皮，也验证了刘燕池教授治疗多种疾病一贯的临证思维：滋阴清热凉血。

4. 情绪引导

《妇人大全良方》中说："女子郁怒倍于男子。"女性多敏感，多疑虑，多忧郁，易情绪波动而出现各种气郁气滞之病，特别喜欢对自己的疾病乱加猜疑。刘燕池教授往往根据自己的人生阅历，对患者加以疏导。让患者放下思想包袱，消除顾虑，专心治病。

（三）典型医案

1. 月经后期

卢某，女，23岁。初诊日期：2011年3月13日。

[**病史**]月水2个月未潮，末次月经1月17日，现少腹胀坠，有口腔溃疡，色红，hCG（–），苔薄，脉弦滑数。

[**诊断与辨证**]月经后期。阴虚血热，气滞血瘀。

[**治法**]滋阴养血清热，活血通经。

[**方药**]生地黄15g，蒲公英30g，连翘10g，当归15g，川芎15g，红花10g，制香附10g，粉丹皮10g，川连6g，白芍10g，赤芍10g，柴胡10g，桃仁10g，泽兰10g，王不留行10g，茜草10g，延胡索10g，酒大黄2g，炙甘草6g。

7剂，每日1剂，水煎服。

二诊：2011年4月24日。上药服后，月水来临，余药未服。此次月水延期 8 天未至，少腹坠胀，少腹凉。便溏，日 2~3 次。hCG（–），苔薄，脉滑数。

［**诊断与辨证**］月经后期。寒凝血瘀，阴阳失调。

［**治法**］通阳散寒，养血活血。

［**方药**］当归 15g，生地黄 15g，川芎 15g，炒白芍 10g，赤芍 10g，制香附 10g，益母草 15g，吴茱萸 3g，桂枝 6g，炒小茴香 6，葛根 15g，桃仁 6g，红花 10g，泽兰 10g，王不留行 10g，川连 6g，茜草 10g，炒黄芩 10g，炙甘草 6g。

7 剂，每日 1 剂，水煎服。

2012 年患者看他病，自诉月经周期正常。

体会：月经后期由于气血运行不畅，导致冲任受阻而致。其病因可由经期受寒或素体阳虚，寒凝血瘀，经脉不通，或因血虚阴亏，胞宫不能按时满溢。目前，由于工作压力大，导致月经后期或稀发，经量减少，甚则闭经的患者日愈多见。通常治则为温经散寒、补益肝肾、行气活血。但刘燕池教授治疗本案治则为滋阴清热、凉血活血，二诊方中则寒热并用，清上热，温下寒。刘燕池教授认为，即使素体偏寒，或受寒后导致阳气不通，也易郁而化热，形成寒热错杂之象，患者出现口腔溃疡即是例证。因此处方中以黄连、连翘、蒲公英清解郁热，生地黄、白芍、粉丹皮、赤芍滋阴清热、凉血活血，配上其他活血化瘀药物，以柴胡引经，直达药所。酒大黄少量，二诊在郁热已解的基础上，加上吴茱萸、小茴香温暖下焦，同时以桂枝、葛根通阳，使月经周期恢复。

2. 盆腔炎

许某，女，31 岁。初诊日期：2010 年 12 月 22 日。

［**病史**］多年前患慢性盆腔炎，反复发作。现左侧少腹痛时发，末次月经 12 月 12 日，周期准。白带黄。苔薄，脉弦缓。

［**诊断与辨证**］盆腔炎。阴虚内热，痰瘀交结。

［**治法**］滋阴清热，活血利湿通络。

［**方药**］生地黄 15g，玄参 10g，天花粉 10g，蒲公英 30g，淡竹叶 15g，川木通 6g，当归 15g，川芎 10g，赤芍 10g，瞿麦 15g，萹蓄 15g，炒山栀 10g，鸡血藤 15g，黄柏 6g，益母草 15g，路路通 6g，制香附 10g，制乳香 3g，制没药 3g，三七粉（包冲）3g，生甘草 6g。

7 剂，每日 1 剂，水煎服。

二诊： 2011 年 1 月 26 日。药进 7 剂证大愈，带黄退，左少腹痛减，时有隐痛。B 超提示左腹畸胎瘤术后又生 1.7cm×1cm。苔薄，脉细。

[**方药**] 上方加浙贝母 15g，生牡蛎（先煎）30g。

14 剂，每日 1 剂，水煎服。

三诊： 2011 年 2 月 16 日。慢性盆腔炎药后症减，白带少，偶见黄带，少腹不凉而喜暖，末次月经 2 月 3 日。苔薄，脉细。

[**方药**] 生地黄 15g，山萸肉 10g，粉丹皮 10g，云茯苓 15g，怀山药 15g，泽泻 10g，忍冬藤 15g，蒲公英 30g，桂枝 6g，橘核 6g，荔枝核 6g，炒小茴香 6g，益母草 10g，制乳香 3g，制没药 3g，当归 15g，川芎 10g，炒白芍 10g，延胡索 10g。

7 剂，每日 1 剂，水煎服。

四诊： 2011 年 2 月 27 日。慢性盆腔炎药后诸症显著减轻，末次月经 2 月 3 日。苔薄，脉滑缓。

[**方药**] 生地黄 15g，山萸肉 10g，粉丹皮 10g，云茯苓 15g，怀山药 15g，泽泻 10g，丹参 15g，赤芍 10g，忍冬藤 15g，连翘 10g，蒲公英 30g，桂枝 6g，橘核 6g，荔枝核 6g，炒小茴香 6g，益母草 10g，制乳香 3g，制没药 3g，三七粉（包冲）3g。

7 剂，每日 1 剂，水煎服。

体会： 盆腔炎在临床多见，西医多选用抗生素治疗，容易控制但也容易复发，而且反复应用抗生素后，会产生耐药性，后续治疗效果反而不佳。在盆腔炎急性发作时，刘燕池教授治病治则仍延续其一贯思路，治则以清热解毒、滋阴凉血为主，佐以活血化瘀、淡渗利湿和行气止痛。方中以生地黄、玄参、赤芍清热凉血，并辅以天花粉、蒲公英、炒山栀、黄柏清热解毒燥湿。湿性重着趋下，选用川木通、淡竹叶、瞿麦、萹蓄淡渗利湿，使湿从小便解。坏血不净，新血不生。在祛邪的同时，养血活血、调和月经亦是刘燕池教授治疗本病的重心。故在首诊和二诊中，刘燕池教授以当归、川芎补血养血行血；路路通、鸡血藤活血通络；制乳香、制没药、三七粉行气活血散瘀。经服上药，患者慢性盆腔炎症状已得明显改善。但患者此病由来已久，表里俱病。正气不足，导致湿热痰瘀胶着在一起，是本病反复发作的根本原因。若不固本，易祛邪留虚，必将复发。故刘燕池教授从三诊开始，以六味地黄丸合桂枝、炒小茴香，取金匮肾气丸之法温补肾气，使湿得化，瘀滞得通，以巩固疗效。

3. 围绝经期综合征

徐某，女，47 岁。初诊日期：2011 年 4 月 13 日。

[**病史**] 更年将至，月水渐少，虚汗频出，心烦不宁，失眠多梦，肝区偶痛，便干，口苦。苔白边尖赤质绛，脉细缓。

[**诊断与辨证**] 围绝经期综合征。阴虚火旺，营卫失和。

[**治法**] 滋阴清热，调和营卫。

[**方药**] 生地黄 15g，怀山药 15g，粉丹皮 10g，赤芍 10g，山萸肉 10g，玄参 10g，云茯苓 15g，女贞子 15g，川连 3g，黄柏 3g，夏枯草 15g，生黄芪 10g，浮小麦 30g，百合 30g，石菖蒲 15g，紫丹参 15g，炒莱菔子 15g，合欢皮 15g，夜交藤 15g，炒枣仁 30g，郁李仁 10g，瓜蒌仁 30g，酒大黄 3g。

14 剂，每日 1 剂，水煎服。

体会：《素问·上古天真论》云："七七任脉虚，太冲脉衰少，天癸竭，地道不通，故形坏而无子也。"因此，时至更年，首先月经表现异常，出现频至、稀发、先后不定期或崩漏，终至经闭。同时还伴有不同程度的全身症状，比如心烦易怒、五心烦热、潮热盗汗、失眠多梦、腰膝酸软等。这些症状先后出现，甚至迁延 2~3 年，困扰患者的生活。究其根本围绝经期是机体功能衰退，阴阳平衡失调的过渡期。刘燕池教授认为围绝经期多属于肝肾不足伴阴虚火旺，属于虚中夹实之证，基本治则为补肝肾、滋阴降火。故刘燕池教授常以知柏地黄丸为基础方滋补肾阴兼以清热。本病案以知柏地黄丸合女贞子滋阴补肾清热，同时佐黄连、夏枯草、玄参清解郁热；生黄芪和浮小麦固表止汗，黄芪偏温，但有诸多滋阴清热药，足以抵消其温热之性；百合、石菖蒲、合欢皮、夜交藤和酸枣仁安神养心、除烦助眠；丹参活血化瘀；莱菔子、郁李仁、瓜蒌仁、酒大黄润肠通便，使郁热随大便而解。但需要注意的是，清热不可一味苦寒泻火，而要注意养阴以清虚热。如果情志症状突出，则配合丹栀逍遥散加减；如果虚证夜不能寐，常以合欢皮 15g、夜交藤 15g、炒枣仁 30g 安神助眠；如果自汗明显，则配合玉屏风散，加浮小麦，或者用小量桂枝、白芍调和营卫；如果虚热盗汗甚，则加青蒿、地骨皮。此外，对围绝经期的患者还要加以情绪上的疏导，让患者明白这是人生必经的过渡时期，不要有过重的思想负担。刘燕池教授以药物配合心理的疏导来治疗围绝经期疾病，患者症状多很快缓解。

4.乳腺增生

王某，女，35岁。初诊日期：2011年10月13日。

[**病史**] 乳腺小叶增生2~3年，气郁则痛楚发作。2011年10月4日于人民医院B超左乳腺囊肿0.7cm。大便秘结，3~5日一行，未婚，末次月经9月13日。口不干。苔黄腻，脉细。

[**诊断与辨证**] 乳腺增生。肝郁气滞痰凝。

[**治法**] 疏肝理气，软坚散结。

[**方药**] 北柴胡10g，炒黄芩10g，广郁金10g，炒白芍10g，法半夏6g，炙鳖甲15g，生牡蛎30g，浙贝母15g，蒲公英30g，生地黄15g，玄参10g，天花粉15g，皂角刺6g，粉丹皮15g，紫草30g，全瓜蒌30g，薤白头10g，炒莱菔子15g，酒大黄3g，玄明粉3g，制乳香3g，制没药3g，生甘草6g。

7剂，每日1剂，水煎服。

二诊：2011年11月21日。乳腺增生，药后症减，末次月经11月15日。苔黄腻退，脉弦细滑。

[**方药**] 上方去半夏、生地黄、玄参、薤白，加制香附10g、冬瓜仁30g、赤芍10g、丹参15g。

7剂，每日1剂，水煎服。

三诊：2011年12月5日。服药14剂，疼痛大减。但停药后痛楚又发，末次月经11月13日，苔黄厚腻，脉弦滑。

[**方药**] 续服二诊方7剂，嘱症状消失后，仍要避免紧张、急躁，可自服加味逍遥散。

体会：乳腺增生为妇科常见病，发病高峰年龄为30~35岁，表现为乳房单发或多发的肿块，可活动，常伴有不同程度的疼痛。尤其在月经前、劳累后或是生气时，肿块增大，疼痛加重，而在月经后肿块明显缩小，疼痛减轻。西医学认为乳腺增生与雌孕激素失调有关。中医在改善症状或改变超声结果方面都有独到疗效。刘燕池教授认为此病多发于青壮年，至老年冲任不足，肝肾衰退时反而减轻，因此辨证不考虑气虚、肝肾亏虚等虚证。《内经》中曾提到足厥阴肝经上膈、布胸胁，绕乳头而行，且足阳明胃经之直者自缺盆下于乳，贯乳中。恰如《内经》所言，《外证医案汇编》中也提到女子"乳头属肝，乳房属胃"。临床所见患者多长期闷闷不乐，导致肝胃郁滞，久而气滞血瘀痰凝，甚至郁而化火，伤及阴液。因此刘燕池教授治疗本病多从肝胃调治，兼以行气活血、化痰散结、清热凉血。其治疗乳癖基本方：北柴胡 10g，炒黄芩 10g，莱菔子 15g，广郁金 10g，炒白芍 10g，生牡蛎 30g，浙贝母 15g，制乳香 3g，制没药 3g，炙鳖甲 15g，蒲公英 30g，皂角刺 6g，粉丹皮 15g，紫草 30g，天花粉 15g，三七粉 3g。刘燕池教授多以小柴胡汤或丹栀逍遥散为基本方，佐以化痰软坚散结的生牡蛎、浙贝母、炙鳖甲、皂角刺，加用制乳香、制没药、三七粉活血化瘀，紫草、丹皮、郁金活血凉血，天花粉和蒲公英清热消肿。本案即以基本方为主，配以瓜蒌薤白半夏汤，以增强行气散结之功效。患者大便秘结、舌苔黄腻，以玄明粉和酒大黄润下通便。本病治疗不难，但容易复发，因此针对不同的患者进行相应心理疏导，嘱其多参加社会活动，加强体育锻炼，对疾病恢复大有好处。

三、刘燕池教授治疗皮肤疾病临证经验与验案分析

在该数据库中，我们收集整理了刘燕池教授 2010 年到 2013 年的门诊病例 1976 人次，其中涉及皮肤疾病的有 264 人次，占到全部病历的 13.4% 多。其中以痤疮来就诊的有 134 人次，占了 51%。其次是湿疹和口腔溃疡，分别有 27 人次和 22 人次，各占 10% 和 8%。其余还包括银屑病、荨麻疹、黄褐斑、神经性皮炎、干燥综合征、白塞综合征、唇炎、酒齄鼻、舌苔脱落、硬皮症等多种和皮肤相关的疾病。

（一）皮肤疾病用药特点和规律

在 264 人次的处方中，常用的药物有 47 种，表 6 列出了频次最多的前 10 味药物和药物组合。常用的药物中应用最多的药物是清热药（见表 7），占了所有药物的 60%，其中清热凉血的丹皮（219）、紫草（209）应用最多，有 78% 和 75% 的处方中都用到了这 2 味药。在药物组合中共同出现的频次是 201 次，占全部处方的 72%，这是刘燕池教授最喜欢用的药对之一。他认为皮肤疾病多与血中郁热有关，特别是慢性的、反复发作的痤疮、口腔溃疡、唇炎、白塞综合征、神经性皮炎等，必用丹皮和紫草，清热凉血、活血化瘀。其次是清热燥湿的苦参（179）、黄柏（177）最多，占到全部处方的 64% 和 63%。皮肤病不论是痤疮还是湿疹，多与湿热侵袭有关，苦参和黄柏可泻火祛湿。清热解毒的青黛（172）、野菊花（167），和土茯苓（166）、败酱草（160），针对痤疮或痈疖的红肿热痛而设，可消痈散结。如果热毒壅盛，则加

地肤子、白鲜皮、土茯苓等药物加强解毒效果。生地榆(177)和炒槐花(166),占到全部处方的63%和59%,在药物组合中出现的频次为164次,占了全部处方的58%。二药具有凉血止血、泻热解毒的功能,尤擅长清大肠之下焦热毒,刘教授认为,大肠与肺相表里,肺又合皮毛,故皮肤湿热邪毒或风热过敏为患,必须凉血、清解大肠,方能奏效。这是刘燕池教授治疗皮肤病,特别是痤疮的思路和常用药对。

表6 皮肤疾病单味药及药物组合频次分析

序号	药物(频次)	药物组(频次)
1	粉丹皮(219)	紫草,粉丹皮(201)
2	紫草(209)	生地榆,紫草(168)
3	苦参(179)	生地榆,粉丹皮(167)
4	黄柏(177)	青黛,紫草(166)
5	生地榆(177)	青黛,粉丹皮(165)
6	青黛(172)	生地榆,紫草,粉丹皮(165)
7	野菊花(167)	炒槐花,生地榆(164)
8	炒槐花(166)	土茯苓,苦参(164)
9	土茯苓(166)	野菊花,生地榆(163)
10	败酱草(160)	野菊花,紫草(162)

表7 皮肤疾病主要药物归属分析

类别	个数	比例	药物(频次)
解表疏风药	3	5.6%	防风(66),蝉蜕(60),桑叶(97)
清热解毒凉血药	21	59.9%	忍冬藤(118),蒲公英(79),炒黄芩(33),黄连(50),生石膏(61),知母(59),淡竹叶(28),生地(63),紫草(205),粉丹皮(219),赤芍(46),黄柏(177),苦参(179),青黛(172),野菊花(167),土茯苓(166),败酱草(160),连翘(134),大青叶(104),白鲜皮(117),地肤子(33)
化痰消肿透脓药	2	2.6%	贝母(66),皂刺(37)
滋阴润燥补血药	5	4.8%	沙参(41),生石斛(46),麦冬(31),炒白术(30),当归(44)
收涩药	2	3%	五味子(59),乌梅(59)

类别	个数	比例	药物（频次）
软坚散结药	1	2.3%	生牡蛎（90）
止血药	3	9.4%	地榆（177），槐花（166），三七粉（28）
泻下药	3	4.9%	大黄（118），瓜蒌仁（48），草决明（28）
活血祛瘀药	4	6.5%	红花（113），乳香（41），没药（41），丹参（61）
利水渗湿药	1	1.1%	冬瓜皮（42）

　　从上味单味药和药物组合的总结中，我们可以看出，在治疗皮肤病时刘教授的用药规律主要集中在清热药中，包括凉血清热、燥湿清热和解毒清热三部分。其余还涉及解表药的防风、蝉蜕和桑叶，用以疏风解表，使郁塞之气得以发散而出。正如《外科启玄》中认为粉刺是"肺气不清，受风而生"。化痰药物贝母、皂刺，和软坚散结的生牡蛎，皆针对皮肤病的痈肿硬结，从痰而治，取其软坚化痰、散结消肿的作用。皮肤病反复发作，病邪日久必入血络，久病成瘀，血虚又易生风，导致很多慢性皮肤病的反复发作，慢性皮肤病从凉血息风出发多见成效。因此治疗病程长的患者时，刘燕池教授多加用活血药物如红花、制乳没和丹参等，即所谓血行风自灭之道理。郁热日久必损耗津液，因此病久者，多加滋阴的药物如沙参、生石斛、麦冬等固护阴液。皮肤疾病中多有瘙痒，瘙痒在中医看来离不开风，风为百病之长，各种邪气都可能随风侵入体内，因此治疗瘙痒首当疏风。刘燕池教授多用防风、荆芥以疏风解表。瘙痒从西医学来看，与免疫过敏反应相关。现代药理研究也发现，五味子和乌梅均有脱敏的作用。二者酸甘养阴，方义取自祝谌予的过敏煎，刘燕池教授喜用此二味药物治疗瘙痒。

（二）皮肤疾病临证经验

1. 疏风解表止痒

　　对于急性瘙痒性的皮肤疾病，刘燕池教授采取的治则为疏风解表止痒。如果偏于风寒，则用防风、荆芥。偏于风热，则用连翘、薄荷、蝉蜕、牛蒡子等。如果风湿阻滞于皮肤，经久不愈者，则加用虫类药物，比如全虫、地龙。脱敏止痒则加用五味子、乌梅，此外在祛风脱敏的药物中刘教授常加入活血药物，比如红花、土鳖虫等。

2. 滋阴凉血，养血润肤

慢性瘙痒性皮肤疾病，多由于素体阴虚血亏，或病程迁延不愈，导致化热生风，因此刘燕池教授治疗时强调滋阴凉血、养血润肤，其代表药物有生地、元参、麦冬（滋阴），丹皮、紫草（凉血），当归、丹参、红花（养血活血）。

（三）典型医案

1. 痤疮

刘某，男，21 岁。初诊日期：2011 年 2 月 23 日。

[**病史**] 面痤 10 余年，反复发作，多次采用西药、中药治疗无效。查有硬结痛楚化脓，油性皮肤，毛孔粗大，有瘢痕印记。苔根薄黄尖赤，脉弦缓。

[**诊断与辨证**] 痤疮。湿热内蕴。

[**治法**] 清热解毒，燥湿散结。

[**方药**] 生地榆 15g，炒槐花 15g，野菊花 15g，大青叶 15g，青黛 10g，赤芍 10g，白鲜皮 10g，红花 10g，炒山栀 10g，紫丹参 15g，粉丹皮 15g，紫草 30g，生牡蛎 30g，浙贝母 15g，土茯苓 15g，苦参 15g，生石膏 20g，败酱草 30g，制乳没各 3g，酒大黄 3g，黄柏 6g。

7 剂，每日 1 剂，水煎服。

二诊：2011 年 3 月 1 日。药进 7 剂，10 年面痤明显好转。硬结、化脓、痛楚大愈，苔黄腻尖赤，脉弦缓。

效不更方，续服上方 7 剂。

体会：刘燕池教授治疗痤疮患者非常多，疗效甚佳。痤疮是一种慢性的皮脂腺炎症，特征为粉刺、丘疹、脓疱、结节和瘢痕，好发于颜面和胸背部，发病率在 70%~80%，与皮脂分泌过多，毛囊阻塞，细菌感染，雄激素水平高等诸多因素有关。在我们统计的 264 张方子中，以痤疮就诊的处方占 51%，表明该病发病率高，而且严重者会导致心理自卑和社交障碍。痤疮中医称之为粉刺、风刺或肺风粉刺。在《外科正宗》等古籍中多认为："粉刺属肺，……总皆血热郁滞不散。"刘燕池教授则认为除了考虑患者体质、饮食起居之外，还要结合患者生活地区的气候条件。北京气候干燥，多风少雨，人体津液亏少，偏于阴虚；加之生活紧张，饮食辛辣或肥甘，易导致阴虚湿热为病。其治疗痤疮的基本方为生地榆、炒槐花、野菊花、忍冬藤、连翘、蒲公英、大青叶、败酱草、青黛、牡丹皮、紫草、黄柏、桑叶。治疗原则为消（清热解毒散结）、清（清肺与大肠之热）与通（大便通畅）。如果痤初起，红肿热痛为主，以热毒壅盛多见，则清热解毒凉血、清解上中下三焦热毒为主。在清热解毒凉血的基础上，如果有硬结，加皂刺、生牡蛎、浙贝软坚散结。痤演变为疮，则加土茯苓、地肤子、白鲜皮等药加强解毒力量。痛甚，或脓头未出则加制乳没、王不留行和冬瓜仁，活血通经，促其成熟破溃。痒甚加五味子、乌梅、蝉蜕脱敏。病情反复迁延者，或者已成瘢痕，有色素沉着必加活血化瘀药，取久病成瘀，加制乳没、红花、丹参。肺主皮毛，历代医家多从肺论治痤疮。痤疮患者多伴有大便干燥，或排便不畅的症状，因此治疗痤疮以及皮肤相关疾病，保证大肠功能正常，大便通畅非常重要。刘燕池教授也特别注意清大肠郁热，注意通便，降肺气，清肠热，使热毒下行而有出路。通便喜用酒大黄少量3g，取其健胃清热作用，或者玄明粉3g单包，药煎好时冲入，大便通畅至1日2次，则不再加入。《素问·生气通天论》有"劳汗当风，寒薄为皶，郁乃痤"，说明痤疮的生成与腠理疏泄，营卫不和，邪气趁机入里，郁塞而成有关，因此疏风解表、调和营卫也很重要，刘燕池教授加防风疏风解表，也取得很好的疗效。

此外，治疗痤疮时，刘燕池教授特别注意日常皮肤护理，要粗茶淡饭，忌辛辣、海鲜等发物，不要用手挤压痤疮。日常用热毛巾将脸捂热，温水香皂洗脸，去油脂。痤疮有白头时，用75%酒精消毒后，挑破脓头白皮，挤出脓栓为要。

2. 湿疹

医案 1　湿热内蕴证

金某，男，57 岁。初诊日期：2012 年 3 月 19 日。

[病史]因喝大酒所致，右手鱼际湿疹、瘙痒。密集红斑水疱混杂，舌红苔黄棕，脉弦滑。

[诊断与辨证]湿疹。湿热内蕴。

[治法]清热解毒祛湿。

[方药]生石膏30g，黄柏6g，知母6g，川连6g，炒栀子10g，败酱草30g，粉丹皮10g，紫草30g，杏仁泥10g，车前子10g，泽泻10g，焦槟片10g，荷叶15g，荷梗15g，生山楂15g，焦神曲15g，瓜蒌仁30g，炒薏苡仁

30g，草决明 15g，滑石粉 15g，酒大黄 3g。

7 剂，每日 1 剂，水煎服。

二诊： 2012 年 3 月 26 日。患者自述药进 7 剂背部右手鱼际湿疹已愈。现因着凉流清涕，周身酸痛而就诊。

医案2　阴虚血热证

王某，女，61 岁。初诊日期：2013 年 9 月 5 日。

[**病史**] 两手、小腿湿疹，部位对称，痒而挠至出液出血则止，发作于2010 年冬天，咽痛。皮肤增厚有皮屑，抓痕，血压低，语言謇涩。苔薄质绛，脉细。

[**诊断与辨证**] 湿疹。阴虚血热，肌肤失养。

[**治法**] 滋阴养血，凉血止痒。

方药1：

生地榆 15g，炒槐花 15g，野菊花 15g，沙参 15g，板蓝根 20g，紫草 30g，黄柏 6g，北柴胡 10g，炒黄芩 10g，郁金 10g，炒苍术 10g，射干 10g，元胡10g，红花 3g，白鲜皮 10g，地龙 15g，粉丹皮 15g，葛根 15g，豨莶草 15g，五味子 10g，乌梅 6g，木蝴蝶 6g。

7 剂，每日 1 剂，水煎服。

方药2：

大黄 15g，芒硝 15g，白鲜皮 15g，红花 15g，苦参 15g，黄柏 15g。

7 剂，水煎沸腾，用毛巾熏洗患处，不拘次数。

二诊： 2013 年 9 月 12 日。皮肤痒消失，患处结痂，愈合。皮肤有色素沉着，皮肤增厚。

嘱咐患者继续用外洗药熏洗浸泡，直至色素消失，皮肤恢复正常。

体会： 湿疹是常见的过敏性疾病，皮疹多形，瘙痒，容易渗出，常对称分布且多反复发作。起因可由饮食不节，过食腥膻发物之物，导致脾胃失运，湿热内蕴，发于皮肤，则成湿疹。湿性重浊，易耗血伤阴，生热化燥生风，反复发作。急性湿疹多为湿热内蕴之证，刘燕池教授多重用清热解毒凉血的药物，而且肺主皮肤，与大肠相表里，因此特别注意降肺气、通腑气，喜用杏仁、瓜蒌仁和酒大黄。慢性湿疹多因湿疹反复发作，皮肤增厚，有血痂抓痕。治疗这样的病患刘燕池教授均行以滋阴清热、活血凉血之法，痒甚者，酌加虫类药物以祛风除湿。

3. 口腔溃疡

医案 1 阴虚内热证

武某，女，31 岁。初诊日期：2011 年 10 月 17 日。

[**病史**] 口腔溃疡 13 年，痛甚，影响进食。下部未发溃疡。大便干，尿时黄，喜凉饮。去年 3 月自然流产一胎。末次月经 9 月 27 日。舌体明显溃疡 2 处，苔白有剥脱，脉细。

[**诊断与辨证**] 口腔溃疡。阴虚内热证。

[**治法**] 滋阴清热。

[**方药**] 生地 20g，玄参 10g，沙参 15g，麦冬 15g，生石斛 15g，生石膏 15g，炙鳖甲 15g，地骨皮 20g，当归 15g，粉丹皮 15g，紫草 30g，川连 6g，炒山栀 10g，知母 10g，五味子 10g，乌梅 6g，生牡蛎 30g，浙贝母 6g，蝉蜕 3g，防风 3g，升麻 3g，生甘草 6g。

14 剂，每日 1 剂，水煎服。

二诊：2011 年 10 月 31 日。药进 14 剂 13 年慢性口腔溃疡大愈，末次月经 9 月 27 日，便畅。苔薄有剥落，脉细。

[**方药**] 上方去防风、蝉蜕、乌梅和五味子，加银柴胡 10g、青蒿 15g。

14 剂，每日 1 剂，水煎服。

嘱咐患者北京地区干燥，生活紧张，少食辛辣之物。

医案 2 脾胃湿热证

徐某，女，45 岁。初诊日期：2011 年 10 月 13 日。

[**病史**] 慢性口腔舌体溃疡频发，发作 7~8 年。便不畅，呃逆胃气上逆，时有反酸。头、眼痛。舌体口唇均有溃疡。苔中心黄，脉缓。

[**诊断与辨证**] 口腔溃疡。脾胃湿热证。

[**治法**] 清热解毒，理气祛湿。

[**方药**] 忍冬藤 15g，连翘 10g，生石膏 15g，炒黄芩 10g，粉丹皮 15g，川连 6g，麦冬 15g，生石斛 15g，升麻 3g，炒莱菔子 15g，当归 15g，陈皮 10g，法半夏 6g，淡竹茹 15g，炒枳实 6g，薏苡仁 30g。

3 剂，每日 1 剂，水煎服。

二诊：2014 年 10 月 17 日。药后慢性口腔溃疡疼痛大减。呃逆未作，口灼热退。口干，便干 2 日一行。苔中心黄退，脉缓，溃疡收敛。

[**方药**] 上方去升麻，加知母 10g、炒山栀 10g、淡竹叶 15g、川木通 6g、

炒黄芩 10g、酒大黄 3g、黄柏 6g、瓜蒌仁 30g、郁李仁 10g、元明粉 3g。

7 剂，每日 1 剂，水煎服。

体会：口腔溃疡是口腔黏膜疾病中常见的溃疡损害，四季均可发生，出现于口腔的任何部位，其中以唇、颊、舌多见。发病时剧烈疼痛，影响进食和说话，给患者带来不便和痛苦，甚至影响生活。刘燕池教授在治疗此病时，从火考虑，分实火和虚火。实火则用清热解毒泻火，刘燕池教授喜用温胆汤或导赤散，虚火则滋阴清热凉血，轻证用沙参、麦冬、生地、元参、生石斛即可，重证则加鳖甲。

4. 神经性皮炎

李某，女，35 岁。初诊日期：2012 年 3 月 12 日。

[**病史**] 两手神经性皮炎，肤裂而痒，发病一年半，末次月经 2 月 20 日。两手皮肤粗糙，纹理加粗，大鱼际有裂痕。苔薄，脉弦细。

[**诊断与辨证**] 神经性皮炎。血虚风燥。

[**治法**] 养血润燥，疏风止痒。

方药 1：生地榆 20g，炒槐花 15g，野菊花 15g，苦参 15g，大青叶 15g，粉丹皮 15g，紫草 30g，土茯苓 15g，青黛 10g，败酱草 30g，桑叶 15g，红花 10g，丹参 15g，酒大黄 3g，黄柏 6g，蝉蜕 6g，防风 3g，白鲜皮 10g，蛇床子 10g，三七粉 3g，生甘草 6g。

7 剂，每日 1 剂，水煎服。

方药 2：大黄 15g，芒硝 15g，白鲜皮 15g，红花 15g，苦参 15g，黄柏 15g。

7 剂，煎沸，熏洗双手，不拘次数。

二诊：2012 年 3 月 26 日。两手神经性皮炎，肤裂而痒，发病一年半，药进 7 剂证大愈，末次月经 2 月 20 日，苔薄，脉弦细。

续服上方 7 剂，同时继续使用外洗方熏洗。

体会：神经性皮炎的皮损多呈苔藓样变，多因情志不遂、郁闷不舒，导致气血运行失调，凝滞于皮肤。日久耗血伤阴，血虚化燥生风。因此刘燕池教授的基本治则为疏风止痒，清热解毒，养血润燥。配合外洗药，效果很好。

（四）总结

刘燕池教授认为北京多风少雨，气候干燥，加上现代人生活富足，过食肥甘厚味，易致湿热蕴盛，熏蒸皮肤，腠理营卫失和，则生疱疹、痤疮、瘾疹、溃疡等。病程日久则血虚生燥生风，加之痰瘀互结，发为硬结、囊肿等病证，且易反复发作。通过分析和研究刘燕池教授治疗皮肤疾病的临床病案资料，可以总结出刘燕池教授在临床上治疗皮肤病的基本出发点就是采取清热凉血、解毒燥湿之法，这也是刘燕池教授治疗多种病证的一贯思路。

四、刘燕池教授治疗肺系疾病临证经验与验案分析

在 234 人次的病历中，以咳嗽来就诊的有 95 人次，占了 41%，其次是鼻炎和咽炎，分别有 45 人次和 46 人次，各占 19% 和 20%，再次是感冒 24 人次，占了 10%，其余涉及的呼吸系统疾病还有肺炎、咳血、气胸、哮喘、胸腔积液和肺癌或者肺癌术后。

（一）肺系疾病用药特点与规律

1. 单味药频次和规律分析

在 234 人次的处方中，常用的药物有 68 种，表 8 列出了频次最多的前 10 味药物和药物组合。常用的药物中主要涉及解表、清热、化痰止咳、补虚和收涩等五类药物（见表 9），另外包括消食、理气、利水渗湿、泻下、软坚散结、祛风湿和止血类药物，多是针对患者的其他兼证而设。其中清热药占的比例最大，为 37%，其次为化痰止咳平喘药，为 18%，再次为解表药物和补虚类药，各占 16%，其中补虚药物中以滋阴药物为最多，约占补虚药物的三分之二，而温阳的药物没有出现。

在这 68 味药中，我们分析了频次排在前十的药物。最多的是沙参（养阴清肺）、生石膏（清热泻火）和五味子（敛肺滋肾、生津敛汗），各出现 134 次，占 234 人次的 57%。其余为桑白皮（泻肺平喘）、生石斛（养胃生津、滋阴除热）、麦冬（养阴润肺）、炙杷叶（化痰止咳）、生牡蛎（软坚散结、收敛固涩）、防风（祛风解表）和乌梅（敛肺、生津）。从这 10 味药中可以看出，使用次数最多的一类药是滋阴润肺的沙参、麦冬和生石斛，其次是清热泻火的石膏，泻肺平喘、化痰止咳的桑白皮和枇杷叶，辛温解表的防风也是刘燕池教授喜用的药物。在治疗感冒和咳喘的患者时，刘教授喜用防风、荆芥少量解表散寒、和解营卫，而少用麻黄、桂枝，即使用也是蜜麻黄，特别是针对年老体衰的患者。五味子和乌梅均属于收涩药，在过敏性鼻炎、哮喘、咽炎、咳嗽、感冒等证，刘燕池教授都酌加五味子、乌梅。方义取自祝谌予的

过敏煎，药理研究也发现，二者均有脱敏的作用。此外我们发现生牡蛎用药频次很多，翻看肺系病案，该药在刘燕池教授方中多是针对黏痰，用之软坚化痰。

表8 肺系疾病常用的药物和药物组频次汇总

序号	药物（频次）	药物组（频次）
1	沙参（134）	麦冬，生石斛（91）
2	生石膏（134）	生牡蛎，炙杷叶（91）
3	五味子（134）	浙贝母，生牡蛎（91）
4	桑白皮（130）	麦冬，生石斛，沙参（91）
5	生石斛（122）	五味子，沙参（90）
6	麦冬（119）	生牡蛎，炙杷叶，桑白皮（90）
7	炙杷叶（116）	桑白皮，生石膏（88）
8	生牡蛎（115）	浙贝母，桑白皮（86）
9	防风（113）	桑白皮，沙参（86）
10	乌梅（109）	麦冬，五味子（85）

表9 肺系疾病常用药物的归属分类

类别	个数	比例	药物（频次）
解表药	12	20.1%	防风（113），蝉蜕（84），蜜麻黄（65），辛夷（54），荆芥（53），炒苍耳子（41），牛蒡子（40），桑叶（38），薄荷（33），桂枝（21），白芷（18），柴胡（18）
清热凉血药	22	40.2%	生石膏（134），金银花（100），炒黄芩（79），知母（74），生地（73），粉丹皮（64），鱼腥草（62），射干（57），玄参（56），炒山栀（54），锦灯笼（52），板蓝根（42），淡竹叶（41），木蝴蝶（39），川连（39），天花粉（35），青蒿（34），紫草（30），夏枯草（26），地骨皮（25），蒲公英（21），龙胆草（19）
化痰止咳平喘药	5	7%	法（清）半夏（84），桔梗（47），淡竹茹（29），全瓜蒌（21），川贝母（19）
补虚药	9	20.2%	沙参（134），生石斛（122），麦冬（119），生甘草（72），生黄芪（31），太子参（29），炒白术（25），当归（25），炒白芍（24）
收涩脱敏药	2	8.5%	五味子（134），乌梅（109）
软坚散结药	1	4%	生牡蛎（115）

2. 药物组和药对的规律分析

在药物组合中，排在频次前 10 位的组合依次是麦冬、生石斛；生牡蛎、炙杷叶；浙贝母、生牡蛎；麦冬、生石斛、沙参；五味子、沙参；生牡蛎、炙杷叶、桑白皮；桑白皮、生石膏；浙贝母、桑白皮；桑白皮、沙参；麦冬、五味子。这些药物组合具有较强的关联关系，可以视为刘燕池教授治疗肺系疾病多年临床积累的用药经验，体现了其治疗思想和用药规律。频次较高的药对和药组仍然基本以滋阴、止咳化痰的药物为主，其中麦冬、生石斛和沙参的用药频次达到 91 次，支持度占 39%，表明刘燕池教授擅长滋阴清热，重视保护人体津液。在肺系疾病的药物组合中，大多以止咳化痰平喘药为基础，或与滋阴药配合，或与清热药配合，或与辛温、辛凉的解表药配合，分别治疗咽炎、咳嗽、感冒、鼻炎等肺系疾病。在药物组合中，特别有特点的药物是与五味子的配伍。五味子在单味药中出现的频次非常高，在药对中，同样频次非常高，或和滋阴药沙参、麦冬、生石斛配伍，或和清热药生石膏配伍，或和软坚散结药生牡蛎配伍，或和解表药防风、蝉蜕配伍，说明刘燕池教授非常重视肺系疾病中五味子的使用，这和肺系疾病中多过敏性因素有关。在药物或药物组合中几乎难以见到温阳的药物，这体现了刘燕池教授用药一贯特点。滋阴清热、泻肺平喘化痰佐以脱敏药物是其治疗肺系疾病的主要思路。

（二）肺系疾病临证经验

1. 辛凉辛温同用

外感虽然是风寒或风热侵袭肺卫皮毛而致，用药当分辛温解表或辛凉解表。但现在的生活条件决定了患者外感后入里化热快，又往往素有内热。因此刘燕池教授的组方中往往辛温辛凉同用，常用荆芥、防风和银花、连翘，解表清里同时进行效果较好。

2. 肺系疾病不能单纯治肺

《素问·咳论》云："五脏六腑皆令人咳，非独肺也。"因此治疗肺系疾病时，考虑其他脏器的情况。脾为生痰之源，肺为储痰之器。如果是脾胃虚弱导致肺系疾病，以六君子汤培土生金。肺为气之主，肾为气之根。如果因为肾不纳气导致的肺系疾病，以左归丸或右归丸来补肾填精；如果是肝火旺盛，木火邢金导致肺系疾病，则以小柴胡、丹栀逍遥散清肝降火。

3. 老年人要详问病史

中老年患者患肺系疾病，比如咳嗽、咳喘，刘燕池教授一定详细追问病史，以及用药情况。老年人病情复杂，往往同时罹患多种疾病，服用多种中西药物。而且咳喘、咳嗽往往又会影响心脏功能。因此一定在仔细了解病情的基础上再处方，避免用药不当，使宿疾加重。

（三）典型医案

1. 感冒

仇某，女，18岁。初诊日期：2011年9月26日。

［**病史**］感冒3天，身热，昨夜38℃，今晨37.5℃，身酸困，无汗，咽痛，咳嗽有黄稠痰。曾患甲状腺功能亢进症，现甲状腺功能已正常，B超甲状腺弥漫回声不匀。苔薄黄，脉弦滑数。

［**诊断与辨证**］感冒。外感风寒，入里化热。

［**治法**］清肺解表，寒温同用。

［**方药**］金银花10g，连翘10g，荆芥6g，防风3g，鱼腥草30g，牛蒡子6g，桔梗6g，百部10g，桑白皮15g，炙杷叶（去毛）15g，生牡蛎（先煎）30g，浙贝母15g，蜜麻黄6g，生石膏（先煎）20g，杏仁泥10g，化橘红15g，葶苈子10g，葱白3寸。

4剂。每日1剂，水煎服。

2011年10月3日就诊甲状腺疾病时，诉上次药4剂感冒愈。

体会： 外感初期，最宜宣散，无论辛温辛凉，取其辛散轻扬，使邪气从表而祛除。麻杏石甘汤合银翘散，再加清泻肺热、止咳化痰的鱼腥草、百部、桑白皮、炙杷叶、浙贝母、葶苈子、化橘红、生牡蛎。刘燕池教授特别强调，由于时代变化，患者外感后入里化热快，又往往素有内热。组方宜辛温辛凉兼而有之，清表清里同时进行，外散表邪、内清肺热，效果较好。

2. 过敏性鼻炎

于某，女，34岁。初诊日期：2010年9月26日。

［**病史**］每年春季发病，目痒，咽耳痒，流清涕，有刺激味道或遇冷空气则喷嚏，末次月经9月14日。苔薄，脉细。

［**诊断与辨证**］过敏性鼻炎。风邪袭表。

［**治法**］疏风止痒，辛散通窍。

［**方药**］辛夷 10g，炒苍耳子 3g，防风 3g，蝉蜕 6g，沙参 15g，麦冬 15g，生石斛 15g，桑白皮 15g，生石膏（先煎）15g，杏仁泥 10g，知母 10g，青葙子 10g，密蒙花 10g，鱼腥草 30g，粉丹皮 15g，紫草 30g，乌梅 6g，五味子 6g，桑叶 15g。

7 剂，每日 1 剂，水煎服。

二诊：2010 年 10 月 3 日。药后流涕症减，但鼻痒，耳痒减，目痒，脉弦缓。

［**方药**］辛夷 10g，炒苍耳子 3g，防风 3g，蝉蜕 6g，生石膏 15g，青葙子 10g，密蒙花 10g，炒山栀 10g，紫菀 10g，淡竹叶 15g，龙胆草 6g，夏枯草 10g，杭菊花 10g，薄荷 6g，川贝 10g，生地 15g，元参 10g，炒黄芩 10g，柴胡 10g，泽泻 10g。

7 剂，每日 1 剂，水煎服。

三诊：2012 年 10 月 10 日。目痒，耳痒，药进 14 剂，证大愈。苔薄，脉弦滑。病情已愈，守方固本。

［**方药**］上方加沙参 10g、乌梅 6g、五味子 6g、麦冬 15g、生石斛 15g，续服 3 剂，以固疗效。该患者的过敏性鼻炎每年于春 4 月和冬 12 月发作，每就诊于刘教授，服上方加减而愈。

体会：过敏性鼻炎发作多与季节相关，多在秋冬或者春夏之季，有明显的诱因，或粉尘，或冷热气温变化，或花粉。症状可单独鼻痒、鼻塞、喷嚏、流清涕等鼻腔黏膜的症状，也可伴发其他器官如眼痒、咽喉痒等症状。刘燕池教授认为，过敏反应多以痒为主，或风热侵袭，或血虚作痒，因此组方以辛夷、苍耳子、蝉蜕、防风以辛散通窍，以石膏、知母、桑白皮、鱼腥草、密蒙花、青葙子清泻肺、胃、肝热，佐以沙参、麦冬、生石斛滋阴生津，既可防止辛散过而伤阴，又可避免郁热伤津液。再酌加紫草和丹皮清热凉血，活血散瘀；辅以酸甘脱敏的乌梅和五味子，多有良效。此外过敏性鼻炎的患者如果有肺卫气虚之证，易感冒、自汗出，则在此方基础上加玉屏风散。刘燕池教授认为过敏性鼻炎要按季节调理，当年服药过后，次年提前服药，往往发作的时间较短，症状也较轻。

3.咽炎

赵某，女，34 岁。初诊日期：2011 年 12 月 18 日。

［**病史**］清涕痰黄，涎倒流，咽痒堵而咳发作 1 年，服用多种中药、西药，时有好转，停药即发。末次月经 11 月 23 日，苔薄，脉弦滑。

［**诊断**］慢性咽炎。风热袭肺，肺失肃降。

［**治法**］疏风解表，清热宣肺。

［**方药**］辛夷 10g，炒苍耳子 3g，沙参 15g，麦冬 15g，生石斛 15g，炒黄芩 10g，板蓝根 15g，忍冬藤 15g，连翘 10g，射干 10g，炒山栀 10g，锦灯笼 10g，陈皮 15g，法半夏 6g，淡竹茹 15g，蝉蜕 6g，防风 3g，乌梅 6g，五味子 10g，炒莱菔子 15g。

7 剂，每日 1 剂，水煎服。

二诊：2011 年 12 月 25 日。咽炎好转，清涕痰黄症无，咽痒堵感消失，涎仍倒流，末次月经 11 月 23 日。苔薄，脉弦滑。

［**方药**］上方去锦灯笼、生石斛、淡竹茹，加桔梗 6g、生蒲黄 10g、炒五灵脂 10g、生甘草 6g。

7 剂。

患者后就诊月经延期，诉咽炎已愈。

体会：《灵枢·忧恚无言》曰："喉咙者，气之所以上下者也。"咽喉是声音、食物的门户，风热邪毒，皆可上冲咽喉，导致咽喉肿痛。这种急性咽炎比较好治疗，清热泻火解毒即可见效。但慢性咽炎可由外感失治，迁延而来；也可因用嗓过度，劳累致病，多见阴虚有热，虚火上扰，治疗以滋阴降火为主。本病案咽炎日久，组方治则体现宣通肺络、滋阴清热，外加酸甘脱敏，活血通络。另外刘燕池教授因金银花价格日贵，多用忍冬藤 30g 替代，更增加消肿通窍之功效。

4. 咳嗽

阳某，男，53 岁。初诊日期：2011 年 1 月 23 日。

［**病史**］咳嗽 18 天，于成都发病，寒湿诱发咳痰，原痰色黄现白，易咯出。苔薄，脉弦滑。

［**诊断与辨证**］咳嗽。痰浊阻肺，肺气上逆。

［**治法**］宣肺祛痰，清热止咳。

［**方药**］生石膏（先煎）15g，蜜麻黄 3g，杏仁泥 10g，化橘红 10g，法半夏 6g，云茯苓 15g，桔梗 10g，川贝母 10g，百部 10g，紫菀 10g，生牡蛎（先煎）20g，桑白皮 15g，炙杷叶（去毛）15g，炒黄芩 6g，沙参 15g，麦冬 15g，

生石斛 15g，生甘草 6g。

7剂，每日1剂，水煎服。

二诊： 2011年1月30日。药进7剂咳嗽大愈，苔后2/3薄黄，前正常，脉弦细。

[**方药**] 上方去生石斛，加葶苈子6g，续服3剂，以固疗效。

体会： 咳嗽既可单独为病，又可以是多种疾病的一个症状。不分老幼，一年四季均可发病。处理不当，缠绵难愈。《素问·咳论》说："五脏六腑皆令人咳，非独肺也。"但咳嗽的病位在肺，直接病机就是肺气上逆，如《医学三字经·咳嗽》中而言，咳嗽不止于肺，亦不离乎肺也，因此治疗上仍以恢复肺的肃降功能为主。在本病案中，刘燕池教授用三拗汤和麻杏石甘汤辛散退热止咳。该患者咳嗽日久，寒邪未尽，入里化热，所以刘燕池教授再加清解肺热的桔梗、黄芩、川贝、百部、紫菀、桑白皮、炙杷叶止咳化痰，生牡蛎软坚化痰。内热易伤津，加沙参、麦冬和生石斛，滋阴清热。脾为生痰之源，肺为储痰之器，以化橘红、法半夏、茯苓健脾祛湿，取六君子之意，培土以生金。

刘燕池教授认为，咳嗽可因风寒热邪毒，内侵肺络而发，以三拗汤、麻杏石甘汤、小青龙汤加减即可。但慢性的咳嗽，多见他脏功能紊乱，比如脾虚生痰、肝火犯肺、肺阴亏虚、肾阳亏虚等，因此要辨明标本缓急而施治，绝不能见痰祛痰，见咳止咳。

（四）结语

北京气候干燥，现代人生活富足，嗜食辛辣厚味，易生内热。加之生活节奏增快，工作压力变大，思虑过度，津液暗耗，因此刘燕池教授在临床上推崇朱丹溪滋阴凉血清热之法。虽然肺系的疾病初起多与外感有关，但很快就入里化热，因此刘燕池教授处方治疗时，多辛温辛凉同用，解表清里同用，滋阴清热同用，在肺系疾病的治疗中取得了较好的效果。

通过对刘燕池教授治疗肺系疾病的统计规律和临床病案研究，我们发现，滋阴清热之法一直贯穿刘燕池教授治病始终，是其临床辨证思路的基本观。

五、刘燕池教授治疗泌尿、生殖疾病临证经验与验案分析

从2010年到2013年，我们收集整理了刘燕池教授的门诊病例1976人次，其中涉及泌尿生殖系统的有231人次，占到全部病案的11.7%。在231人次的

病历中，以各种肾炎来就诊的有 67 人次，占了 29%，接近 1/3。其次是阳痿、早泄、遗精等性功能异常的病历有 34 人次；男性不育有 31 人次，前列腺炎有 20 人次，泌尿系感染有 17 人次，肾结石有 11 人次，另外还有单纯以某种不适的症状前来就诊，比如尿频、尿淋漓不尽等。

（一）泌尿、生殖疾病用药特点与规律

在 231 人次病案的处方中，用药频次最高的 10 味药有生地、竹叶、木通、桑寄生、丹皮、川断、车前子、元参、茯苓、栀子。药物组合中也多是这 10 味药的组合，再加上山萸肉和白茅根（表 10）。这 10 味药物包括清热、芳香化湿、利水渗湿、祛风湿、滋阴 5 组，主要是清热滋阴凉血的药物配合各种祛湿的药物，这也恰好反映了刘燕池教授治疗泌尿系相关疾病的基本思路。表 11 是 231 张处方中所用药物的归属分析，其用药特点也和表 10 基本一致，以清热、补虚和化湿、渗湿的药物为主，表明泌尿生殖系疾病包括两类病机，一是急性泌尿系感染而致的尿急、尿频、尿涩痛等症状，这类疾病刘燕池教授喜用导赤散以清热滋阴利尿。而慢性的疾病，比如慢性前列腺炎、增生以及各种肾炎，刘燕池教授经常在知柏地黄丸的基础上加减导赤散或八正散，以攻补兼施、滋阴清热，利尿而不伤人。而对不育的患者，则以六味地黄丸和五子衍宗丸为主，滋阴补阳、填补肾精。

表 10　肾系疾病常用的药物和药物组频次汇总

序号	药物（频次）	药物组（频次）
1	生地（203）	淡竹叶，生地（129）
2	淡竹叶（132）	川木通，生地（120）
3	川木通（122）	川木通，淡竹叶（120）
4	桑寄生（81）	川木通，淡竹叶，生地（118）
5	粉丹皮（80）	山萸肉，生地（90）
6	川断（80）	白茅根，生地（86）
7	车前子（74）	生黄芪，生地（80）
8	元参（73）	川断，桑寄生（79）
9	云茯苓（69）	桑寄生，生地（77）
10	炒山栀（68）	川断，生地（76）

表 11　肾系疾病常用的药物归属分类

类别	个数	比例	药物（频次）
解表药	1	1.4%	柴胡（39）
清热解毒凉血泻火药	13	32.7%	生石膏（36），忍冬藤（29），炒黄芩（50），知母（55），生地（203），粉丹皮（80），元参（120），炒山栀（68），淡竹叶（132），川连（43），紫草（30），蒲公英（57），连翘（39）
利水渗湿芳香化湿药	13	19.6%	木通（122），茯苓（69），车前子（74），苍术（49），滑石粉（41），泽泻（41），瞿麦（29），萹蓄（26），海金沙（26），防己（24），石韦（24），玉米须（22），猪苓（18）
养血固肾祛风湿药	1	2.8%	桑寄生（81）
补气健脾养阴益肾助阳药	12	20.8%	沙参（36），生石斛（52），麦冬（35），生甘草（91），炒白术（45），川断（80），菟丝子（45），仙灵脾（44），肉苁蓉（41），韭菜子（26），生黄芪（82），党参（21）
活血化瘀药	3	3.5%	牛膝（39），郁金（37），炒土鳖虫（26）
收涩固表止遗药	5	6.9%	五味子（30），桑螵蛸（53），金樱子（51），石榴皮（37），刺猬皮（29）
止血药	7	11.2%	三七粉（68），生地榆（55），仙鹤草（41），棕榈炭（39），茜草炭（45），侧柏炭（41），地榆炭（34）
软坚散结药	1	1%	生牡蛎（28）

（二）泌尿、生殖疾病临证经验

1. 补肾益精治不育

肾藏精，主生殖和发育。肾脏精气的盛衰直接决定了人的生殖功能。男子肾亏，导致不育，因此治疗不育之根本在于补肾填精。刘燕池教授治疗不育的基本方为九香虫、菟丝子、川断、山萸肉、车前子、生地、元参、粉丹皮、怀山药、桑寄生、仙灵脾、云茯苓、韭菜子。此方阴阳双补，寓意为阴中求阳、阳中求阴。

2. 阳痿早泄忌一味补肾

肾主封藏，为精之处也。封藏失司，可出现阳痿、早泄、遗精等症。过去治疗此病主要为温阳补肾。刘燕池教授认为，真正肾虚导致此病的甚少，多为湿热蕴结，阻滞相火勃发，或情志郁结化火，精关封藏失固所致。因此治疗时多在温补助阳的基础上，加用清热利湿，并酌加固精收涩药，比如金樱子、芡实、桑螵蛸等，重者加刺猬皮。

3. 肾炎、前列腺炎、泌尿系感染以清热利湿为主

肾炎、前列腺炎、泌尿系感染在急性期多有排尿异常的变化，比如尿频、涩、痛，或排尿无力、尿淋漓不尽等；尿中有蛋白、红细胞、白细胞。刘燕池教授多用清热利湿通淋之法，以导赤散和八正散加减。而且为防止利水太过伤阴，处方中又多加滋阴清热药，甚少用温补热药。但在慢性肾病及肾萎缩、尿毒症阶段，方重用补气益肾之品，诸如生黄芪、党参、黄精、生熟地、楮实子、金樱子、桑螵蛸及紫河车等药。

（三）典型医案

1. 肾结石

蒋某，男，59岁。初诊日期：2012年8月20日。

[**病史**] 肾结石0.9cm×0.6cm。肾结石10年，曾3次碎石，肾脏受损。现腰酸微痛，有糜烂性胃炎病史，胃脘痛，苔黄质边绛，脉弦滑缓。

[**诊断与辨证**] 肾结石。下焦实热兼阴虚。

[**治法**] 滋阴清热，散结通络。

[**方药**] 生地15g，元参10g，天花粉10g，连翘10g，忍冬藤15g，蒲公英30g，砂仁6g，广木香6g，炒白术15g，云茯苓15g，怀山药15g，桑寄生15g，川断10g，生牡蛎30g，浙贝10g，金钱草30g，鸡内金15g，海金沙15g，炒土鳖虫10g，元胡10g，三七粉3g。

14剂，每日1剂，水煎服。

二诊：2013年7月25日。肾结石10年，曾3次碎石，于2012年8月20日初诊，当时结石左肾0.9cm×0.6cm，腰痛。服上方14剂后，自觉良好。又自服14剂，B超结石消失，腰已不痛，糜烂胃炎症减。现因食道微痛，饮凉则痛止而就诊。

体会：病患曾多次碎石，导致腰酸痛，表明已从实证变为虚实夹杂。且苔黄边绛，表明有阴津损伤之象。因此刘燕池教授在用药时，以山药、生地、元参滋阴；以桑寄生、川断补肾，以茯苓、白术、砂仁、木香健脾、固护脾胃；以连翘、忍冬藤、蒲公英清热解毒；以三七、炒土鳖虫、元胡活血化瘀、理气止痛。最后以鸡内金、海金沙和金钱草排石通淋；以浙贝、天花粉、生

牡蛎软坚散结。全方攻补兼施,效果明显。后两组药物为刘燕池教授治疗结石类疾病的常用药对。

2. 泌尿系感染

宁某,女,30 岁。初诊日期:2010 年 9 月 22 日。

[**病史**]泌尿系感染 3 天,尿黄,尿热,不畅,和平里医院诊尿常规,潜血(+++),WBC(+),镜检 WBC 2~3 个,RBC 1~2 个,末次月经 9 月 21 日,便干,夜身热。苔薄根薄黄,脉细数。

[**诊断与辨证**]尿道炎。湿热下注。

[**治法**]清热利湿通淋。

[**方药**]生地 15g,淡竹叶 15g,川木通 6g,萹蓄 10g,连翘 10g,紫地丁 10g,炒山栀 10g,忍冬藤 15g,黄柏 6g,滑石粉 15g,瞿麦 15g,白茅根 20g,石韦 20g,蒲公英 30g,酒大黄 3g,生甘草 6g。

7 剂,每日 1 剂,水煎服。

二诊:2010 年 10 月 10 日。泌尿系炎症急性发作,药进 7 剂证大愈。尿检:潜血无,WBC 无。现仍有尿不净之感,尿黄,灼热,不畅感大减。苔根中薄黄,脉细。

[**方药**]生地 15g,淡竹叶 15g,川木通 6g,金银花 10g,连翘 10g,蒲公英 15g,紫花地丁 10g,瞿麦 15g,萹蓄 15g,黄柏 6g,车前子 10g,白茅根 15g,仙鹤草 15g,海金沙 15g,石韦 20g,滑石粉 15g,茜草炭 10g,地榆炭 10g,侧柏炭 10g,酒大黄 3g,生甘草 3g。

体会:刘燕池教授治疗下焦湿热病证善用八正散和导赤散加减。如果有血尿,根据红细胞多少,常加四炭:茜草炭、侧柏炭、地榆炭、棕榈炭。本病容易控制,但也容易反复发作。刘燕池教授常嘱咐患者注意个人卫生,多喝水,可用石韦或玉米须煎水代茶饮。

3. 前列腺炎

杜某,男,34 岁。初诊日期:2010 年 12 月 5 日。

[**病史**]尿涩痛,并且尿余不尽,偶会阴隐痛,夜觉潮热。11 月 26 日陆军总院查前列腺液 WBC 满视野,脓细胞成堆。苔薄黄,脉弦滑。

[**诊断与辨证**]前列腺炎。湿热蕴结。

[**治法**]清热解毒,利湿通淋。

[**方药**] 生地 15g，淡竹叶 15g，川木通 6g，生石膏 15g，知母 10g，黄柏 6g，连翘 10g，紫花地丁 10g，生地榆 15g，忍冬藤 15g，海金沙 15g，蒲公英 30g，白茅根 30g，怀牛膝 10g，炒苍术 10g，制香附 10g，元胡 10g，生甘草 6g。

14 剂，每日 1 剂，水煎服。

药后前列腺炎会阴痛症大减，尿畅，效佳。

体会： 前列腺炎是男性泌尿外科的常见疾病，可见尿频、尿急、尿痛、排尿不畅、尿线分叉、尿后沥滴、尿频、尿急、尿痛、排尿不畅、尿线分叉、尿后沥滴，见发热、腰骶部酸痛等症，类似中医中的淋证。通常实证为多，病机多为湿热下注，因此刘燕池教授善用导赤散和三妙丸加减。热盛者加连翘、地丁、蒲公英、生石膏、知母、黄柏清下焦郁热，牛膝、香附、元胡可以活血化瘀、理气止痛；海金沙和白茅根利水通淋。热淋好控制，但若处理不当，迁延日久，热毒入血，或导致脾肾亏虚，则一定要注意攻补兼施，适当加些补益药物，比如山药、莲子、黄精等，或收涩药，比如金樱子、芡实、菟丝子以补脾益肾固涩。

4. 肾炎

颜某，男，23 岁。初诊日期：2011 年 10 月 17 日。

[**病史**] 尿涩不畅。曾于协和诊断为慢性 IGA 肾炎，2011 年 4 月 11 日发作。2011 年 9 月 27 日查：PRO：1.2（＜0.25），RBC：200（＜25），管型 1.6（＜1.3），病理管型 0.3（0），细菌数量 589.7（＜26）。现尿涩微痛，苔薄黄，脉细弦。

[**诊断与辨证**] 慢性肾炎。湿热下注。

[**治法**] 清热利湿通淋。

[**方药**] 生地 20g，元参 15g，生黄芪 15g，淡竹叶 15g，川木通 6g，忍冬藤 15g，车前子 10g，桑寄生 15g，川断 10g，连翘 10g，瞿麦 15g，萹蓄 15g，草薢 15g，滑石粉 15g，炒白术 15g，侧柏炭 15g，地榆炭 15g，茜草炭 15g，棕榈炭 15g，楮实子 15g，金樱子 15g，芡实 15g，石韦 30g，白茅根 30g。

7 剂，每日 1 剂，水煎服。

2011 年 10 月 24 日 ~2012 年 2 月期间，断续以上方加减服用，尿涩痛、不畅症消失。

二诊： 2012 年 2 月 20 日。慢性肾病药后症大减，尿检：RBC（BLD）

200，异形 RBC 100%，尿 WBC 24 小时 0.37，尿蛋白、管型、细菌数消失。IGA 肾病似可确定，尿不痛，身不肿，口苦口干，苔薄黄，脉细。

[**方药**] 生黄芪 20g，生地 20g，山萸肉 10g，淡竹叶 15g，通草 3g，川木通 6g，桂枝 6g，黄柏 6g，车前子 10g，白茅根 20g，怀山药 15g，云茯苓 15g，仙鹤草 15g，萆薢 15g，楮实子 15g，棕榈炭 15g，地榆炭 15g，紫河车粉 6g。

7 剂，每日 1 剂，水煎服。

另：石韦 30g，7 剂，泡水代茶饮。

体会： IGA 肾炎以血尿、蛋白尿、水肿为主要症状。刘燕池教授喜用导赤散和八正散加减治疗。以四炭止血，以金樱子、芡实、楮实子固肾收涩、辟邪分清泌浊、消尿蛋白；以寄生、川断补肾；以黄芪升提补气；以石韦和白茅根加强利尿通淋，加强消尿蛋白作用。在改善症状或尿蛋白、管型等消退，尿潜血消失之后，病程后期则应以补肾为根本，在前方的基础上，加用六味地黄丸和紫河车粉，以固本培元，修复受损的肾系膜、肾小球。

5. 不育

董某，男，37 岁。初诊日期：2012 年 4 月 30 日。

[**病史**] 4 月 17 日检出 A+B=70%，畸形率 92%，液化正常，乏力，腰不酸，结婚 2 年未育，苔薄尖稍赤，脉细。

[**诊断与辨证**] 不育。肾精亏虚型。

[**治法**] 补肾益精。

[**方药**] 生地 15g，元参 15g，山萸肉 10g，怀山药 15g，云茯苓 15g，桑寄生 15g，川断 10g，菟丝子 10g，车前子 10g，粉丹皮 15g，仙灵脾 15g，韭菜子 30g，九香虫 6g，怀牛膝 10g，天花粉 15g，益母草 15g，生首乌 20g，紫草 30g。

14 剂，每日 1 剂，水煎服。

体会： 不育的患者，刘燕池教授的基本方是生地、元参、山萸肉、怀山药、云茯苓、桑寄生、川断、菟丝子、车前子、粉丹皮、仙灵脾、韭菜子、九香虫。此方以六味地黄丸为基础，加上补肾气的寄生、川断、菟丝子；补肾壮阳的仙灵脾和韭菜子；滋补肾阴的生地、元参；再加上活血通络的九香虫。除了服药之外，刘燕池教授还从情绪上进行疏导，以解除夫妻之间的思想负担。

六、刘燕池教授治疗肝胆疾病临证经验与验案分析

从 2010 年到 2013 年，我们收集整理了刘燕池教授的门诊病例 1976 人次，其中涉及到肝胆疾病的有 205 人次，占到全部病案的 10.3%。在 205 人次的病历中，以各种肝炎来就诊的有 81 人次，占了 40%。其次是脂肪肝、胆囊炎和肝硬化，分别有 30 人次、24 人次和 21 人次，各占 15%、12% 和 10%。其余还包括肝癌、肝囊肿、胆结石、胆囊息肉等多种与肝胆相关的疾病。另外还有单纯以某种不适或某项生化指标异常来就诊的患者，比如胁痛、黄疸、肝功异常、肝大等。

肝胆为人体重要脏腑，其功能为主疏泄，主藏血，主筋，开窍于目。肝胆互为表里，其病理表现主要体现在气机调达、血液贮藏和胆汁疏泄功能的异常。现代人生活节奏快，压力大，情志不畅，因此罹患各种肝胆相关疾病也多。常见的肝胆疾病有各种肝炎、脂肪肝、肝硬化、胆囊炎、胆囊结石、胆囊息肉等，在中医里多归属胁痛、黄疸、积聚、臌胀、头痛、眩晕等疾病。

（一）肝胆疾病用药特点与规律

刘燕池教授治疗肝胆疾病的主要思路是疏肝理气、清热利湿，其方药主要为家传肝甲饮、肝乙煎、小柴胡汤、大柴胡汤、四逆散和温胆汤等加减。在 205 人次的病案中，用药频次最多的 10 味药物是金钱草、鸡内金、炒黄芩、炒白芍、丹参、柴胡、海金沙、三七粉、赤芍（见表 12、表 13）。在这 10 味药中，金钱草、鸡内金和海金沙能够利尿通淋、利湿退黄。柴胡既可疏肝利胆、和解少阳，也可引药入肝胆经。不管新病久病，虚证实证，柴胡是肝胆疾病的必用药物。黄芩是常用的清热燥湿药物，既能泄中焦实火，又能清解少阳邪热，与柴胡合用，取小柴胡汤之意，是刘燕池教授治疗多种肝病，包括胁痛、食欲不振、腹胀、肝功异常、黄疸等必用药物。白芍养血柔肝、平肝缓急、濡养脉络，与柴胡合用，可调肝、平抑肝阳。和白芍相比，赤芍偏于活血散瘀；而白芍偏于养血滋阴。赤芍凉血泻肝火，白芍养血补肝阴，二者经常相须而用。丹参和三七活血化瘀，肝胆疾患多有痰瘀互结，聚而成块，表现为结石、息肉、囊肿、脂肪肝等，因此刘燕池教授多用丹参和三七。一味丹参，功同四物，可以活血养血，而三七活血之外还能止血。在肝胆类疾病常用的药物分类中，我们同样能看到清热药占的比例最大，包括清热泻火、

清热解毒、清热凉血的药物，这和刘燕池教授临证一贯思路是相符的。其次是活血化瘀、软坚散结、利水渗湿等药物，还有补虚和理气消痞化瘀药物同用，这也是刘燕池教授治疗肝胆类疾病的临证思维。清热解毒、活血化瘀、理气消痞、软坚散结是其常用病证选药组方之思路。肝胆疾病多起病日久，易虚实夹杂，因此治疗时必须攻补兼施、调理气机，尤当顾护后天之本脾胃的功能。

表 12　肝胆疾病常用的药物和药物组频次汇总

序号	药物（频次）	药物组（频次）
1	金钱草（143）	鸡内金，金钱草（143）
2	鸡内金（140）	炒黄芩，鸡内金（92）
3	黄芩（126）	炒黄芩，金钱草（90）
4	白芍（95）	海金沙，金钱草（89）
5	丹参（94）	炒黄芩，鸡内金，金钱草（89）
6	柴胡（89）	海金沙，鸡内金，金钱草（82）
7	海金沙（89）	海金沙，鸡内金（82）
8	三七粉（86）	丹参，金钱草（81）
9	赤芍（85）	炒白芍，炒黄芩（81）
10	生地（78）	丹参，鸡内金（77）

表 13　肝胆疾病常用药物的归属分类

药物	个数	比例	药物（频次）
解表药	1	4.9%	柴胡（133）
清热解毒凉血药	13	30.5%	生石膏（55），炒黄芩（126），知母（52），生地（78），粉丹皮（61），炒山栀（53），板蓝根（44），淡竹叶（41），川连（72），白花蛇舌草（53），叶下珠（56），垂盆草（53），赤芍（85）
理气药	4	6.9%	陈皮（33），枳实（49），青皮（45），香附（60）
利水渗湿药	4	14.3%	金钱草（143），茵陈（69）川木通（34），海金沙（141）
活血化瘀药	6	12.1%	丹参（94），虎杖（57），元胡（55），郁金（51），乳香（36），没药（36）
补气滋阴养血药	6	13.4%	生石斛（57），生黄芪（42），炒白术（75），当归（39），炒白芍（95），炙鳖甲（57）

药物	个数	比例	药物（频次）
消食药	2	7.2%	鸡内金（140），炒莱菔子（56）
软坚散结药	1	2.4%	生牡蛎（66）
止血药	1	3.2%	三七粉（86）
泻下药	1	1.4%	酒大黄（39）
芳香化湿药	1	1.6%	厚朴（44）
开郁散结药	1	2.0%	浙贝母（54）

（二）肝胆疾病临证经验

1. 肝为刚脏，慎用温燥

肝为刚脏，喜条达而恶抑郁，体阴而用阳。若疏泄失调，表现气机郁结；郁而化火，则为肝火；肝体属阴，阴血不足，肝失濡润，也可致气机郁滞。阴血亏虚，又可引起阳亢风动。临床上这几种病机往往同时出现，每多兼夹或相互转化。治疗时应清肝、柔肝、养肝，慎用攻伐之药。肝胆疾病多因气郁而致，而疏肝解郁的药物比如柴胡、木香、陈皮等多温燥，因此处方中宜加强滋阴、清热、凉血的药物，加以佐制。

2. 治疗肝病，勿忘脾胃

肝主疏泄，脾主运化。肝郁气滞，或肝火旺盛，都会导致脾胃功能失调。因此在治疗时要顾护脾胃，不要因为清肝、疏肝再累及脾胃。脾胃为后天之本，一旦伤及，容易波及他脏功能受损。

（三）典型医案

1. 肝炎

贾某，男，28 岁。初诊日期：2012 年 1 月 16 日。

[**病史**] 302 医院诊乙肝两对半 1、3、5 阳性，大三阳，谷丙转氨酶（ALT）60，谷草转氨酶（AST）50，DNA（－），肝区隐痛，B 超示肝脏表面粗糙，纳化尚可，嗳气上逆，呕吐。苔薄黄，脉弦细。

[**诊断与辨证**] 乙型肝炎。肝胆湿热，胃失和降。

[**治法**] 清肝利湿，和胃降逆。

［**方药**］金钱草30g，海金沙15g，青皮10g，板蓝根20g，佩兰10g，柴胡10g，炒黄芩10g，橘叶15g，鸡内金15g，丹参15g，浙贝15g，炒枳实6g，法半夏6g，元胡10g，赤芍10g，炙鳖甲15g，生牡蛎30g，陈皮15g，淡竹茹15g，炒莱菔子15g，煅瓦楞子30g，三七粉3g。

14剂，每日1剂，水煎服。

二诊：2012年2月20日。2月15日查两对半为1、4、5（+），大三阳转为小三阳。上方服药28剂（患者自行抓药服用14剂），效佳。现ALT 48，AST 20，DNA（－），肝区已不痛，嗳气呕吐未见，泛酸症减，失眠，有贲门息肉。苔薄黄，脉弦细。

［**方药**］上方加丹参15g、炙黄芪15g、炒白术20g，续服14剂。

体会：肝炎有多种，乙型肝炎最为常见。患者多持肝功、两对半和乙肝病毒DNA复制的化验单来就诊。诊断多为小三阳、乙肝病毒携带者或大三阳。或伴随胁痛、脘胀等症状，或者没有任何症状只是化验结果异常。该病在我国发病率高，患者多承受很大压力，一是社会交往中的顾虑，二是担心转变为肝硬化、肝癌的忧虑，都给患者带来了严重的思想负担。刘燕池教授在治疗此类病患时，除了处方用药，也积极帮助患者调畅情志、疏解心情。

乙肝证候复杂，难以用一方一药而治，刘燕池教授常用的方剂是肝甲饮、肝乙煎、大小柴胡汤和温胆汤加减。在此基础上，其处方用药包括四类：①清热解毒药：常用的有凤尾草、叶下珠、垂盆草、白花蛇舌草、虎杖或者橘叶和板蓝根，具有消炎、抑制肝炎病毒复制、恢复肝功能的作用。②利湿退黄药：金钱草、海金沙、鸡内金和茵陈、车前子等利尿通淋。③疏肝行气止痛药：厚朴、青皮、陈皮、香附、元胡、枳实、制乳香、制没药、郁金、川楝子。④活血化瘀药：常用的药物有丹参、三七粉、赤芍、丹皮，改善肝脏血液供应。

刘燕池教授认为本病多虚实夹杂，用药须慎重，一不能加重肝脏负担，二不能攻伐过度，以免更伤正气。乙肝后期易转化为肝硬化，多伴有门脉高压，会出现牙、鼻衄，或水肿，刘燕池教授常在益气滋阴的基础上配用软坚散结（浙贝、生牡蛎、鳖甲）、利水消肿（抽葫芦、冬瓜皮、大腹皮、防己）、止血（棕榈炭、仙鹤草、藕节炭、侧柏炭、血余炭）等药物。常用益气滋阴药有山药、太子参、沙参、麦冬、元参、黄芪、制首乌、女贞子、旱莲草等，多为补益而不滋腻的药物。

2.脂肪肝

马某，男，19岁。初诊日期：2013年9月12日。

[**病史**] 身高1.91m，体重133kg，B超提示重度脂肪肝。大便溏稀，1日3~4次，ALT：372.1，AST：110，GGT：110，苔白微黄尖赤，脉沉细。

[**诊断与辨证**] 脂肪肝。肝旺脾虚，痰热内蕴。

[**治法**] 降脂利湿，理气化浊。

[**方药**] 草决明30g，泽泻15g，荷叶15g，荷梗15g，生山楂30g，焦神曲15g，生地15g，淡竹叶15g，川木通6g，炒苍术10g，抽葫芦10g，大腹皮15g，冬瓜皮30g，瓜蒌皮30g，陈皮15g，制厚朴6g，生甘草6g。

14剂，每日1剂，水煎服。

二诊：2013年10月10日。重度脂肪肝，药进14剂，体重原133kg，减3kg，10月3日滕州医院查ALT 295，AST 103，GGT 97，肝区隐痛消失，苔薄黄腻，脉弦缓。后继服上方加减35剂，重度脂肪肝转为中度，体重下降8kg，未反弹。

体会：随着生活水平的好转，脂肪肝的发病率越来越高。轻度脂肪肝多无临床症状或仅有疲乏感，多于体检时偶然发现。中、重度脂肪肝有类似慢性肝炎的表现，可出现食欲不振、疲倦乏力、恶心、呕吐、肝区或右上腹隐痛等症状。临床所见脂肪肝少有单纯为病，多伴随乙肝、肥胖、糖尿病等其他疾病。刘燕池教授认为脂肪肝多为痰湿瘀浊胶结，病因多为过食肥甘厚味，嗜酒无度，缺乏运动，压力过大，导致脏腑功能失调，肝失疏泄而发病。其主要的治疗思路是降脂祛湿通便、清肝活血。常用方剂为导赤散和龙胆泻肝汤加减。常加用生山楂、荷叶梗、草决明清肝降脂；用冬瓜皮、瓜蒌皮、苍术、泽泻、车前子、抽葫芦利水祛湿；瓜蒌仁、酒大黄润下通便。该患者年轻，因饮食超量，缺乏运动，导致脂肪肝出现，但病情并不复杂，采用上述临证思路用药，取得了很好的疗效。

3.胆囊炎

刘某，男，54岁。初诊日期：2011年1月5日。

[**病史**] 发病2个月，胆囊炎、胆结石，B超示结石1.3cm（曾患弥漫性肝病），胆区剧痛走窜，曾输液治疗3天，现胆区痛，每次发于午后5时，苔黄，脉弦滑。曾做过心脏搭桥手术。

[**诊断与辨证**] 胆囊炎。肝胆湿热，痰瘀互结。

[**治法**] 清肝利胆，活血化瘀，理气化痰。

[**方药**] 金钱草 20g，海金沙 15g，鸡内金 15g，忍冬藤 15g，瓜蒌 15g，薤白头 10g，元胡 10g，广郁金 10g，制香附 10g，柴胡 10g，炒黄芩 10g，炒白芍 10g，当归 15g，鸡血藤 15g，丹参 15g，制乳香 3g，制没药 3g，炒莱菔子 15g，酒大黄 2g，三七粉 3g。

7 剂，每日 1 剂，水煎服。

二诊：2011 年 1 月 12 日。药后胆囊炎、胆结石症大减。本周因食肉又发作胆绞痛，痛发 2 小时有所缓解。口干，口气重，苔薄黄，脉弦滑。

[**方药**] 上方去薤白、鸡血藤、瓜蒌，加蒲公英 30g、连翘 10g、赤芍 10g、制厚朴 6g、炒枳实 6g、炙甘草 6g。

7 剂，每日 1 剂，水煎服。

三诊：2011 年 1 月 19 日。药后症又大减，胆囊炎胆区隐痛本周未发作，便通，进食肉食亦未发胆区不适，苔薄，脉弦滑。

[**方药**] 上方去枳实、连翘和蒲公英。7 剂，每日 1 剂，水煎服。

四诊：2011 年 2 月 9 日。药后胆结石、胆囊炎 3 周未发痛楚，纳化二便正常，苔薄，脉弦缓。续服二诊方 7 剂。并嘱咐患者少食肉、酒、油炸食品，平常胆区隐痛轻度发作时可服用消炎利胆片。

体会：胆囊炎是胆囊的常见病，常被高脂饮食诱发。多兼杂胆囊息肉、胆结石等病变，其症状与慢性胃炎类似，比如右胁痛、脘腹胀以及恶心、少食、不能耐受脂肪食物等，容易被忽视，相当多的患者大多是体检时发现的。中医临床中归为胁痛、胆胀、黄疸等范畴。

刘燕池教授认为本病初起主要表现为肝胆气机郁滞，继而化生湿热或痰瘀互结，加之饮食情志等诱因，可导致病证反复发作，或痰瘀湿浊聚而成形，转为慢性胆囊炎，可致胆壁增厚、粗糙，甚至纤维化，可伴发胆结石、胆囊息肉等病变。治疗本病的主要思路是疏肝利胆，清热利湿，活血化瘀，理气止痛。

治疗急性胆囊炎刘燕池教授多以大柴胡汤加减，如果伴随息肉，则加强软坚散结的力量，如加用浙贝、牡蛎、鳖甲等；如兼胆囊结石，则重用金钱草、海金沙和鸡内金以溶石通淋；胁痛则加元胡、川楝子、制乳没等。慢性胆囊炎，病程日久，郁热损伤肝阴，则常加当归、白芍、麦冬等养血滋阴柔肝之品。刘燕池教授尊崇丹溪之法，特别固护人体津液，认为有形之阴液难以速生，因此用药喜用滋阴柔润之品。

具体到本病案处方以大柴胡汤为主，以三金溶石排石，瓜蒌、薤白、丹参、三七粉活血通阳，系针对有心脏搭桥而设。制乳没、元胡、香附、郁金活血止痛、疏肝理气，当归养血柔肝，莱菔子消积导滞，忍冬藤解毒通络。二诊更加强了清热解毒、行气导滞的功能，六腑以通为用，全方可使瘀热毒浊得去，胆汁疏泄正常，故病痛大愈。

首届博士后临床学术经验传承人、教授、主任医师、

硕士研究生导师　郭健

参考文献

1. 徐建虎，张琦，陈甲秀，等．基于147则医案分析小柴胡汤的"但见一证"［J］．中医杂志，2014，55（5）：425-426.

2. 傅延龄．抓主症方法的认识与运用［J］．中国医药学报，1993，8（4）：43-44.

3. 陈庆平，王诗雅．印会河教授辨痰治咳喘的经验［J］．北京中医药大学学报，1995，18（3）：12-14.

4. 仝小林、刘文科．"但见一证便是"的临床价值及应用体会［J］．上海中医药杂志，2010，44（2）：32-33.

5. 方药中．辨证论治七讲［M］．北京：人民卫生出版社，1979.

6. 刘燕池，等．中医基础理论问答［M］．上海：上海科技出版社，1982.

7. 任应秋，刘燕池．中国医学百科全书·中医基础理论卷［M］．上海：上海科技出版社，1989.

8. 刘燕池．中医辨证论治概要［M］．台湾：台湾志远书局，1992.

9. 傅延龄．抓主症方法的认识与运用［N］．中国医药学报，1993-8-4.

10. 邢兆宏．刘燕池教授学术思想与临床经验总结及治疗糖尿病的临床研究［D］．北京中医药大学，2011.（内部资料）

11. 徐江雁．治肝郁分阴阳从化，疗虚损辨五脏气血——记清代御医韩一斋［J］．北京中医，2006，1：14-15.

12. 北京中医医院．刘奉五妇科经验［M］．北京：人民卫生出版社，2006.

13. 刘海霞．京都赋研究［D］．浙江师范大学，2006.

14. 季国平．元杂剧发展史［M］．石家庄：河北教育出版社，2005.156-159.

15. 谭正璧．元曲六大家略传［M］．上海：上海古籍出版社，2012.7，91，164.

16. 庄永兴．诈马宴与蒙古族饮食文化［J］．锡林郭勒职业学院学报，2011，1：53-60.

17. 吕田．元朝饮食探秘［J］．中国食品，2014，16：54-59.

18. 王赛时．元代的主食结构与副食内容［J］．四川烹饪高等专科学校学报，2007，3：3-6.

19. 忽思慧．饮膳正要［M］．北京：中国中医药出版社，2009.
20. 朱震亨．格致余论［M］．南京：江苏科学技术出版社，1985.
21. 刘燕池．刘燕池医论证治选［M］．北京：人民卫生出版社，2013：28-261.
22. 清·黄元御撰；秦悦整理．黄元御四圣医书［M］．北京：中国医药科技出版社，2011：18.
23. 清·叶天士撰．临证指南医案［M］．北京：中国医药科技出版社，2011：274-276.
24. 郭健，赵宇明，和梦珂，等．刘燕池教授治疗皮肤疾病组方规律分析［J］．吉林中医药，2014，11：1099-1102.
25. 郭健，赵宇明，和梦珂，等．刘燕池治疗呼吸道疾病临证经验［J］．环球中医药，2014，10：795-797.
26. 张保春，刘燕池．刘燕池教授对丹溪治疗思想的发挥［J］．中医药学刊，2005，07：1185-1186.
27. 邢兆宏，马淑然．刘燕池滋阴学术思想及验案举隅［J］．中华中医药杂志，2010，03：391-393.
28. 马淑然．刘燕池教授运用凉血滋阴法治疗咳嗽经验［J］．中医药学刊，2006，01：29-30.
29. 清·余听鸿编．外证医案汇编［M］．上海：上海科学技术出版社，2010：169-170.
30. 凌一揆．中药学［M］．上海：上海科学技术出版社，1989：16-56，129-132，168-188，237-245.
31. 申头垣．外科启玄［M］．北京：人民卫生出版社，1955：50.
32. 吕志，刘玉英．"医风先医血血行风自灭" 析［J］．吉林中医药，1993，15（5）：35.
33. 王俊志，朱波，赵玉娟．养血润肤方治疗老年性皮肤瘙痒症临床观察［J］．吉林中医药，2012，34（10）：1027-1028.
34. 张秀君，徐丽敏．瘙痒的病因病机和辨证施治经验［J］．吉林中医药，2008，30（4）：258-260.
35. 郑文生，贺兰花．通法治疗皮肤病经验浅谈［J］．吉林中医药，2005，27（7）：11-12.
36. 卢祥之．名中医治病绝招［M］．北京：中国医药科技出版社，1988：89.
37. 中国医师协会皮肤科医师分会《中国痤疮治疗指南》专家组．中国痤疮治疗指南（讨论稿）［J］．临床皮肤科杂志，2008，37（5）：339-342.
38. 明·陈实功著．外科正宗［M］．贵阳：贵州科技出版社，2008：310.
39. 周星．痤疮从肺论治［J］．吉林中医药，2013，35（7）：677-678.
40. 黄帝内经·素问［M］．成都：四川科学技术出版社，2008：27.

后 记

　　需要说明的是，余之所以欣然将余首届博士后临床学术经验传承人郭健教授的工作总结、学术论文纳入本书附篇，其原因和用意即在于该论文于2015年经评审专家组答辩通过时获得了一致的好评，认为是优秀的学术成果和传承范文，亦认为在今后的博士后高层次传承人才的培养过程中有值得推广和借鉴的意义。

　　自2012年经教育部批准，余成为首届博士后临床学术经验传承合作导师后，余始终在思考此一高层次师承人才的选拔和培养，与国家级的师带徒的人才培养，应有何区分或优势？通过郭健教授博士后的传承总结和研究，雄辩地说明，博士后高端临床传承人才的选拔和培养，应既有传统师承的优势，亦应有当代临床研究方法学的运用和讲究。也就是说，既应有深厚的中医学功底，亦应有现代科学，包括西医学的理论和技能，方能符合标准，在有限的时间内，造就成为高级的中医临床研究传承人才。这对于当前中医学的继承和发展，是十分重要的。

　　令余十分欣慰的是，余之首位博士后临床学术经验传承人，有幸选定了郭健教授。郭健教授，毕业于北京中医药大学本科，荣获中国科学院博士学位，具有加拿大UBC大学医学院博士后工作资质，能力较强。所以他经两年的努力，即出色地完成了传承培养任务，成为余亲传弟子团队的重要成员，并任北京中医药大学"名医工程刘燕池传承工作室"负责人。

　　应当指出，今逢盛世，中医临床传统师带徒和博士后高端临床师承工作正在蓬勃发展，人才辈出，硕果累累。所以上述见解及点滴经验，抛砖引玉，仅供有识同道在今后师承工作中参考。

刘燕池

2017 年 1 月

后
记